くすりをつくる研究者の仕事

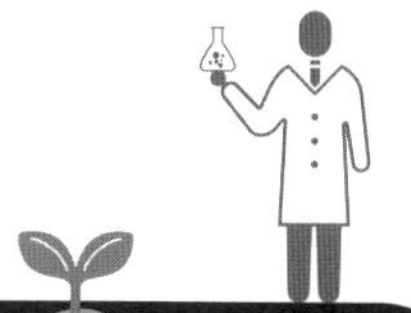

薬のタネ探しから私たちに届くまで

京都大学大学院薬学研究科 編

化学同人

くすりをつくる研究者の仕事 ❖ 目次

第0章 薬の世界への誘い——プロローグ 1

1 薬をつくる・使う 2
2 「薬のエキスパート」になるために 5

第1章 薬はどのようにつくられるのか——発見の歴史と開発秘話 7

1 健康と病気のちがいがわかれば、治療につながる 8
2 偶然の発見が拓く新しい薬 10
3 作用メカニズムのわからない薬 12
4 ほしい薬を狙い撃ちする——狙い撃ちでつくられた薬たち 22
5 薬学研究に求められる多様なアプローチ 31

第2章 薬を合成する——炭素の錬金術師 35
1 有機化学と新薬開発の黎明期——安価なコールタールから貴重な薬へ 36
2 炭素を〝薬〟に変える科学者——メディシナルケミストとプロセスケミスト 38
3 シード化合物から医薬品に進化するまで 42
4 右手と左手をつくり分ける——ラセミックスイッチ 52
5 新薬開発を支える有機化学 56
6 炭素の錬金術師への道 61

第3章 創薬ケミカルバイオロジー——自然に学ぶ薬づくり 63
1 創薬ケミカルバイオロジーとは 63
2 自然界は薬の宝庫 64
3 薬の標的分子および標的経路を解き明かす 73
4 〝在るがまま〟から〝思うがまま〟に 77

第4章 薬の標的タンパク質の構造を決める——かたちから探る機能の仕組み 83
1 タンパク質の立体構造 84
2 タンパク質分子はどんな構造をしているのか 85
3 タンパク質の立体構造が機能を決める 92
4 X線結晶構造解析で原子を見る 94
5 職人技！ 難しい解析用の結晶づくり 97

6 山奥の最前線基地スプリング8 101
7 原子や分子の瞬間的な動きをとらえる——X線自由電子レーザー 104
8 残されたフロンティア——膜タンパク質の構造研究 106

第5章 薬をいかにデザインするか——設計図づくりと分子の探し方 109
1 薬をどうデザインするか 110
2 鍵と鍵穴の関係 112
3 医薬品の分子をデザインする 114
4 どうやって薬の〝種〟となる化合物を見つけるか 123
5 どのような薬のデザインが求められているか 133

第6章 薬をはかる、タンパク質をはかる——質量分析からオミクス科学まで 135
1 はかりと薬 135
2 質量分析で何がわかるか 138
3 オミクス科学と創薬 143
4 オミクス科学に基づく未来の創薬 149

第7章 薬が効く仕組みを探求する——イオンチャネルが拓く新しい創薬 151
1 薬の作用点をどう探るか 152
2 モルヒネが拓く薬理学研究 152

3 オピオイド受容体を見つける 154
4 遺伝子を駆使して生体や病気のメカニズムを解明する 155
5 作用メカニズムから薬を生みだす――新しい薬理学研究 157
6 イオンチャネル創薬が目指す道 172

第8章 体のなかを診る薬――放射性化合物を薬として使う 173
1 生きたままで、生体を見る 173
2 がんの生体イメージング 176
3 アルツハイマー型認知症の生体イメージング 179
4 標的分子に合わせて、イメージング手法を選ぶ 182

第9章 生体リズムと現代病――時計遺伝子を活用して治療する 185
1 体内時計はリズムを生みだす遺伝子プログラム 186
2 ヒトの時計遺伝子 187
3 病気のリズムと薬の効き方のリズム 189
4 生体リズムの関与する疾患のパラダイムシフト 191
5 臨床への橋渡し――ベンチからベッドサイドへ 192
6 体内時計を標的とした創薬 193
7 生体リズムをうまく取り入れた創薬への期待 195

第10章　体をめぐる薬の動きをあやつる——DDSでめざす効果的な投薬　197

1　医薬品になるために越えるべきハードル　198
2　標的へどのように到達させるか　199
3　DDSで薬の標的を狙い撃ち——ターゲティング　202
4　DDSの活用でバイオ医薬品が効果的に届く　215
5　遺伝子を薬にして細胞に届ける——核酸医薬品への応用　221

第11章　生薬からの医薬品開発ものがたり——冬虫夏草からフィンゴリモドへ　229

1　冬虫夏草とは　230
2　冬虫夏草と陰陽五行説　232
3　昆虫に寄生するキノコ・虫草　234
4　どうして免疫抑制剤研究をはじめたか　234
5　ツクツクボウシタケ培養液から免疫抑制活性物質ISP-Iの分離　236
6　シード化合物からリード化合物を経て候補化合物FTY720へ　239
7　シクロスポリンA、ISP-I、FTY720の作用機構のちがい　244
8　FTY720の作用機構の分子論的な理解　248
9　多発性硬化症に対する再発防止薬として　251
10　さらなる研究——FTY720の自己免疫疾患病態動物に対する実験　252
11　温故知新　253

第12章　薬が私たちに届くまで——薬をつくる・ちがいを知る・効果的に使う　255

1　化合物から薬へ　255
2　新しい物質が薬となるまで　256
3　後発医薬品と特許　261
4　種のちがい、人種のちがい　262
5　効く人、効かない人　263
6　個別化医療で薬の効果の向上をめざす　264
7　新技術を活用した副作用対策　270
8　飲合せは危険、でも上手に使えば効果増大——薬物間相互作用　277
9　食品との相互作用　279
10　相互作用を上手に使う薬が誕生　282
11　コンピュータを活用した薬物間相互作用の予測　283

執筆者一覧　285
あとがき　286
索　引　295

0 薬の世界への誘い――プロローグ

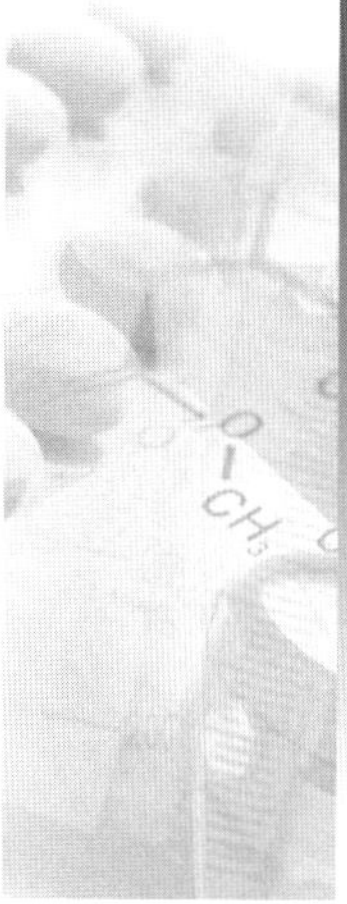

二〇一五年の厚生労働省の発表によれば、二〇一四年における日本人の平均寿命は男性八〇・五〇歳（世界第三位）、女性八六・八三歳（世界第一位）で、日本は世界に冠たる長寿国です。しかし、終戦直後の一九四七年の調査では、男性五〇・〇六歳、女性五三・九六歳と、まさに「人生五〇年」でした。この大幅な寿命の延びには、戦死がなくなったり、栄養状態が改善されたり、といった要素のほかに、抗生物質の誕生（ストレプトマイシンの発見は一九四三年）で感染症による死亡が減少するなど、薬学の果たした役割も大きいでしょう。たとえば、それまで結核は国民病・亡国病として恐れられ、沖田総司、高杉晋作、正岡子規、樋口一葉、石川啄木、滝廉太郎など結核に苦しめられた歴史上の有名人も枚挙にいとまがありません。

また、生死に直接関係はなくても、薬は生活の質（Quality of Life, 略してＱＯＬ）の向上に大きく貢献してきました。筆者の子供のころ（一九六〇〜一九七〇年代）には、胃潰瘍で胃を手術する人がたくさんいました。いまは薬局で買える胃酸分泌を抑える薬（胃酸分泌に関わるヒスタミンH_2受容体というタンパク質に結合し、その働きを抑えるのでH_2ブロッカーとよばれます）で治療でき、手術の必要性はほとんどなくなりました。このように、優れた薬は私たちの健康に大きく貢献しています。

表0−1には、薬の開発にノーベル生理学医学賞が与えられた例をまとめています。大村智先生の受賞は記憶に新しいですね。画期的な新薬の開発は、社会貢献だけでなく、サイエンスとしても高い評価を得るのです。では、新薬はどのようにつくられているのでしょうか。

1 薬をつくる・使う

昔から経験的に植物や鉱物など自然界に存在するものに薬としての作用があることが知られており、病気の際にはよく使われてきました（第1章参照）。漢方薬もこの範疇に入ります。これらのなかから有効成分を見つけ、これをそのまま、あるいは化学構造を少し変化させて（化学修飾するといいます）薬をつくるというのは、従来からの創薬（薬をつくること）の王道です。こうして天然から見いだされる化合物を天然物（てんねんぶつと読みます。てんねんものではありません）とよび、これを研究する化学を天然物化学といいます（第3章参照）。抗生物質も微生物が産生する天然物です。西洋イチイの樹皮から得られた抗がん剤タキソールなど、多くの薬が天然物をもとにつくられています。京都大学大学院薬学研究科での研究からは、キノコの

● 表0−1　薬の開発とノーベル生理学医学賞の例

1939年	ドーマク（ドイツ）	プロントジルの抗菌効果の発見
1945年	フレミング（イギリス）ほか	ペニシリン（抗生物質）の発見
1950年	ヘンチ（アメリカ）ほか	コーチゾン（リューマチ治療薬）の発見
1957年	ボベ（イタリア）	クラレ様筋弛緩剤の合成
1982年	ベイン（イギリス）ほか	アスピリンのプロスタグランジン生成抑制作用の発見
1988年	ブラック（イギリス）	プロプラノロール（狭心症治療）の開発
	エリオン（アメリカ）	がん化学療法の基礎
	ヒッチングス（アメリカ）	白血病治療薬の開発
2015年	大村智（日本）ほか	線虫寄生による感染症に対する新たな治療法に関する発見

一種、冬虫夏草の有効成分をもとに多発性硬化症の治療薬フィンゴリモドが生まれました（第11章参照）。

しかし、こうした「宝探し」的な研究だけでは効率的に薬をつくり出すことはできません。もっと理論的でスマートな創薬の方法論が必要です。現代における創薬の流れを図0-1にまとめました。まず、病気のメカニズムを明らかにしたり（第1章参照）、ゲノム情報やタンパク質情報をもとにしたりして（第6章参照）、薬の標的となるタンパク質を決めます（前述の胃酸分泌抑制の例ではヒスタミンH_2受容体）。次に、このタンパク質の構造を原子レベルで調べます（第4章参照）。さらにコンピュータを駆使して、この標的タンパク質に結合できる化合物をデザインします（第5章参照）。

今度は、実際にこの化合物（リード化合物といいます）を化学合成し（第2章参照）、期待される効き目があるか、毒性はないか、など薬理作用を調べます（第7章参照）。より効果があり毒性の少ない化合物を得ることを目指して、リード化合物の化学修飾→薬理作用検定を繰り返し、最適化し、最終候補の化合物を絞り込みます。

一方、薬として商品化するには、化合物が安定で長期保存できること

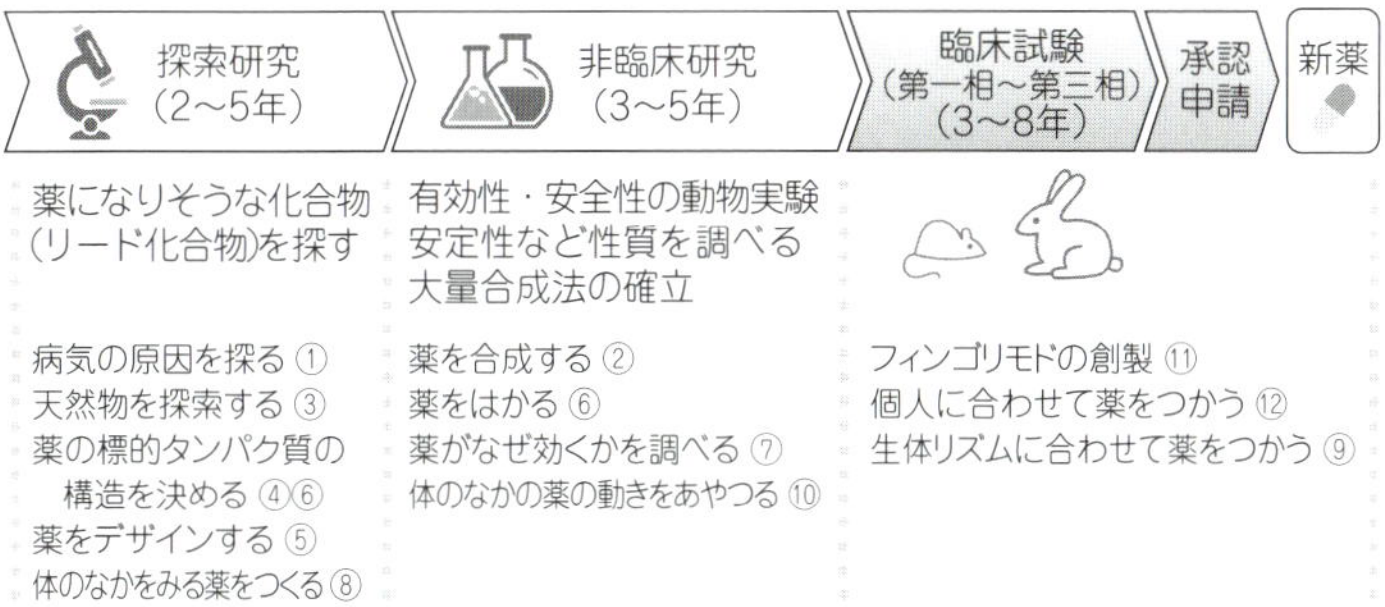

図0-1　新薬開発の流れ（所要年数は目安. ◯で囲んだ数字は本書の章の番号）

が必要です。また、投与した薬がどのくらいの時間の後にどのくらいの濃度で血中に現れ、体のなかでどのように化学変化し、排泄されていくか（薬物動態といいます）を知る必要があります。こうした薬物の安定性や動態の評価ためには、薬を正確に分析することが必要です（第6章参照）。安定性や動態も、薬効や毒性と並んで薬物候補化合物を選びだす際の重要な指標です。放射線を利用して、体のなかの薬の動きを見たり、病気の診断をしたりすることもよく行われます（第8章）。

数年間にわたるこれら一連の研究の末、候補化合物が絞り込めるといよいよ3段階の臨床試験です（第一〜三相とよびます。詳細は第12章）。すべての臨床試験が無事終了すると厚生労働省へ申請します。無事承認されるとめでたく新薬の誕生となりますが、ここまでたどり着ける確率は、およそ二〜三万個の化合物のうちひとつぐらいだといわれており、期間も一五年ほどかかります。まさに宝くじですね。発売後も重篤な副作用がないかなど、調査があります。

このような薬の開発過程で、当初のねらいとはちがった薬になる「瓢箪《ひょうたん》から駒」のケースもあります。たとえば、前立腺肥大症に伴う排尿障害を改善する薬のタムスロシン塩酸塩は、当初高血圧薬として開発が進められていたものですし、やはり高血圧用の飲み薬として研究されていたミノキシジルは、発毛用の外用剤となっています。

既存薬の投与方法を変えることで新薬となることもあります。有名な例は、前立腺がんや子宮内膜症の治療に使われるリュープロレリン酢酸塩です。以前は、毎日注射しなければなりませんでしたが、マイクロカプセルに閉じ込めてゆっくり薬が放出されるようにする（徐放化）ことで、一〜六か月に一度の注射で済むようになりました。このように薬の投与方法を研究する学問を薬剤学といい、「薬を必要なときに、必要な量を、必要な臓器に送り届ける技術」をドラッグデリバリーシステム（薬物送達システム、DDS）とよびます（第10章参照）。

また、病気と闘うには、こうした「薬をつくる」ことのみならず「薬を正しく使う」ことも大切です。お酒に強い人とそうでない人がいるのと同様、どの薬でもよく効く人とあまり効かない人がいます。それらの原因を明らかにし、薬の効果を最大限に、副作用を最小限にして、個人個人にあった薬の投与方法を提供する（テーラーメイド医療）ことも薬学の使命です（第12章参照）。最近では薬を投与する時間帯が薬効や副作用に大きく影響することもわかってきました（第9章参照）。

2 「薬のエキスパート」になるために

このように薬をつくり、正しく使う「薬のエキスパート」になるには、薬学の基礎となる自然科学の諸学問（有機化学、物理化学、生物化学など）と薬学ならではの学問（薬理学、薬剤学、衛生化学など）に関する基礎知識と技術に加え、薬事関連法規などの知識も必要で、それらを系統的に学べるのは唯一薬系学部です（図0-2）。

薬系学部にはおもに創薬研究者を養成する4年制コースと薬剤師を養成する6年制コースがありますが、大学によっては後者のみの場合もあります。6年制コースでは、最初の4年間で基礎的な知識・技能を学んだ後、実技を含む試験（共用試験といいます）に合格すれば、薬局・病院での実務実習を行います。無事卒業すれば、薬剤師国家試験の受験資格が与えられます。

しかし、創薬研究者となるには4年の学部教育の知識・技能だけでは不十分で、大学院（修士課程2年＋博士後期課程3年）に進学してさらに研究能力を養う必要があります。グローバル化が進むなか、将来リーダーとして活躍するには、博士号の取得は必須といえるでしょう。また、病院の薬剤部といった医療現場で指導的役割を果たす薬剤師になるためにも博士号は必要で、6年制学部修了後、4年間大学院博士課程で研究に従事し、取得することができます。

製薬企業では薬剤師免許を必要とする業務もあり、6年制コースの人も製薬企業で活躍することができますが、研究者として働くなら、大学院でしっかり研究能力を磨き、博士号を取得するべきでしょう。薬系学部で教員として教育研究に従事する場合も、薬剤師免許と博士号双方をもつことは有利です。これら創薬研究者、薬剤師、大学教員のほか、製薬企業の開発職、官公庁での行政・研究職など、薬学部卒業生は多方面で活躍しています。若い皆さんは、ぜひ「病気で苦しむことのない社会」を目指して、「薬のエキスパート」になってください。

（文／松﨑勝巳）

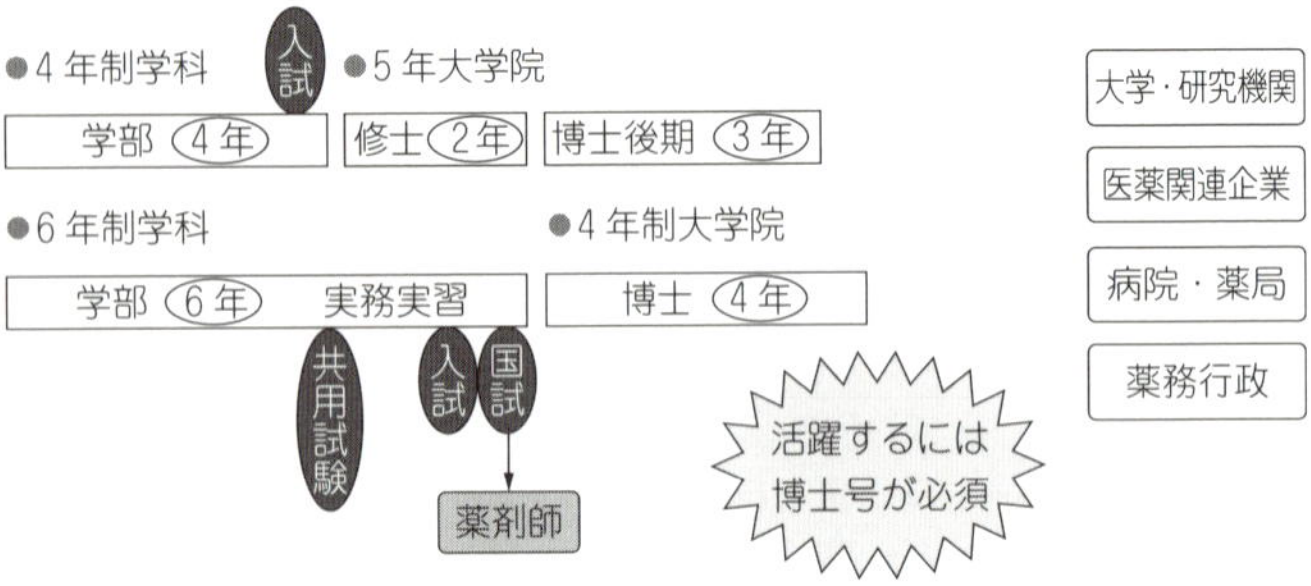

● 図0－2　薬のエキスパートになるための薬系学部での学びとおもな進路

くすりをつくる研究者の仕事

1 薬はどのようにつくられるのか――発見の歴史と開発秘話

たくさんの研究者が新薬の創造を目指して努力する現代。だが、そもそも「薬をつくる」とは、いったいどんなことなのだろうか？　創薬という研究分野が生まれた過程を見ながら、考えていこう。

❖❖❖

ふだん、あまり意識していなくても、たとえば風邪をひいて熱や頭痛でウンウンうなされたりすると、私たちは健康のありがたみを実感します。では、健康であることと病気であることのちがいは、いったい何なのでしょうか？　今日の薬づくり（創薬）はこの「健康」と「病気」のちがいを知ることからはじまります。このちがいを知って、創薬の標的が定まってこそ、画期的な新薬も生まれてくるのです。

しかし、これまでの薬の歴史をひもといてみると、なぜ効くのかがわからずに長年使い続けられてきて、近年になってはじめてその作用メカニズムがわかった薬や、まったく偶然に発見された薬も多いことがわかります。そこでこの章では、まずこれまでの薬の歴史について、みなさんもきっと見聞きしたことのある薬を例にあげながら、解説していきましょう。

1　健康と病気のちがいがわかれば、治療につながる

ヒトを含めた生物は、外部環境と密接なかかわりをもちながら、自分自身の内部の化学的あるいは物理的環境をほぼ一定の範囲内に保ち、生命を維持しようとします（図1-1）。このことを「ホメオスタシス（生体の恒常性）」といい、一九世紀の生理学者C・ベルナールが「生命現象はいろいろな姿で現れるが、結局は内部環境の恒常性を保つという唯一の目的しかもっていない」と述べたことに基づいて、二〇世紀前半にアメリカの生理学者W・B・キャノンが提唱した概念です。しかし、外部環境の変化があまりにも過酷なら、私たちの体には何らかの健康障害（すなわち病気）が起こります。また、私たちの体のホメオスタシスを維持する機構に何らかの異常が起こった場合にも、健康障害が生じます。

たとえば、みなさんが毎日摂っている食事と血糖値（血液中のグルコース濃度）の調節の関係について考えてみましょう。血液中のグルコース（ブドウ糖）は、私たちの体にとって最も重要なエネルギー源（ガソリンのようなもの）です。通常の状態（食前）では、血糖値は血液一ミリリットルあたり一ミリグラム程度になるように維持されています。ごはん

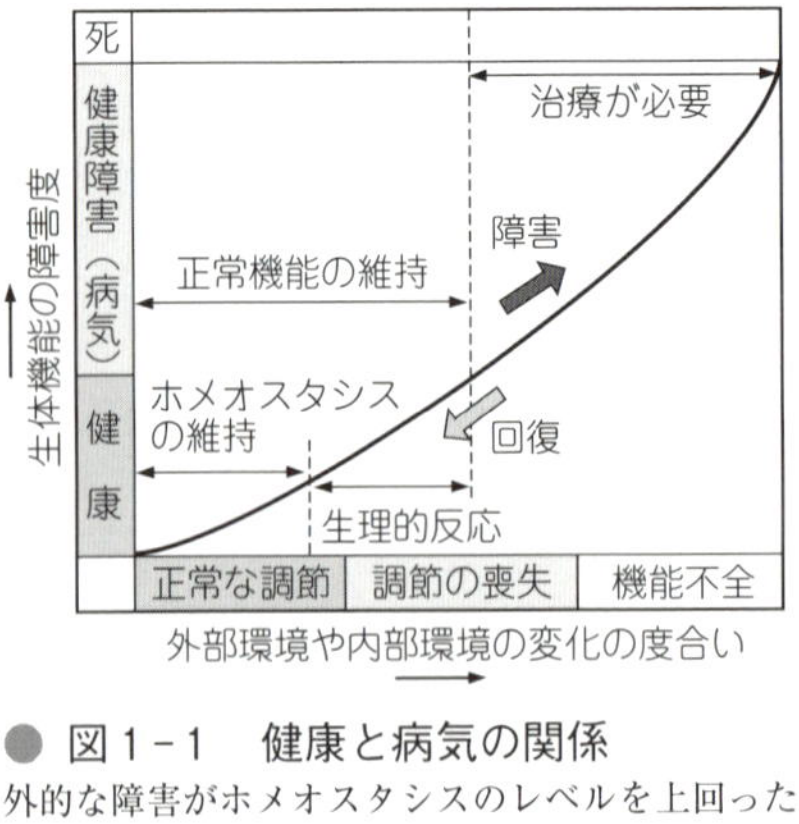

● 図1-1　健康と病気の関係
外的な障害がホメオスタシスのレベルを上回ったときに，健康障害（病気）が起こる．

を食べたあとには、米の主成分のデンプン（グルコースが数百～数千個つながったもの）が、唾液に存在するアミラーゼなどの消化酵素の作用によりグルコースにまで分解され、グルコースは小腸から吸収されて血液中に入ります。当然、血糖値は上昇し、このグルコースが体中に運ばれてエネルギー源として利用されます。

しかし、すぐにはエネルギーとして使われない過剰のグルコースは、いろいろ姿を変えて私たちの体に貯えられます。まず、血糖値が高いのを感知した膵臓《すいぞう》のなかのランゲルハンス島とよばれる細胞集団にあるβ《ベータ》細胞から、インスリンというホルモンが血液中に分泌されます。インスリンは、肝臓や筋肉、脂肪組織の細胞に働きかけて、グルコースを細胞内に取り込ませます。グルコースは、肝臓や筋肉の細胞内ではグリコーゲン（デンプンと同様にグルコースがつながったもの）に、脂肪細胞では中性脂肪に変換されて貯えられます（脂肪の摂り過ぎだけでなく、炭水化物を摂りすぎてもお腹に脂肪は溜まってしまいます。ご用心！）。このようにして、血糖値は一定の範囲内に維持されるのです。

このインスリンによる調節機構が異常をきたして、血糖値が高いままになった状態が「糖尿病」です（図1-2）。糖尿病は大きく二種類に分類されます。何らかの原因で膵臓β細胞が破壊されて、インスリン不足になった状態を「1型糖尿病」といいます。発症年齢

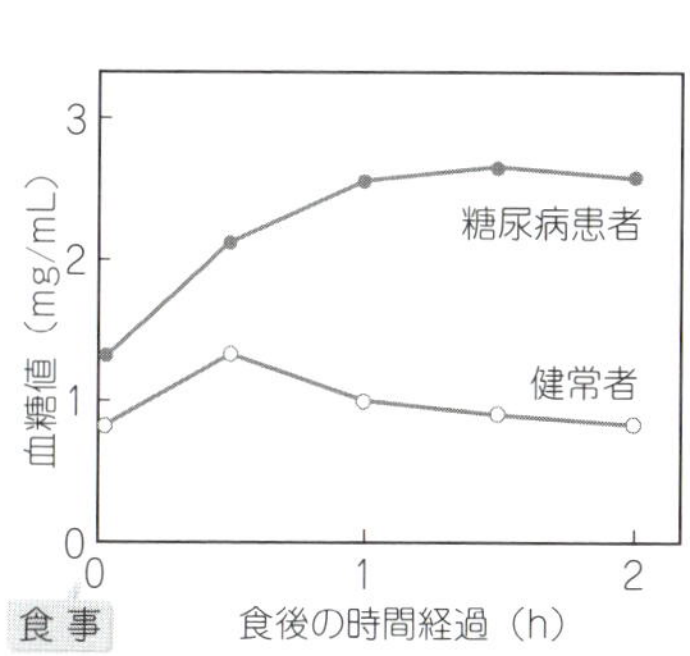

図1-2　健常者と糖尿病患者の食後の血糖値の変化の比較

が低いことから、以前は若年型糖尿病とよばれました。一方、加齢や過食、肥満および運動不足などによって、インスリンが作用しにくくなった状態は「2型糖尿病」とよばれます。以前は、若年型に対して成人型糖尿病とよばれました。

1型糖尿病の治療では、患者自身が食前にインスリンを皮下注射する場合が多いです。一方、2型の場合には、まずは食事療法や運動療法が試みられ、それでも病状に改善が見られない場合には経口血糖降下薬、さらにそれでも改善されない場合にはインスリンによる治療が一般的に行われます。

このように糖尿病では、足りないものであるインスリンを補うか、過剰なものを取り除くこと、すなわち、過食を避け、肥満や運動不足などで溜まった中性脂肪を運動などで消費することにより治療が行われます。このような治療ができるのは、糖尿病の原因がハッキリとわかっているからです。したがって、ある特定の病気に対して新しい薬を開発するには、まずその病気の発症メカニズムを知るのが先決です。「健康」と「病気」のちがいを知ることですね。

2 偶然の発見が拓く新しい薬

偉大な発見というのは偶然にもたらされる場合もありますが、科学者たちの綿密な実験と観察に基づくことも多いものです。インスリンの発見は、はじまりこそ予期しない偶然の発見からでしたが、その後の綿密な実験の積み重ねでもたらされたものです。

糖尿病のヒトの尿が甘くて糖分を含んでいることは、昔から知られていました。一八八九年に、ストラスブール医科大学のO・ミンコフスキーらは、別の目的でイヌの膵臓を摘出したところ、そのイヌの尿は正常よりもはるかに多いグルコースを含んでいることを偶然に発見し、糖尿病と膵臓の関係がはじめて明らかになりました。その後、別の科学者により、ランゲルハンス島が内分泌器官で、糖尿病と深いかかわりがあることが指摘されました。

ミンコフスキーらは、糖尿病を打ち消す因子（抗糖尿病因子）を膵臓抽出物から精製しようと試みましたが、うまくいきませんでした。一九二一年になって、トロント大学医学部のJ・マクラウド教授の研究室で、外科医のF・バンティングとその助手のC・ベストが、さまざまな工夫の末についにこの抗糖尿病因子の精製に成功し、インスリン（insulin, ラテン語の「*insula*：島」に由来）と命名しました。その翌年には、トロント総合病院に入院していた重症の糖尿病患者のL・トンプソン少年にこのインスリンが投与され、命が救われました。一九二三年、この業績により、バンティングとマクラウドはノーベル生理学医学賞を受賞しました。バンティングは、一緒に受賞できなかったベストと賞金を分かち合ったそうです。

その後長きにわたり、ブタの膵臓から抽出したインスリンが糖尿病の治療に使われました。しかし、一九七九年にヒトのインスリン遺伝子が解明され、その翌年には遺伝子組換え技術を利用して、大腸菌でのヒト・インスリンの生産が試みられました。今日、糖尿病治療に使われているインスリンのかなりの部分が、遺伝子組換えによって生産されたヒト・インスリン製品になっています。この「インスリン物語」には、今日の薬づくりにも通じるすべてのエッセンスが含まれています。ひとつ目が病気の原因の解明、二つ目が治療薬の開発、三つ目が安全な治療薬の大量製法の開発です。

3　作用メカニズムのわからない薬

●薬の起源

みなさんは、「薬づくり（創薬）」というと、どのようなプロセスを想像されるでしょうか？　後の章に出てくるように、病気の発症メカニズムを解明し、その病気を治したり（あるいは病状を和らげたり）、病気が起こらないようにしたりするには何が有効かを考えて、今日の薬はデザインされたり、スクリーニング（薬理評価）されたりしています。しかし歴史をひもといてみると、このようなプロセスをとらなかった薬もたくさんあることがわかります。

たとえば、漢方薬を考えてみましょう。「漢方」とは、中国古来の医学理論をベースにして日本で練りあげられたもので、おもに生薬《しょうやく》や鍼灸《しんきゅう》を利用する医学のことをいいます。中国医学がいつごろから発達したのかは定かではありませんが、約二〇〇〇年前の漢の時代に、三六五種類の薬草をまとめた『神農本草経《しんのうほんぞうきょう》』という本が編纂《へんさん》されています。「本草」は、動植物由来の薬物のことです。一方「神農」とは、あまたの植物のなかから薬用のものを選びだした人物で、自ら薬草を口に含み、薬効を確かめることができたそうです。

神農本草経では、生薬を上品《じょうほん》、中品《ちゅうほん》、下品《げほん》の三つに分類しています。上品とは「生命を育み、長期間飲んで健康を保つもの」で、人参《にんじん》や甘草《かんぞう》などが含まれます。中品とは「病を治し、元気にするもの」で、芍《しゃく》薬《やく》や麻黄《まおう》などが含まれます。下品とは「病の治療に使われるが、長期間飲み続けてはならないもの」、つまり作用の強いもので、附子《ぶし》（トリカブト）や大黄《だいおう》などのように、使用量を誤ると毒性が現れるものもあります。

このように、病気にいろいろな生薬を試してみて、有効性と毒性とを勘案しながら代々受け継がれたものが、今日の生薬として生き残ったわけです。神農のいい伝えにもあるように、生薬は数千年にわたる人体実験の賜なのです。しかし、これらの生薬がなぜ特定の病気に効くのかはずっとわからないままでした。もちろん、今日では多くの生薬の有効成分が抽出されて構造決定され、錠剤やカプセルに形を変えて使用されています。病気に対する作用メカニズムが解明されたものもたくさんあります。

話を西洋医学に向けます。古代ギリシャ（紀元前四〇〇年ごろ）の医師で「医学の父」といわれたヒポクラテスは、原始的な医学から迷信や祈祷を切り離して、病気の原因を科学的に究明しようとしました。その後紀元八〇年ごろに、ギリシャのディオスコリデスは、たくさんの薬草（ハーブ）をまとめた『マテリア・メディカ（薬物誌）』を編纂しています。それでは、ヒポクラテスの時代に端を発し、現代において最もポピュラーな薬の話をしましょう。

●ヤナギから生まれたポピュラーな薬——アスピリン

風邪をひいて熱や頭痛に悩まされたときに、まずどうしますか？　医師に診てもらう前に、おそらくは町の薬局で風邪薬を買って服用するでしょう。そのなかに入っている解熱・鎮痛薬の代表といえば、アスピリンです。アスピリンは、みなさんもその名前をきっとご存知のように、医師の処方箋がなくても購入できる大衆薬のなかで、最もポピュラーなもののひとつです。

驚かれるかもしれませんが、アスピリンの起源は、実はヒポクラテスのころに遡ります。ヒポクラテスは、熱や痛みを和らげるためにヤナギの樹皮を、分娩時の痛みを和らげるためにその葉を処方したといいます。また、ディオスコリデスの『マテリア・メディカ』には、「シロヤナギの葉を煎じたものは、痛風に効果がある」との記述があります。一方、古代の中国では、歯が痛いときにヤナギの小枝で歯のあいだをこすっていたようです。これが「楊枝《ようじ》」の起源だといわれています。確かに楊《やなぎ》の枝と書きますね。「柳の下にいつも泥鰌《どじょう》はいない」とは、偶然の幸運は何度もあるものではないことのたとえですが、「ヤナギの下のアスピリン」は科学者たちの地道な努力の結晶なのです。

このヤナギの有効成分が解明されたのは一八二〇年代で、ヤナギの属名（*Salix*）にちなんでサリシン（salicin）と名づけられました（図1-3）。しかし、サリシンが薬として使用されることはほとんどありませんでした。なぜならば、内服するにはあまりにも苦すぎたからです。「良薬口に苦し」といいますが、口にできないほど苦かったのでしょう。

サリシンに代わるものを求めた科学者たちは、サリシンの分解産物のひとつ、サリチル酸（salicylic acid）が、苦味はサリシンほどではありませんが、鎮痛作用などをもっていることを見つけました。そして、化学合成されたサリチル酸が

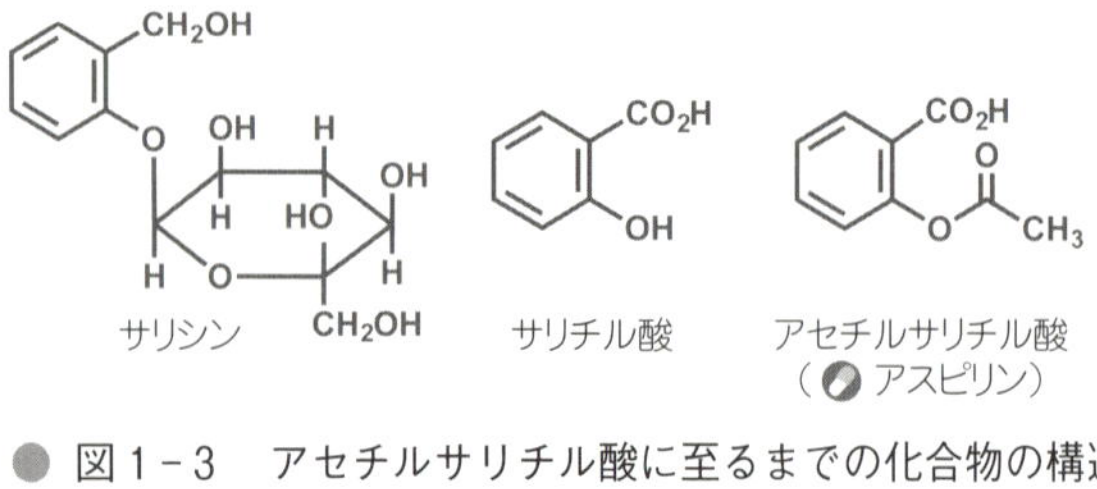

● 図1-3　アセチルサリチル酸に至るまでの化合物の構造

リウマチなどの治療に使われるようになりました。しかし、サリチル酸にはまだ重大な欠点がありました。苦味もさることながら、刺激性が強く、胃の粘膜に作用して胃障害を引き起こすという副作用です。

ここで、ドイツの製薬会社バイエルの一九世紀末の若き化学者F・ホフマンに話を移します。ホフマンの父はリウマチを患っており、治療のために服用していたサリチル酸の副作用に悩まされていました。そこでホフマンは、サリチル酸に代わって父が安心して飲める抗リウマチ薬の開発を目指しました。そして入社して三年目の一八九七年に、アセチルサリチル酸にたどり着いたのです。この化合物は、それまで何人もの化学者たちが合成を目指しましたが、原料のサリチル酸が合成後にも残り、実用化にはなかなか至りませんでした。過去の研究を検証して多くの実験を積み重ねたホフマンは、ついに純粋な形でこの化合物の合成に成功したのです。アセチルサリチル酸は、関節の炎症を抑えて痛みを和らげるものの、副作用はサリチル酸に比べてはるかに弱まっていました。

そして一八九九年にバイエル社から「アスピリン（Aspirin）」の商品名で発売されるやいなや、アセチルサリチル酸は当時の医学界の話題をさらいました。それから一〇〇年以上経った現在では、世界中で毎年五万トンものアスピリン（五〇〇ミリグラムの錠剤に換算すると一〇〇〇億錠）が服用されています。日本でも、一九〇〇年に記録が残っており、一九〇六年には「アセチルサリチル酸」が『日本薬局方』（重要医薬品に対して一定の品質・強度・純度の基準を定めた規格書）に収載されました。そして、一九三二年改訂の『日本薬局方（第五版）』では記載名が「アスピリン」に変更されました。商品名が一般名になったわけです。アスピリンは、おそらく人類の歴史のなかで最も服用された医薬品といってよいでしょう。

さて、このように世界中で受け入れられたアスピリンでしたが、実は、解熱・鎮痛効果をもたらす作用メカニズムはずっと不明のままでした。話は一九六〇年代に移ります。そのころまでに、体内に存在するプロスタグランジン（PG）という一群の物質のなかに、痛み、発熱、炎症を引き起こすものがあることがわかっていました。スウェーデンのカロリンスカ研究所のS・ベルクストロームとB・サミュエルソンらは、プロスタグランジンがアラキドン酸という、体内にある脂肪酸の一種から生合成されることを発見しました（図1-4）。そして、当時ロンドン大学にいたJ・ベインらが、ついにアスピリンがアラキドン酸からのプロスタグランジンの合成を阻害することを突き止めたのです。一九七一年、すなわちホフマンのアスピリン合成の成功から実に七〇年以上も経ってからです。ベルクストローム、サミュエルソン、ベインの三人は、これらの業績により、一九八二年にノーベル生理学医

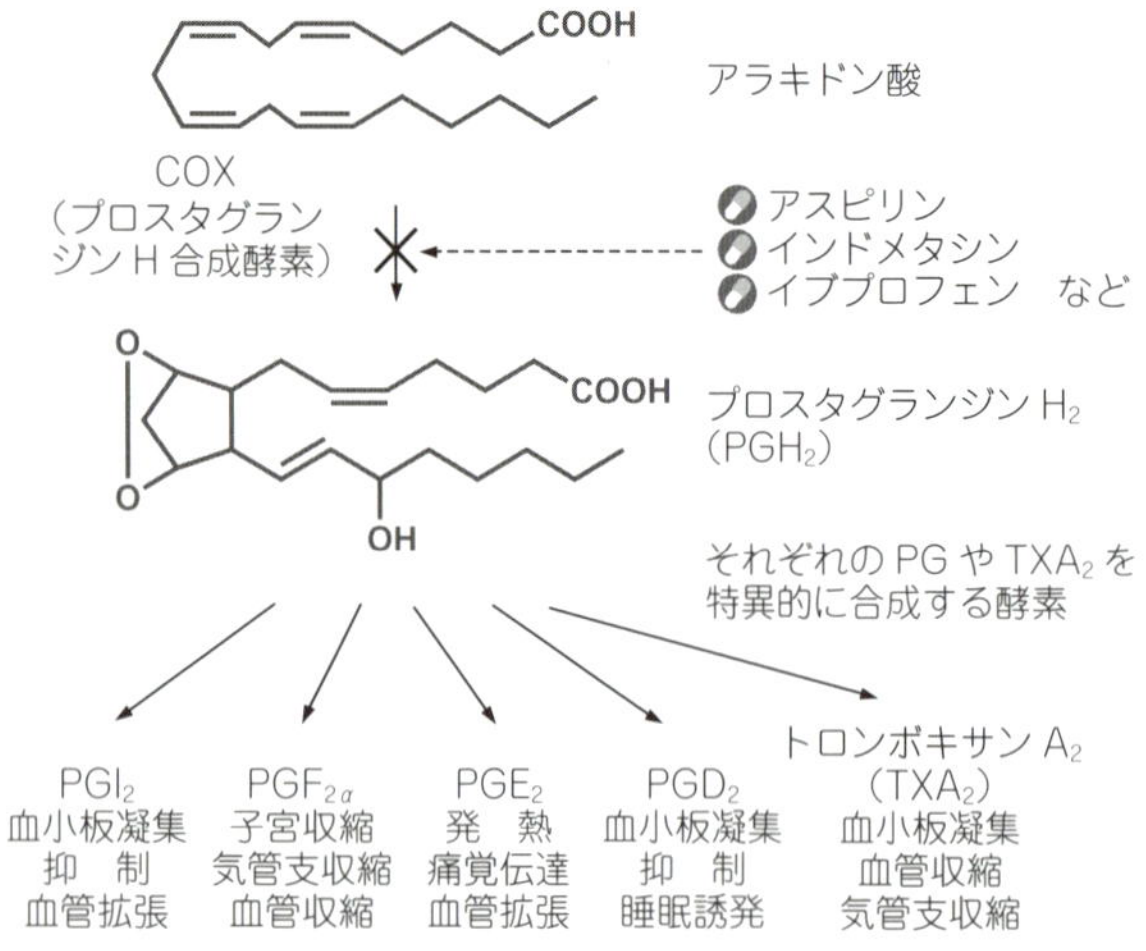

● 図1-4　プロスタグランジン類の生合成

学賞を受賞しました。

アスピリンの標的がプロスタグランジンH合成酵素（通称COX《コックス》）だとがわかってしまうと、それ以後の研究は急速に進みました。そして、COXを標的とした新薬の開発はいまでも盛んです。インドメタシンやイブプロフェンなどのように、テレビのCMでよく耳にする薬の標的もCOXです。また、作用メカニズムがわかった今日では、アスピリンは解熱・鎮痛・抗炎症薬としてだけでなく、血小板が凝集するのを抑制する作用もあることから、心筋梗塞《こうそく》や脳梗塞の予防にも利用されています。「ヤナギの下のアスピリン」がたどってきた道のりは、ちょっと曲がりくねってはいましたが、まさに薬のサクセス・ストーリーといえます。

次に、アスピリンと同じように、長らく作用メカニズムが不明だった別の有名な薬の話をしましょう。

●ダイナマイトの副産物――ニトログリセリン

みなさんは、「ニトログリセリン」から何を連想されるでしょうか？　ほとんどの人は「火薬」や「ダイナマイト」を思い浮かべるでしょう。でも、狭心症を患わった方であれば、発作のときに舌の下でしゃぶる錠剤（舌下錠《ぜっか》）や口のなかに噴霧するスプレーとして使う薬、胸などに貼るテープ状の貼り薬とすぐに答えられるでしょう。狭心症とは、心臓の血管の狭窄《きょうさく》などが原因で血流が低下して心筋が酸素不足となり、心臓部や胸部に起こる激痛の発作です。ニトログリセリンには血管拡張作用があるため、こうした症状に効果があるのです。

話はノーベルの時代にタイムスリップします。ニトログリセリンは爆発性の高い油状の液体です。後のノーベル賞を創設するA・ノーベルは、これを珪藻土《けいそうど》にしみ込ませ、爆発しにくくしました。ダイナマイトの誕生です。

当時のダイナマイト工場で、あることがうわさになりました。狭心症の持病をもつ労働者が、仕事をせずに自宅で静養しているときには発作を起こすのに、工場で働いている平日には発作を起こさないのです。このうわさを知った医者たちが、ニトログリセリンが狭心症の治療に有効だと証明したのです。一八七〇年代の終わりのことです。

これには、もうひとつ興味深い逸話がついています。ノーベルは、ニトログリセリンを安全に運搬するためにダイナマイトを開発し、そのおかげで巨万の富を築きました。もちろん、ダイナマイトはトンネル工事や炭坑などで使われましたが、戦争でも大きな威力を発揮しました。ノーベルは「死の商人」とよばれるのは不本意だったと思われ、この気持ちがノーベル賞、とくに平和賞の創設という遺言につながったのです。彼は晩年に狭心症を患い、自分自身がニトログリセリンの恩恵を受けたとのことです。知人に宛てた手紙のなかで、次のように複雑な心境を語っています。

「私が医者からニトログリセリンを処方されるとは、何という運命のいたずらだろう！」

このように早期から薬として使われていたニトログリセリンですが、作用メカニズムはずっと不明でした。解明の糸口は、約一〇〇年後の一九七〇年代後半になってようやく見つかっています。ニトログリセリンをはじめとする硝酸《しょうさん》薬の血管拡張作用を研究していたバージニア大学のF・ムラドらは、体内でニトロ

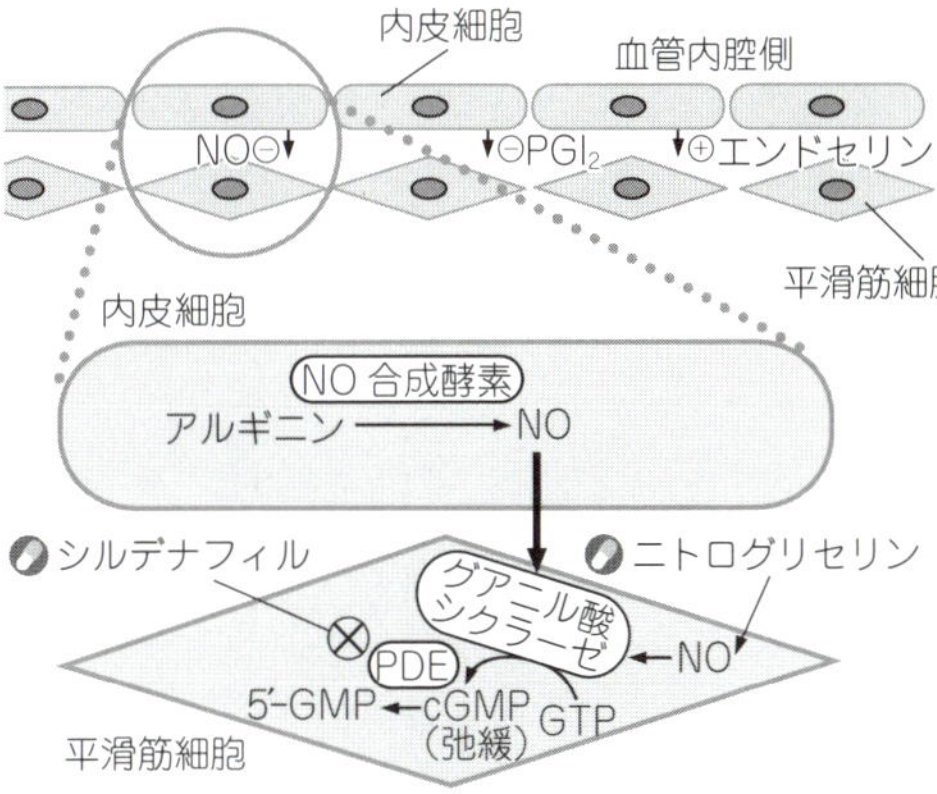

図１－５　血管平滑筋の弛緩のメカニズム

グリセリンから一酸化窒素（NO《エヌオー》：「ノー」ではありません）が発生することを見つけました。さらにこのNOが、血管平滑筋細胞内のグアニル酸シクラーゼという酵素を活性化してサイクリックGMP（cGMP）という物質の生成を促し、このことが血管拡張につながることを突き止めました（図1－5）。しかし、当時の研究者たちは、窒素原子一個と酸素原子一個からなるこの単純な物質が体内で生理作用をもつなどとは夢にも思わなかったので、ムラドらの研究成果はしばらく忘れられていました。

一方、ニューヨーク州立大学のR・ファーチゴットらは、一九八〇年代初頭に、血管内皮細胞から分泌されて血管平滑筋を弛緩《しかん》させる因子（内皮由来弛緩因子）の存在に気づきました。平滑筋が弛緩すると血管は拡張します。そして一九八六年に、ファーチゴットらとカリフォルニア大学ロサンゼルス校（UCLA）のL・イグナロらが、内皮由来弛緩因子とNOが同一だという可能性を示唆しました。さらにその翌年に、イギリスのウェルカム研究所のS・モンカダら、少し遅れてイグナロらが、内皮由来弛緩因子＝NOだと、ついに証明したのです。

一九九八年、ファーチゴット、イグナロ、ムラドの三人は、「循環器系における一酸化窒素（NO）の情報伝達物質としての役割の発見」により、ノーベル生理学医学賞を受賞しました。ノーベルの死後、一世紀も経ってからのことです。彼らはノーベルの恩恵に二度あずかったわけですね。ひとつはノーベル賞の受賞。もうひとつは、NOの作用メカニズム発見のきっかけとなる情報（ニトログリセリン）を提供してもらったことです。残念ながら、モンカダは一緒に受賞できませんでした。ノーベル賞には「一度に三人まで」という規定があるからです。

かくして、はじめて処方されてから一二〇年以上経った今日でも、狭心症治療の第一選択薬としてのニトログリセリンの地位は揺るぎないものになっています。

● バイアグラとセレンディピティ

狭心症の治療に使われるニトログリセリンなどの硝酸薬の注意書には、必ず「シルデナフィル（バイアグラの一般名）やバルデナフィル（レトビラ）などと併用しては絶対にいけない」との記載があります。ニトログリセリンとこれらの薬物は作用メカニズムが似ていて、併用すると血圧が急激に下がりすぎて、最悪の場合は死に至ることもあるからです。実は、バイアグラを開発できたのも、間接的ですがNOの生理作用がわかったからです。

バイアグラは、男性の勃起不全の治療薬で、いろいろな意味で世界では最も認知度の高い薬のひとつです。世界中で年間約二〇〇〇億円の売り上げがあったそうです（二〇一二年度、日本円換算。二〇一四年には特許が切れたために、後発医薬品（ジェネリック医薬品）も出まわっています）。

この薬の開発には、幸運ともいえる「棚からぼた餅」のような裏話があるのです。ファイザー社（二〇一五年現在、世界で最大の製薬会社）は、シルデナフィルをもともとは狭心症の治療薬として開発する予定でした。その作用メカニズムについて、図1–5を参照しながら説明しましょう。すでに述べたように、NOは血管平滑筋細胞内のグアニル酸シクラーゼという酵素を活性化して、cGMPという物質の生産を高めます。このcGMPは平滑筋細胞を弛緩させ、血管を拡張させるので血流がよくなります。

一方、シルデナフィルは、cGMPを分解する酵素のホスホジエステラーゼ（PDE）を阻害します。すなわち、ニトログリセリンは、NOの生成を介して平滑筋細胞内のcGMPの量を高めますが、シルデナフィルは分解を抑えることによりcGMP量を間接的に高めるのです。

最終的な結果はどちらも同じで、血管平滑筋の弛緩（血管の拡張）です。PDEにはいくつか種類があるのですが、シルデナフィルは心臓に多い5型PDEに対して特異的に作用します。したがって、ファイザー社が狭心症の治療薬を目指したのもうなずけます。

事態は、シルデナフィルの臨床治験（新薬を発売する前の臨床試験）の最中に一変しました。シルデナフィルを投与された男性被験者に勃起が起こったのです。ならばということで、勃起不全の治療薬の開発に方針が転換されたらしいのです。勃起は、陰茎の海綿体の血管が拡張して、血液が充満することにより起こります。シルデナフィルは海綿体のcGMP量を増加させて血管を拡張させせました。調べてみると、5型PDEは心臓だけでなく海綿体にも多かったのです。後から考えれば、シルデナフィルによる勃起は当然の結果といえましょう。かくして、バイアグラは一躍脚光を浴びることになったのです。

このバイアグラの例やニトログリセリンの効能のように、思いがけないものの発見のことを英語ではセレンディピティ（serendipity）といいます。自然界からの薬草の発見もそうです。科学研究の世界ではセレンディピティはよくあることですが、この思いがけない発見を確実にモノにできるかどうかが、優秀な研究者かそうでないかを分けるともいわれます。二〇〇〇年にノーベル化学賞を授与された白川英樹先生の研究も、実験をやった学生が一〇〇〇倍量の触媒を誤って化学反応液に入れたために、新物質ができたことに端を発したのだそうです。失敗作をゴミ箱に捨てることなく、新物質を見逃さなかった白川先生はやはり偉いのです。いくら棚からボタ餅が落ちてきても、落ちてきたことに気づかなければ何にもなりません。

4 ほしい薬を狙い撃ちする――狙い撃ちでつくられた薬たち

これまでは、一〇〇年も昔からあった薬の作用メカニズムがつい最近わかった話や、偶然の発見から生まれた薬の話をしてきました。もちろん、新しい薬を開発するのに一〇〇年かかってはたまりませんし、セレンディピティばかりに頼るわけにもいきません。ここからは、さまざまな情報をもとにある戦略をもって開発され、日本発として世界に誇ることのできる薬のお話をしましょう。

●コレステロールを制御するために――不撓不屈の薬づくり

十年ほど前までの統計では、世界の薬の売り上げベスト二〇のうちの実に三つが「スタチン系」と総称される脂質異常症を対象とするものでした。1位のアトルバスタチン（ファイザー社）にいたっては、世界中での売り上げが年間一兆円（二〇〇五年度、日本円換算）を超えていました。

若い人はあまり気にしないでしょうが、それ相応の年齢になると、毎年の検診での血液検査の結果で、コレステロールや中性脂肪の値が上がったり下がったりすることで、一喜一憂される方も多いのではないでしょうか。ワイドショーなどでも頻繁に取りあげられる話題ですね。

脂質異常症や高血圧、糖尿病は代表的な「生活習慣病」ですが、これらの疾患が恐ろしいのは長期間にわたって自覚症状がほとんどなく、知らず知らずのうちに進行していくことです。コレステロールや中性脂肪が多いだけで死ぬことはありませんが、動脈硬化を起こしやすくなったり、血管が詰まりやすくなったりします。そうすると、心筋梗塞や脳梗塞になるリスクが大幅に高まり、高血圧も起こりやすくなります。

では、コレステロールは単なる悪者なのでしょうか？　実はそうではありません。前に述べたように、コレステロールが多すぎると悪者になります。しかし、コレステロールがなければ、私たちは生きてはいけません。たとえば、私たちの体を構成している約六〇兆個の細胞一個一個のまわりを囲っている細胞膜には、コレステロールは欠かせません。また、男性ホルモンや女性ホルモン、副腎皮質ホルモンなどのように、私たちが生きていくうえで必要不可欠な物質も、実はコレステロールから合成されるのです（図1－6）。このように、コレステロールは適度に存在しなければなりません。

私たちの体のなかで起こるコレステロールの生合成は、医学的にとても重要なばかりでなく、筆者らのような生命科学の研究者にとってはとても興味深い研究対象です。私たちの体には、体内のコレステロールの総量を一定の範囲内に保つようなメカニズムが備わっています。「ホメオスタシス」ですね。つまり、食物からコレステロールをたくさん摂取したときには、自分で（おもに肝臓で）コレステロールをつくるのを抑えます。逆にコレステロール摂取が少ないときには、自分でドンドンつくるのです。この調節がうまくいかなくなって「ホメオスタシス」が崩れた状態が脂質異常症です。

コレステロールは、酢酸（お酢の主成分といえばおわかりですね）が活性化した状態のアセチルＣｏＡ《コエイ》という物質から、約二〇段階の複雑な酵素反応を経て生合成されます。このコレステロール合成の調節の鍵となるのが、ＨＭＧ《エイチエムジー》－ＣｏＡ《コエイ》還元酵素により触媒されるＨＭＧ－ＣｏＡからメバロン酸への変換反応です。

コレステロールができ過ぎると、いくつかのメカニズムでＨＭＧ－ＣｏＡ還元酵素の反応が進行しなくなります。ひとつは、コレステロールによりＨＭＧ－ＣｏＡ還元酵素の遺伝子の発現が抑制されること。もうひとつは、コレステロールがＨＭＧ－ＣｏＡ還元酵素の分解を促進することです。このようにして、コレステロールは、自分自身の合成に関与するＨＭＧ－ＣｏＡ還元酵素をブロックしてしまいます。このブロックがうまくいってコレステ

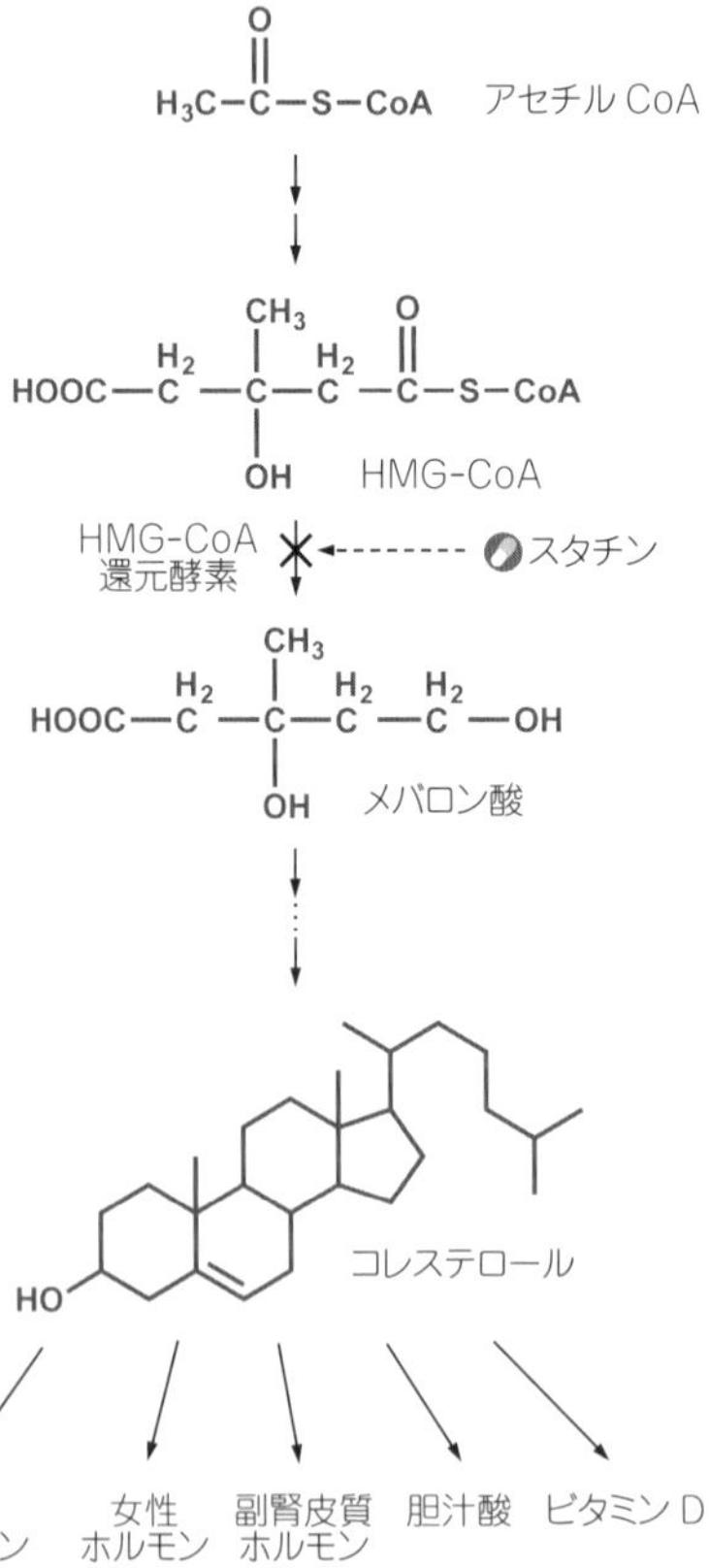

● 図1－6　コレステロールの生合成

ロール量が低下すると、今度はＨＭＧ-ＣｏＡ還元酵素のブロックは解除されて、コレステロールは再び合成されはじめます。

もうおわかりのように、コレステロールは、多過ぎればその合成は停止し、少な過ぎればたくさんつくられるのです。うまくできたものですね。私たちはふだん何気なく生きていますが、体のなかでは知らないところで複雑な調節が常に行われているのです。

生きていることって、本当に不思議です。筆者たちのような薬学を含む生命科学領域の研究者は、多かれ少なかれこの「生きていることの不思議」に魅せられて、その虜になった人たちです。

さて、一九七〇年代の初頭、三共株式会社（現在の第一三共株式会社）の若き研究員だった遠藤章先生（東京農工大学教授を経て、現バイオファーム研究所所長）らは、コレステロールの生合成を阻害すれば、血液中のコレステロールを低下させることができると考え、長年かけて世界中から集めた約六〇〇〇種類のカビなどの微生物の培養液を、約二年間かけて地道に選別（スクリーニング）しました。そして、京都産の米に付着した青カビの一種からコンパクチン（別名メバスタチン）というコレステロール生合成の阻害物質を発見しました（図1-7）。その

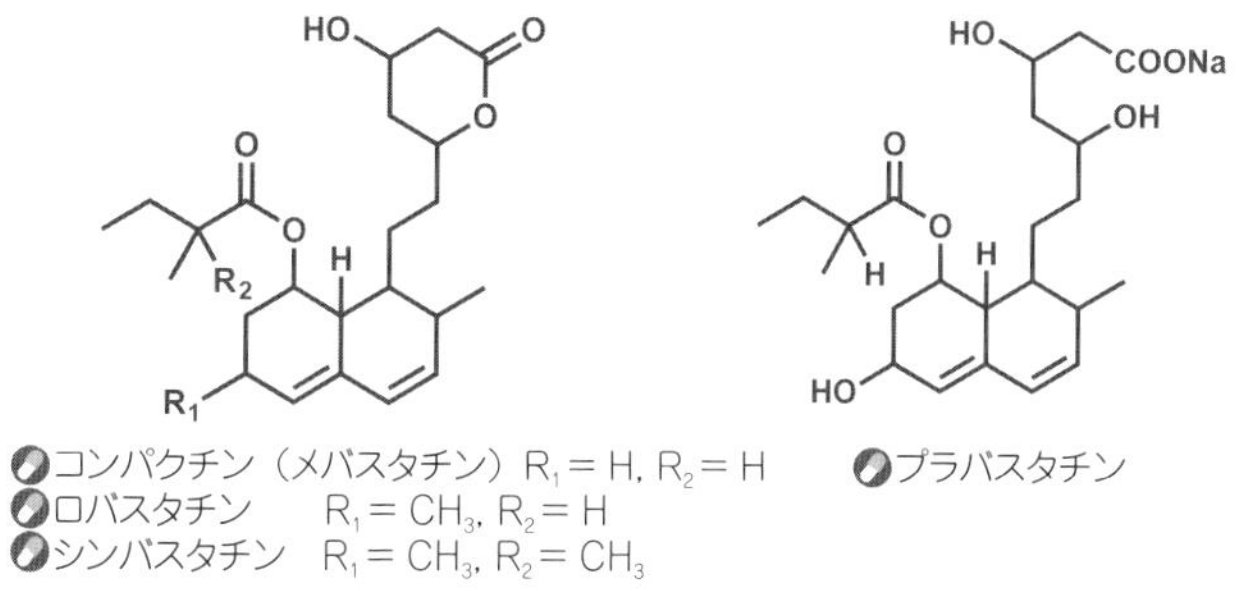

図1-7　スタチン系薬物の構造

後、この化合物がＨＭＧ-ＣｏＡ還元酵素を特異的に阻害することを証明しました。

しかし、その後の脂質異常症薬への道のりは、紆余曲折の連続でした。まず、最初に行ったラットやマウスを使った実験では、なぜかコレステロール低下作用をまったく示しませんでした。そして、他の動物で強力なコレステロール低下作用があることを証明するまでに3年近くを費やしたのです。さらにその後の長期毒性試験の結果が思わしくなく、残念ながらコンパクチンの医薬品としての開発は中止されました。

一方、三共に遅れて開発に着手したアメリカの巨大化学企業メルク社は、コンパクチンとほぼ同じ構造のロバスタチンという化合物を別の種類のカビから発見しました。コンパクチンとロバスタチンのちがいは、ある位置の水素原子がメチル基に置き換わっただけです（図1-7のR_1の位置）。メルクは、コンパクチンの場合に問題になった長期毒性を何とかクリアし、一九八七年に世界ではじめてのスタチン系の高脂血症薬としてロバスタチンの使用承認を受けて、メバコールの商品名で発売しました。

しかし、三共はあきらめませんでした。コンパクチンを投与したイヌの尿中に、コンパクチンの10倍以上のＨＭＧ-ＣｏＡ還元酵素阻害作用を示す代謝物質を発見しました。これがプラバスタチンで、コンパクチンとよく似た構造をしています（図1-7参照）。

微生物変換によって大量生産する方法を開発するため、さまざまなカビや放線菌をスクリーニングした結果、オーストラリア産の放線菌を利用すると、コンパクチンがプラバスタチンに効率よく変換されることがわかりました。ヒドロキシ基（-ＯＨ基）の付加により、ＨＭＧ-ＣｏＡ還元酵素阻害作用が増大するだけでなく、安全性も高まりました。そして一九八九年、三共はついにプラバスタチン（商品名メバロチン）の発売にこぎ着けたのです。開発開始から実に一八年にわたる多くの研究者たちの努力の結晶です。

二〇〇五年時点では、世界中の薬の売り上げベスト二〇に三つのスタチン系の薬〔アトルバスタチン（ファイザー）、シンバスタチン（メルク）、プラバスタチン（三共）〕がランキングされ、スタチン系の薬をすべて合わせると世界中で三兆円ほどの売り上げ（二〇〇五年統計、日本円換算）がありました。二〇一五年時点でも二つのスタチンがベスト五〇に入っています。遠藤先生らが切り開いた新薬の分野は途方もなく広がっただけでなく、世界中で本当にたくさんの人の命を救ってきたのです。「ひとりの医師が一生かかって治すことのできる人の数の何万倍もの人を、ひとつの画期的新薬で治すことができる」。これは薬学研究に従事する者がよく口にする言葉ですが、遠藤先生らが手掛けはじめたスタチンの開発はまさに薬学研究者の冥利《みょうり》につきます。

話は少し脱線しますが、これと同じような志をもって百年ほど前に研究していた日本人がいました。

「……しかし臨床の医者では、所詮、自分が診た患者を治すだけで、どう頑張ったところで、一生のうちに五、六千人の人を救うのが限度です。これがらみっと、細菌学の研究の成果はくらべようもありません。ひとつの細菌を発見し、その細菌を撲滅する方法を考えだら、それによって救われる人間は何万人から何十万、いや何百万か数えきれません。日本はおろか、全世界の人々に幸をもたらすことができます。わだしは必ず、これをやりとげる自信があるのです」。

二〇一四年四月に亡くなられた渡辺淳一氏の『遠き落日』（角川文庫）からの一節です。この一節を二〇代のころに会津訛りで語った人、すなわちこの本の主人公は、野口英世です。もとはお医者さんの渡辺淳一氏ならではの緻密な取材と分析に基づくこの本を読めば、野口英世の志の高い生きざまだけでなく、通常の伝記ではあまり触れられることのない波瀾万丈かつ型破りな人生を知ることができます。

●臓器移植に欠かせない薬の誕生

近年は研究都市として名をはせている茨城県つくば市ですが、昔は筑波山のある場所として有名でした。そして筑波山といえば「ガマの油」。筑波山神社の参道脇の土産物店でいまも売っている膏薬《こうやく》（塗り薬）です。昔から、筑波山と薬とは縁があったのです。

さて、ここでちょっと驚きの事実をお伝えいたしましょう。筑波山で現在売られているガマの油の中身は、実をいうとガマガエルとは何の関係もありません。由来には諸説ありますが、よくいわれているのは次のような説です。

歴史は、江戸時代初期まで遡ります。徳川家は、現在の筑波山神社の場所にあたる中禅寺を祈願所として定め、山全体を支配しました。大坂冬の陣・夏の陣で、当時の中禅寺の住職だった光誉《こうよ》上人《しょうにん》は徳川方に従軍し、怪我人の傷の手当てに精をだしたそうです。この時、筑波山から持参した膏薬が怪我にとてもよく効き、「筑波山から来たガマのような顔をした坊さんの油薬」として評判になりました。そして、口伝えされるうちに省略されて、いつの間にか筑波山の「ガマの油」になったとのことです。

というわけで、ガマの油は本当にガマガエルの脂汗ではなかったわけですが、いまでも愛用者が多い薬です。そして、この筑波山からは他にも、現代医療で重要な役割を果たす成分が見つかっています。最近はテレビ番組でも特集が組まれるようになった、「免疫」に関係するものです。

みなさんは「免疫」という言葉をおそらくご存知でしょう。外界から異物（たとえばウイルス）が入ってきたときに、私たちの体にはそれを排除するメカニズムが備わっています。つまり、「自己」と「非自己」を識別して、自分でないものだけを排除するのです。そのメカニズムの中心になるのがBリンパ球とTリンパ球です。

しかし、輸血や臓器移植などの際には、リンパ球の忠実な免疫能力が逆に障害になります。自分でないものを外から無理やり入れるわけですから、当然といえば当然です。

輸血の際には、赤血球の血液型、すなわちA型抗原とB型抗原の組合せが重要です。この組合せによる血液型はA、B、AB、Oの四種類だけで、この型が合う人は世の中にはたくさんいるので、輸血の際に拒絶反応が問題になることはほとんどありません。

しかし、臓器移植の際には、白血球の血液型とでもいうべき主要組織適合抗原（ヒトの場合はHLAといいます）が問題になります。HLAの種類は多くて組合せも複雑なので、一卵生双生児の場合を除いては、これらのHLAの型がすべて合致する人の存在確率はきわめて低くなります。親子や兄弟姉妹といえども異なります。したがって、臓器移植は、ドナー（臓器提供者）とレシピエント（移植を受ける人）のHLA型が少しぐらいちがっていても行われるのが現状です。

ところが、HLA型が異なっていれば、多かれ少なかれ免疫反応が起こり、移植を受けた患者の体は移植された組織を排除しようとします。つまり拒絶反応です。もう少し細かくいうと、移植患者のTリンパ球が、自分のものではないHLAをもった移植組織を破壊してしまうのです。余談になりますが、現在iPS

細胞（人工多能性幹細胞）が注目されているのは、自分自身のiPS細胞からつくった臓器なら、この拒絶反応がまったくないので、容易に臓器移植をすることができる可能性があるからです。

一九八三年、筑波にある藤沢薬品工業株式会社（現在のアステラス製薬株式会社）の探索研究所は、臓器移植後の拒絶反応や自己免疫による疾患を抑制する薬の開発を目指しました。

拒絶反応の際には、まずヘルパーTリンパ球からインターロイキン2（IL-2）という物質が放出されます。次に、このIL-2はキラーTリンパ球（「細胞障害性T細胞」ともいう）を活性化します。そして、キラーTリンパ球は、その名のとおりの「殺し屋」で、「異物」と認識した移植組織を破壊します（図1-8）。これが拒絶反応なのです。

藤沢薬品は、IL-2の産生抑制を指標にして、約八〇〇〇種のカビと一万二〇〇〇種の放線菌をスクリーニングしました。そして一九八四年に、ストレプトミセス・ツクバエン

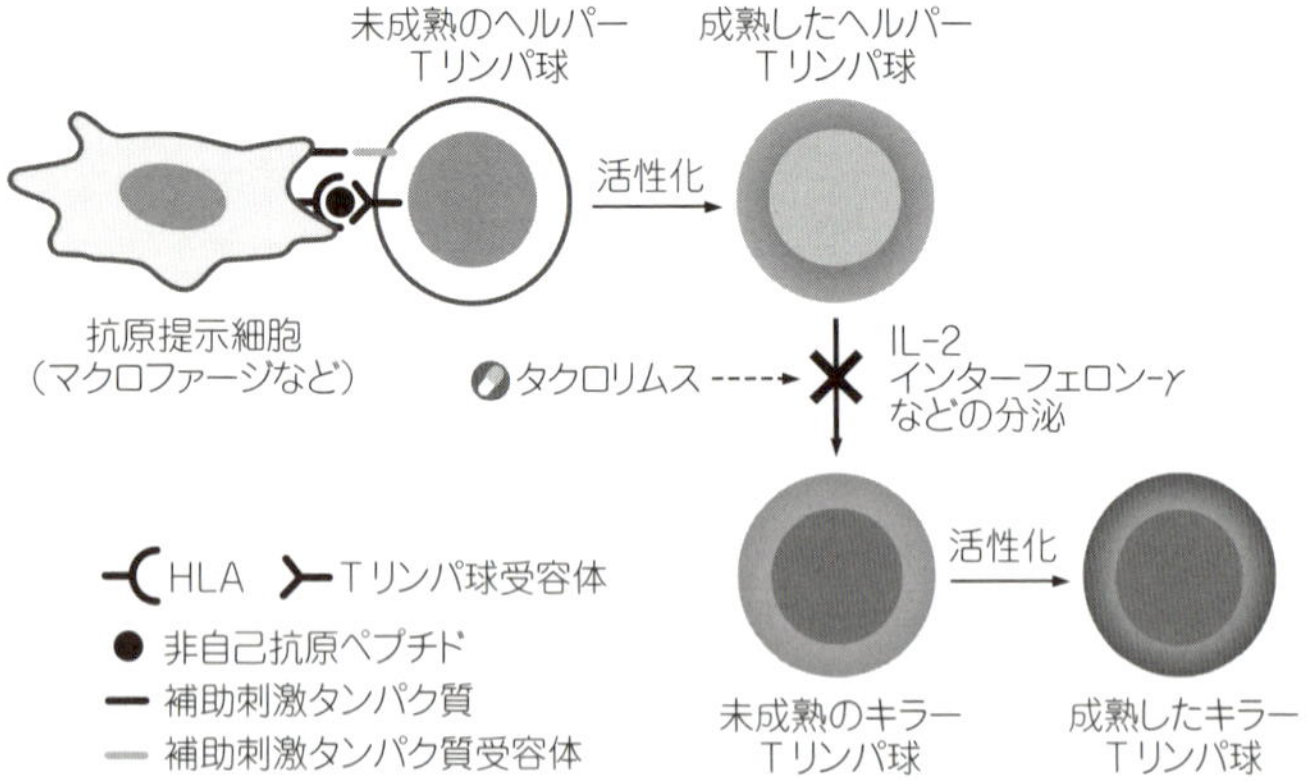

図1-8　タクロリムスの免疫抑制機構

シスという放線菌の培養液が高い免疫抑制活性を示すことを見つけました。ツクバエンシスという学名から想像できるように、この菌は、藤沢薬品の研究者たちが筑波山麓を歩き回って採集したもののひとつなのです。以前に徳川家が支配した山なので「徳川埋蔵〝菌〟」でしょうか。

ツクバエンシスの培養液から半年後に精製された免疫抑制活性の成分がタクロリムスです。世界中の研究者のあいだでは、まだタクロリムスの化合物名がつけられる前の藤沢薬品社内の化合物の通し番号ＦＫ506のほうが有名です。そして、当時の臓器移植の世界的権威だったピッツバーグ大学のＴ・スターツル教授らのグループとの共同研究により、移植モデル動物でタクロリムスの拒絶反応抑制作用が証明されました。

そしてついに一九八九年、スターツル教授らによって拒絶反応に苦しむ肝臓移植の患者たちにはじめて使用され、劇的な効果があることが実証されました。そのニュースは世界中に広まり、翌一九九〇年には日本でも生体肝移植の臨床試験で使用されました。その後、一九九三年に肝臓移植での拒絶反応の抑制の効能が承認されて以来、他の臓器の移植だけでなく、さまざまな自己免疫疾患や関節リウマチなどにも適用が拡大されつつあります。アトピー性皮膚炎には軟膏としても使われます。このように、タクロリムスは、今日では世界中で行われる臓器移植だけでなく、さまざまな免疫疾患の治療にもなくてはならない「グローバル医薬品」となったのです。

5　薬学研究に求められる多様なアプローチ

どうでしょう、みなさん薬づくりに興味を抱いていただけたでしょうか？　昔の薬づくりは経験や偶然に基づくことが多く、効くメカニズムの解明は後付けとなる場合のほうが多かったのですが、これからは病気の発症メカニズム（すなわち健康と病気のちがい）を解明して標的を定め、効率的に薬づくりをする必要があります。それでも、ひとつの新薬を開発するのには長い年月と多額の研究開発費が必要です。

しかし、途中でも述べたように、「生きていることって本当に不思議！」ですし、「ひとりの医師が一生かかって治すことのできる人の数の何万倍もの人を、ひとつの画期的新薬で治すことができる！」のです。さらに画期的な新薬の開発にはノーベル賞が授与されます。本書の読者にこれから大学を受験する中学生・高校生がいらっしゃれば、将来、私たちと一緒に夢を追ってみませんか？　大げさないい方かもしれませんが、薬づくりを通じて、私たちは地球上すべての人の命を預かっているのです。野口英世の言葉にも通じますね。

❖❖❖

「薬学」とひとくちにいっても、実はとても幅広くて奥の深い学問分野です。筆者が大学生のころには、あまりにも幅広いことを学ばねばならない「薬学部」のことを皮肉って、「雑学部」とよんでいたぐらいです。おかげで、本章は雑学オンパレードのような文章になってしまいました。

それはさておき、本章で力説したように、私たちがなぜ健康に生きているのかを調べたり、逆になぜ健康障害（病気）になるのかを調べたりするのは薬学の基本です。二〇〇三年に、ヒトゲノム中の約三〇億個の暗号文字の解読が完了しました。ゲノム解読の手法を確立したことは二〇世紀で最大の「人類の偉業」といわれています。ただし、まだ文字やその文字の組合せによる文章がわかっただけで、内容を吟味して完全に理解するところまでには至っていません。この貴重な情報をもとにして、「健康」と「病気」のちがいを知るのはこれからです。このちがいがわからなければ、薬づくりは「下手な鉄砲も数撃てば当たる」状態になります。薬づくりでも、三割打者は尊敬の対象ですが、一割打者ではすぐにお払い箱です。製薬会社ならば、会社の存続自体が危うくなります。

次に、その病気に効く薬を開発し、なぜ効くのかを詳しく調べるのは薬学の薬学たる所以《ゆえん》です。そして、その薬をどうすればうまくつくること（化学合成、微生物を利用した合成や遺伝子工学を活用した合成など）ができるのかを研究するのも薬学です。さらには、どのようにしてその薬を効率よく病気の場所に送り届けるのかを研究するのも薬学です。そして、薬を患者さんにどのように投与するのが最適なのかを調べたり、副作用が起こらないようにチェックしたりするのも薬学です。最近では、患者個人個人に合わせて薬を選択して治療する「テーラーメイド医療」の研究も盛んです。

さて、次章からは、実際にどのようなプロセスを経て薬がつくられるのかを、もう少し詳しく見ていきましょう。

（文／中山和久）

2 薬を合成する――炭素の錬金術師

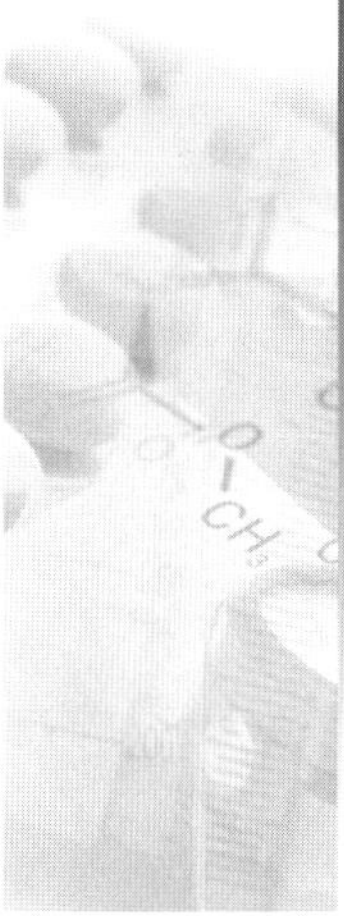

医薬品のほとんどは有機化合物であり、化学合成を駆使してつくられているものが多くある。この章では、くすりをつくりだす過程で有機化学がどのような役割を果たしているか、今後どのような可能性や課題があるかを見てみよう。また、有機化学の研究者の仕事を紹介する。

❖❖❖

薬学に興味をもっているみなさんのなかには、どんな不治の病も治療できる万能薬や、心身の悩みを解決できる魔法の薬、はたまた若返りの妙薬のような画期的な〝くすり〟をつくってみたいと考えたことがある人もいるでしょう。高校生のころの筆者は、新薬をつくりだすための研究の仕方もたいへんさもまったく知らないにもかかわらず、そのような無謀な夢を淡く抱いていました。新薬をつくりだすためには、本書の第0章で述べたようにさまざまな専門領域をもつ科学者や医療従事者、ときには患者の協力と、十数年におよぶ年月と巨額の開発費が必要となります。

ところで、医薬品の多くは炭素原子をはじめ、いろいろな原子が結合して構成された有機化合物ですので、それらをデザインして合成することのできる有機化学者の知恵と知識は不可欠です。また、病気に苦しんでいる患者に高品質で安価な医薬品を安定して供給することにも、有機化学者の力が発揮されています。この章では、新薬開発の現場における有機化学者の役割と使命について述べるとともに、医薬品がいかにつくりだされているか有機化学の観点から紹介しましょう。

1　有機化学と新薬開発の黎明期――安価なコールタールから貴重な薬へ

最初に、化学のはじまりと薬とのかかわりについて説明しておきましょう。学問としての化学が勃興した一八世紀ごろ、生物と無生物は本質的に異なると考えられており、生物を有機体と称していました。一九世紀初頭に、スウェーデンの化学者ベルセリウスは生物から得られる物質を有機化合物、鉱物などを無機化合物として分類し、それらは互いに関連のないものと考えました。慣例として二酸化炭素（CO_2）や青酸（HCN）などのいくつかは無機化合物に分類されますが、炭素原子を含むほとんどの化合物は有機化合物と分類されます。ところが、一八二八年にドイツ人化学者のウェーラーは、生物の排泄物に含まれる尿素（H_2NCONH_2）が無機化合物のシアン酸アンモニウムから合成できることを偶然発見しました。生命にかかわる物質が無生物から合成できたことは、生物と無生物は分子レベルでは本質的にかわらないということを意味するため、驚くべき発見となりました。

一九世紀には薬の世界でも革命的進歩がありました。太古の昔から病気の治療には草根木皮や動物類、鉱物類が経験的に使われてきましたが、一八〇三年に痛みをとるために使われてきたアヘン（芥子の未熟な果実から採れる樹脂）からモルヒネが単離され、この有機化合物が効果の本質だということが明らかになりました。以降、多くの伝承薬から有効成分が単離されました（図2-1）。これらの発見や発明が相乗的に作用し、有機化学は化学の基幹領域として飛躍的に発展することになりました。

一九世紀中期には染料や顔料などの色素化合物をコールタールから人工合成できることが発明され、有機化学が工業的に発展するに至りました。そして、合成医薬品のはじまりは一九世紀後半になります。色素の原料となるアニリンから合成されたアセトアニリドに解熱鎮痛作用があることが明らかになりました。また、アスピリンの原料のサリチル酸がフェノールから工業的に製造できる方法が開発され、アスピリンが化学的に大量合成できるようになりました。その後、アスピリンは一八九九年にバイエル社から発売されました。

以上のことは、コールタールから得られるフェノールやアニリンなどの安価な原料から、付加価値の高い薬がつくられることを意味しています。中世は鉄などのありふれた金属から金などの貴金属をつくり出そうと錬金術が研究されましたが、現代の錬金術は炭素を原料として医薬品をつくることをいうのかもしれません。以降、医薬品合成は多くの化学者により試みられ、新薬開発が隆盛になる二〇世紀に突入していくのでした。二〇世紀以降の新薬

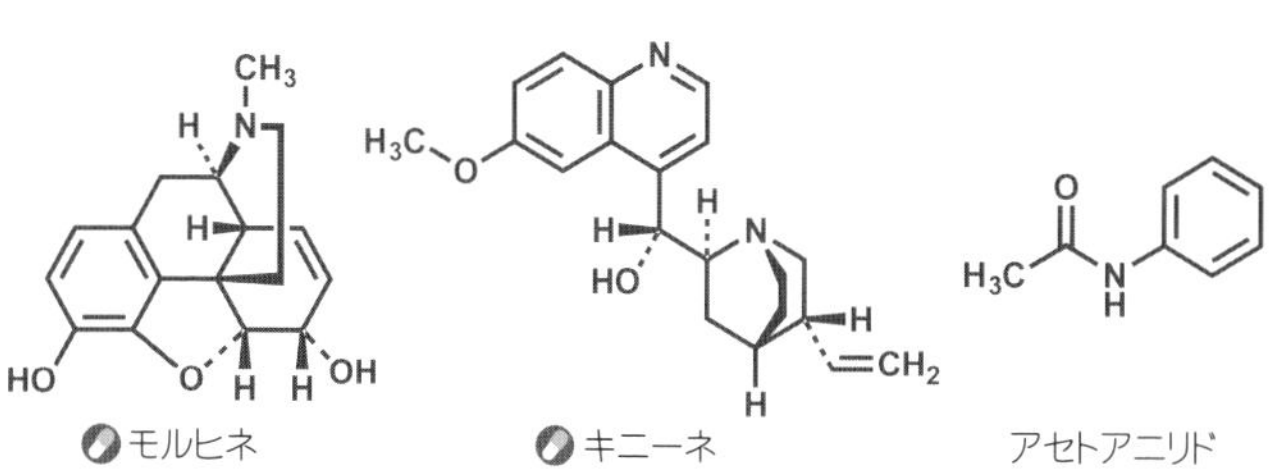

● 図2-1　19世紀に発見された有機化合物の医薬品

開発については2−3節で例をあげて説明します。

2　炭素を"薬"に変える科学者——メディシナルケミストとプロセスケミスト

現在使われている薬のほとんどは有機化合物です。有機化合物は炭素を含む分子の総称ですが、メタノールのように炭素原子をひとつしかもたないものから、一般的な医薬品のように炭素原子を一〇〜二〇個含む分子や数十〜数百の炭素原子からなる中分子（ペプチドや糖鎖など）、千以上の炭素原子を含む巨大分子（天然ゴム・DNA・タンパク質のような天然高分子やポリスチレン・ナイロンのような合成高分子）もあります。炭素のつながり方も多様で、直線的につながった分子もあれば、枝分かれした分子、環を形成している分子、さらには三次元的に複雑につながった分子もあります。また、炭素原子上にはヒドロキシ基（OH）、アミノ基（NH_2）、カルボキシ基（CO_2H）のような官能基やメチル基（CH_3）、フェニル基（C_6H_5）、塩素原子（Cl）のような置換基が任意の場所に一〜複数個結合していたりします。したがって、無限とも考えられる原子の結合パターンが有機化合物には存在することになります。

たとえば、図2−2に示すヘキサン（C_6H_{14}）は六つの炭素原子が直線上に並んだ化合物ですが、それぞれの炭素原子に一〇種類の置換基のうちいずれかが結合して

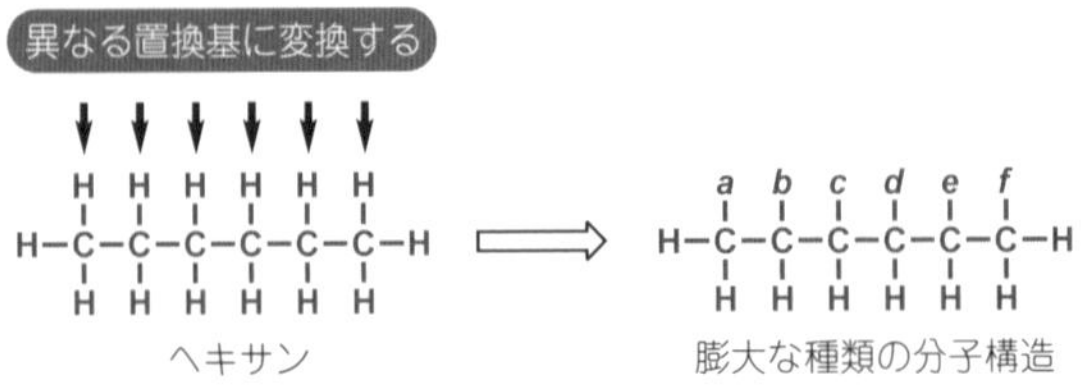

図2−2　有機化合物の構造は無限の可能性がありうる

いるとすると、組合せだけでざっと10^6（一〇〇万）種類の化合物が考えられます。なお、二〇一七年現在ではCASという化合物登録データベースに登録されている有機化合物は九〇〇〇万種類以上あるとされています。未登録の化合物も含めれば、実際にはその一〇倍以上あるかもしれません。また、いまも有機化合物の数はどんどん増えています。この膨大な数の有機化合物のなかからどのように新薬を見つけていくのでしょうか？　また、そのような複雑な構造をした有機化合物を、どのように合成していくのでしょうか？

新薬を見つけだすための有機化学をメディシナル化学（医薬品化学あるいは創薬化学ともいいます）といい、そのような使命をもつ研究者をメディシナルケミストといいます。一方で、医薬候補化合物を安全な品質で安価に生産する方法を確立するための研究をプロセス化学といい、プロセスケミストが担当します。これらとは別に、厳格な基準に従って工場で医薬品を製造する生産グループでも有機化学者は重要な役割を担っています。

本章では、新薬の創製にかかわるメディシナルケミストとプロセスケミストの役割について紹介しましょう。彼らが最も力を発揮するのは、おもに初期の探索段階から開発段階（非臨床試験〜臨床試験前半）になります（図2-3）。どちらも有機化合物を合成する研究者にちがいはありませんが、その目的や検討課題が少し異なります。

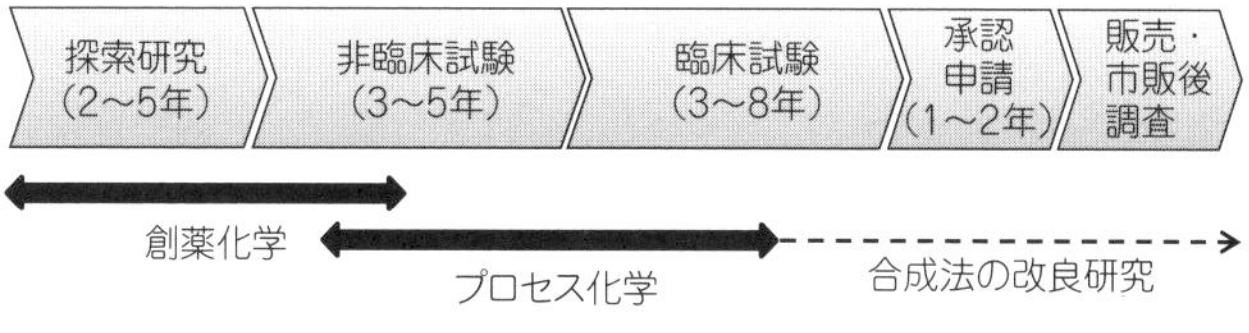

● 図2-3　新薬開発研究の流れと有機化学

●メディシナルケミストの役割

ある病気に対する新薬をつくりだすための最初の段階は、体内でどのように薬が作用すれば目的の治療効果が得られるかという戦略をたてることです。どのような生体成分（たとえばタンパク質）を標的にするかということを決め、その効果を確かめるための評価（スクリーニング）系を構築します。一般的に、それからメディシナルケミストの出番がはじまります。メディシナルケミストは、たくさんの化合物のスクリーニング結果から薬になりそうな効果を示す化合物（シード化合物）を選びだします。シード化合物が決まったら、その分子構造をもとに類似した化合物を数多く合成してスクリーニングを繰り返します。そして、薬としてより有望な化合物（リード化合物）を決定します。さらに、そのリード化合物をもとに精密な構造改良とスクリーニングを繰り返し、治療効果が最大で副作用が最小の化合物（開発候補品）に磨きあげ、ヒトを対象とした臨床実験にバトンタッチしていきます。シード化合物から開発候補品を見つけだすために、多くの場合メディシナルケミストたちは数百から千を超える新規化合物を合成します。

メディシナルケミストには新しい化合物をたくさん合成できる能力も重要ですが、それと同時にどのような構造が薬として適しているか目利きする力、すなわち「ドラッグデザイン」の能力が要求されます。スクリーニングでは同じような効果を示す化合物がたくさん見つかる場合がありますが、メディシナルケミストはそのなかから本当に薬になりそうシード（リード）化合物を見極めねばなりません。副作用の強そうな化合物や体への吸収の悪そうな化合物、いつまでも体から排泄されないような化合物をこの時点で選別しておかないと、最終的に医薬品になる確率が大きく低下するからです。分子構造と生体との相互作用の関連を解析するときに、コンピュータによるシミュレーションも大きな力になりますが、その人の経験や一種の第六感による場合も少なくありません。すなわち、有機化合物の性質を見極める能力や勘を養う必要があります。

これまでのドラッグデザインでは主作用の強弱を第一の指標としてシード化合物からリード化合物を探索することが多かったのですが、最近では副作用やADME〔化合物が体内で吸収（absorption）、分布（distribution）、代謝（metabolism）、排泄（excretion）される性質〕を指標としたドラッグデザインを早期に実施することで新薬開発の効率をあげる試みがされています。

●プロセスケミストの役割

プロセスケミストの出番は、非臨床試験や臨床試験を実施する候補品が決まるころからはじまります。タンパク質や細胞を使ったスクリーニングでは数ミリグラム（耳かき1杯分ぐらい）の化合物量があればよいのですが、動物を対象とした非臨床試験では数百グラム程度の量が必要となります。臨床試験では高品質の化合物を数百キログラム程度（浴槽数杯分ぐらい）もつくらねばならなくなってきます。メディシナル化学では薬になりそうな優れた化合物を見いだすために高価な原料を使って多大な労力をかけてもよいのですが、プロセス化学ではそうはいきません。たとえばアスピリンは、現在世界中で約五万トン生産され、疾病の治療に使われています。皆さんは、その五万トンもの化合物をどのように合成するのか興味があるかもしれません。大量合成と同時に、不純物が混入していない高品質の医薬品を、同等の品質でいつでも患者に手渡せる合成法が重要視されます。錠剤によって品質にバラツキがあれば、治療効果も異なりますし、時には重篤な副作用といった問題にもなりかねません。医薬品を患者に安全・安心・安価に届けるために、プロセスケミストは、高品質な化合物を低コストで安全に再現性よく合成できる方法を確立する使命をもっています。

市販されている合成医薬品の多くは、安価かつ大量に入手できる原料化合物から数〜数十段階の化学反応を繰り返してでき上がっています。プロセスケミストは、開発候補化合物についてメディシナルケミストが実際に合成した方法や構造が似た化合物の合成法などの豊富な情報をもとに、改めて合成方法を考えなおします。その際に、すべての反応段階を通して低コストになること、簡便な操作で高純度に精製できること、爆発性などのない安全な操作であること、廃棄物がなるべく少なくなること、再現性がよいこと、大量に合成できること、短段階で合成できることなどたくさんの課題をクリアできるよう研究を繰り返し、最も合理的な合成ルートを確立します。プロセスケミストには有機合成のプロフェッショナルな知識が必要ですし、細かな観察力や課題解決能力が必要です。

医薬品として承認され使用するためには、GMP（good manufacturing practice）という厳密な法規制に従った方法で生産しなければなりません。プロセスケミストはGMPに準拠できる合成法を確立して、医薬品候補化合物を生産グループにバトンタッチします。

3　シード化合物から医薬品に進化するまで

今世紀はじめにヒトの設計図ともいわれる全ゲノム配列が解読されました。それにより、病気の原因となる未知のタンパク質の構造が次々と明らかとなり、数多くの新薬が開発されるようになるだろうという楽観的なニュースが流れました。しかし、それから十数年が過ぎましたが、ゲノム配列を基にした新薬開発はすこしずつ挑戦されているものの、その配列を見ただけで新薬の分子構造が予想できる状況にはまったくありません。したがって、メディシナルケミストは膨大ともいえる種類の有機化合物のなかから、新薬の種（シード化合物）を効率よく見つけなければなりません。シード化合物の分子構造を手掛かりに多種類の化合物を合成し、スクリーニング評価や動物実験を繰り返して医薬品に仕上げていきます。ですので、最初に選ぶシード化合物が不適切なら、いつまでも望みの新薬ができないばかりか、開発のための時間や費用を浪費することになりかねません。シード化合物を見つける方法について、最近のコンピュータ支援による分子設計を含め第5章で詳しくふれます。本節ではシード化合物もしくはリード化合物の分子構造とそれをもとに開発された医薬品について、化学構造を比較しながら紹介したいと思います。

●自然界から見つかった有機化合物から生まれた新薬

強力な鎮痛作用を示すモルヒネはアヘンから単離された天然有機化合物です。モルヒネは有用な医薬品ですが、呼吸抑制や体温低下、身体依存性といった重篤な副作用を示します（モルヒネがなぜ効くかについては第7章参照）。副作用を示さず、鎮痛作用が維持もしくは増強される医薬品が開発されれば、患者にとって大きな福音になります。その目的で、数多くのモルヒネと類似構造をもつ化合物が化学合成され、スクリーニングされてきました。

モルヒネはピペリジン環（一個の窒素原子と五個の炭素原子が環状につながった構造）を含む五つの環構造が複雑に連結された化学構造をしています（図2－4）。モルヒネの構造を単純化した三つの環からなる化合物もモルヒネと同様に鎮痛作用を示すことが明らかになりました。これをリード化合物として、さらに改良を重ねた結果、ペンタゾシンが見いだされました（図２－４）。

ペンタゾシンは、鎮痛作用がモルヒネに比べ三分の一程度に低いものの身体依存性が少ない特徴をもっており、臨床でもよく利用されています。驚くことにもっと構造が簡単な化合物でも鎮痛作用は維持されます。ペチジンはピペリジン環とベンゼン環が結合したきわめて単純な化合物ですが、鎮痛作用を示します（図２－４）。さらにはピペリジン環さえもたないメサドンという医薬品もあります。構造が単純化されていくと、化学合成における省力化や低コスト化、さらには大量生産に直結します。

このように従来の薬の改良は医薬生産の経済的な側面からも意味があります。ところで、モルヒネ、ペンタゾシン、ペチジンの化学構造を見比べてみると、共通した化学構造が見つかるでしょう。創薬研究では薬の効果を示す基本的な共通構造をみつけだし、よりよい薬の開発を目指す戦略が頻繁にとられます。

伝承薬由来でない天然有機化合物がシード化合物になる場合もあります。ペニシリンは、イギリスのＡ・フレミングが青カビから偶然発見した抗生物質と

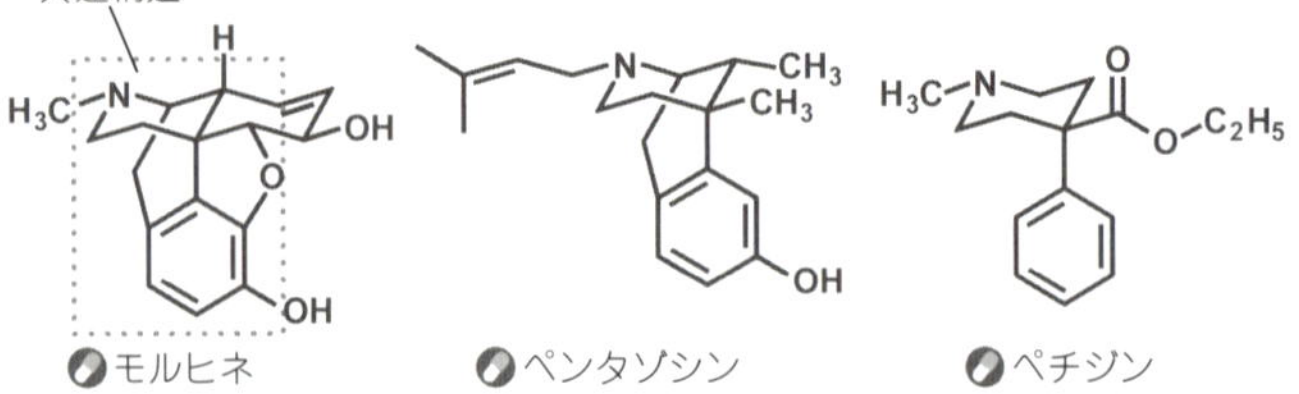

図２－４　モルヒネとそれをシード化合物とした合成鎮痛薬

して有名です。ペニシリンの発見により細菌感染症の治療に大きな道が拓け、二〇世紀に人類の寿命は大幅に伸びました。しかし、ペニシリンとて万能な医薬品ではありません。初期に発見されたペニシリンが抱える問題点に、①消化管での吸収が悪く飲み薬として適していない、②さまざまな細菌に対して有効というわけではない、③薬剤耐性菌の出現、などがあげられました。ペニシリンの効果に最も重要な化学構造はβ-ラクタムだということが明らかとなり、それを共通部分構造として含む数多くの類似化合物が合成されています（図2-5）。ベンゼン環の置換基が少しだけ異なるメチシリンは、ペニシリンG耐性の黄色ブドウ球菌に効果を示すため多く使用されました。皮肉なことに、現在ではメチシリン耐性の細菌（MRSA）が社会的問題となっており、これにかわる抗生物質が開発されています。β-ラクタムに連結した環構造が異なる化合物も優れた医薬品になることがわかり、多くの製薬企業で研究がされています。たとえば、塩野義製薬株式会社は酸素原子を含む六員環が連結したオキサセフェム骨格をリード化合物として、副作用が少なく多種類の細菌に効果を示すフロモキセフを開発しています（図2-5）。自然界から見つかる化合物はもともと薬としての活性が高いことが多く、それ自体をリード化合物ととらえて創薬研究されることが多くありま

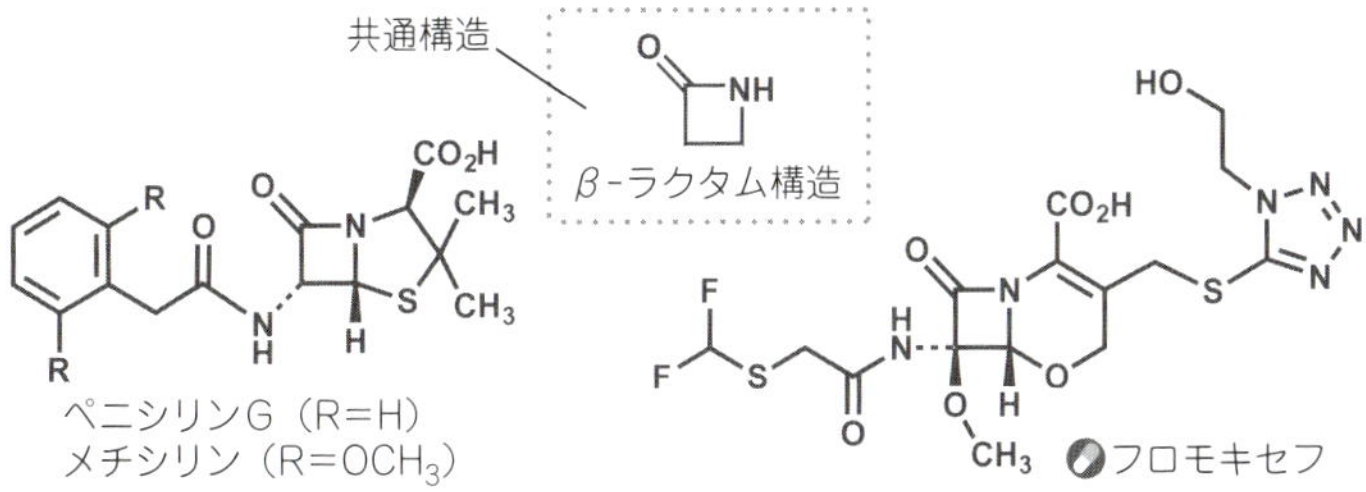

図2-5　ペニシリン系抗菌薬

す。しかし、化学構造が複雑で毒性が強い場合も多く、どのように化学構造を改良していくかがメディシナルケミストの腕の見せ所になります。

●生体内に含まれる有機化合物（内因性物質）から生まれた新薬

二〇世紀後半の生命科学の目覚ましい進歩により、病気の原因となる酵素や受容体といったタンパク質が次々と明らかになりました。それらのタンパク質は生体内に含まれる有機化合物（多くは小さな分子）と相互作用して生命活動にかかわる機能を現します。その相互作用に異常をきたすと病気になるわけです。その生体内化合物を内因性物質とよびますが、内因性物質そのものかそれを模した化合物を投与すればタンパク質の機能が正常になると考えられます。

よい例としてノーベル医学生理学賞を受賞したイギリスのブラック（一九八八年ノーベル生理学医学賞受賞）らの抗ヒスタミン薬シメチジンの創薬研究を紹介しましょう。ヒスタミンが結合する受容体タンパク質にはH_1〜H_4という互いによく似た種類があり、それぞれ異なった作用を示します。たとえばH_1受容体は免疫反応（アレルギー作用）、H_2受容体は胃酸の分泌（胃潰瘍の原因）に関与します。ブラックらはH_2受容体の作用だけを選択的に抑える化合物をつくれば、副作用の少ない画期的な胃潰瘍の新薬ができると考えました。そこで、ヒスタミンと構造の似た化合物を合成し、その作用を徹底的に調べました。その過程で、ヒスタミンが有するイミダゾール環にメチル基を導入した化合物では、導入位置のちがいによりH_1とH_2への阻害作用が劇的にちがうことを見いだしました（図2-6）。さらに数多くの化合物の合成と評価を繰り返した結果、プリマミドという潰瘍治療の画期的新薬が開発されました。しかし、これは飲み薬として適していなかったため、プリマミドをリード化合物としてさらに創薬研究が続けられシメチジンが創製されました。山之内製薬株式会社（現アステラス製薬株式会社）はシメチジンをリード化合物として、さらに効果が高いファモチジンを開発しています（図2-6）。ファモチジンはシメチジンより二〇倍以上効果が高いため、患者の服用量が少なく済むので工場で生産する量も減るという利点もありました。

内因性物質をシード化合物とする創薬研究は二〇世紀後半から爆発的に展開され、画期的な新薬がいくつも開発されています。シメチジン開発のころは、まだH_2受容体タンパク質の詳細な構造は明らかになっていませんでしたので、化合物の構造から類推するという要領でドラッグデザインをしていました。現在では数多くのタンパク質の構造が明らかになってきており、タンパク質の構造をもとにして新薬をデザインしようとするＳＢＤＤ（structure-based drug design）が注目されています。同様にコンピュータ支援でのドラッグデザイン法ＣＡＤＤ（computer-associated drug design）も、二一世紀の創薬戦略として期待されています（第4章、第5章参照）。

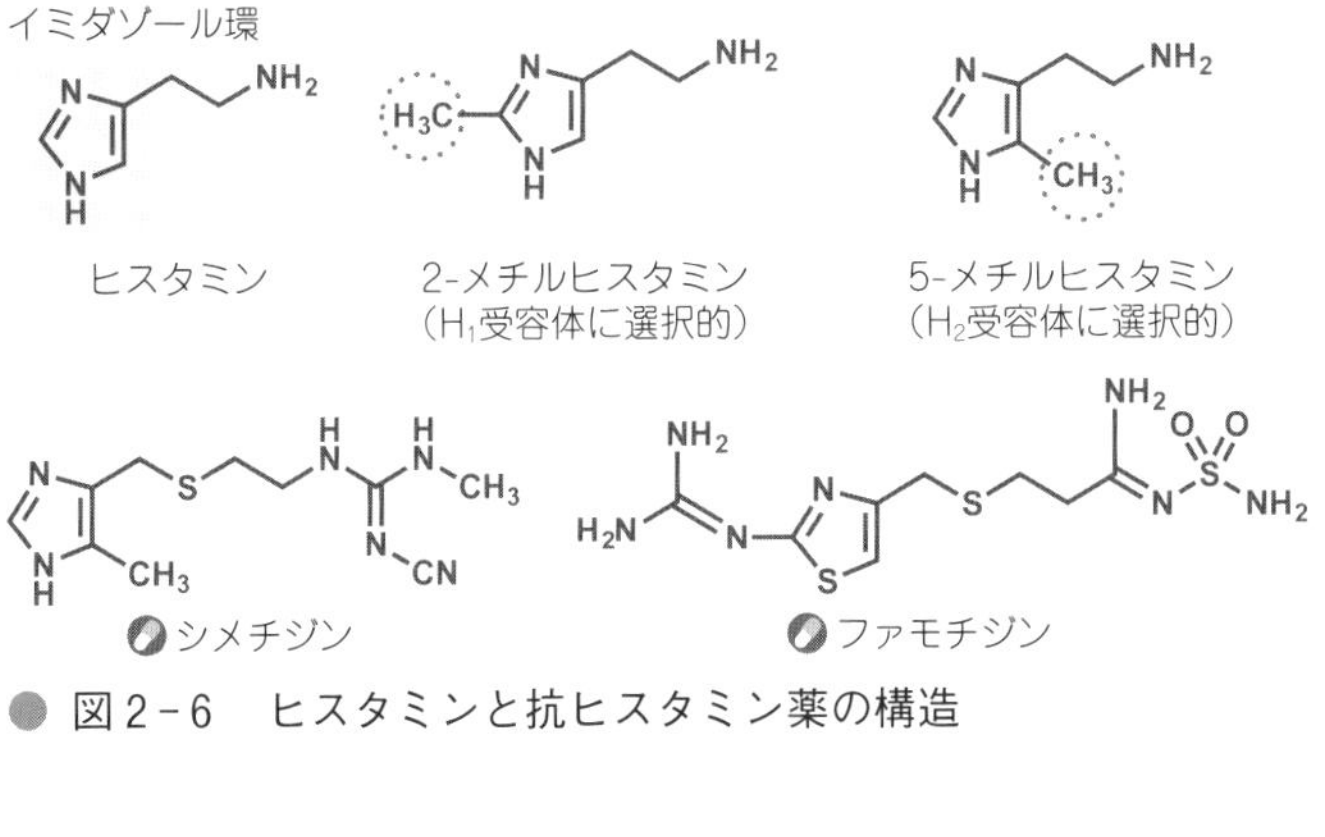

図2-6　ヒスタミンと抗ヒスタミン薬の構造

●偶然の発見と優れた観察力から生まれた新薬

優れた発明や発見には、偶然がカギとなることはよくある話です。偶然の発見を成功に結びつけるには、研究者がその現象の重要性を認識してそれを利用する能力を備えていることが最も重要です。そのような能力や才能を「セレンディピティ」といいます。新薬開発においても、ある病気の薬の研究をしていたにもかかわらず、別の効果が見つかり当初の目的とちがった薬へと開発されることがしばしばあります。それが、これまでになかった画期的な新薬の場合もあるので、偶然とは面白いと思いませんか。

抗マラリア薬クロロキンの製造過程で副産物として得られた化合物が抗菌活性を示すことが偶然発見されました。キノロン環が抗菌作用に重要な共通構造であることがわかり、さらなる研究の結果、ナリジクス酸が完全化学合成による抗菌薬として開発されました（図2-7）。しかし、ナリジクス酸は脳に移行して副作用がでることもあり、この弱点を改良した抗菌薬が数多く開発されました。

杏林製薬株式会社はキノロン環の6位にフッ素原子、7位にピペラジン環を導入すると抗菌力が強くADMEの性質もよいということを発見しました。そのような構造をもつ医薬品を従来のキノロン系抗菌薬と差別化してニューキノロン系抗菌薬とよばれるようになり、数千もの誘導体が合成され各社による開発競争が起こりました。日本でも数多くの製薬企業がそれぞれ特徴をもったニューキノロン系抗菌薬を開発しています。

図2-7には第一製薬株式会社（現第一三共株式会社）が開発したオフロキサシンの構造を示しています。オフロキサシンは不斉炭素原子（2-4節参照）をもち、二つの鏡像異性体があります。一方の鏡像異性体

はレボフロキサシンとよばれ、現在も臨床で多く使われています。この鏡像異性体については次節で改めて紹介します。

キノロン系抗菌薬のほかにも、さきほど紹介したペニシリンもセレンディピティから開発された医薬品です。偶然の発見のチャンスは皆さんの周りにもたくさん転がっているかもしれません。それを見逃さずにモノにする優れた観察力と知恵を身につけることが、とても大事だとわかるでしょう。

● 化合物「ライブラリー」から生まれた新薬

製薬企業では長年にわたっていろいろな目的で合成された何万もの化合物がストックされています。また、製薬企業にかぎらず、化学企業や大学で有機合成をしている研究室でも、それぞれで独自の合成化合物を保管しています。そのような化合物を整理したコレクションを「化合物の図書館」として見立てて化合物ライブラリーとよびます。

製薬企業が新薬開発を計画するときに、天然有機化合物や内因性物質などずばりヒントとなるようなシード化合物が知られていないことはしばしばあります。そのようなときに、化合物

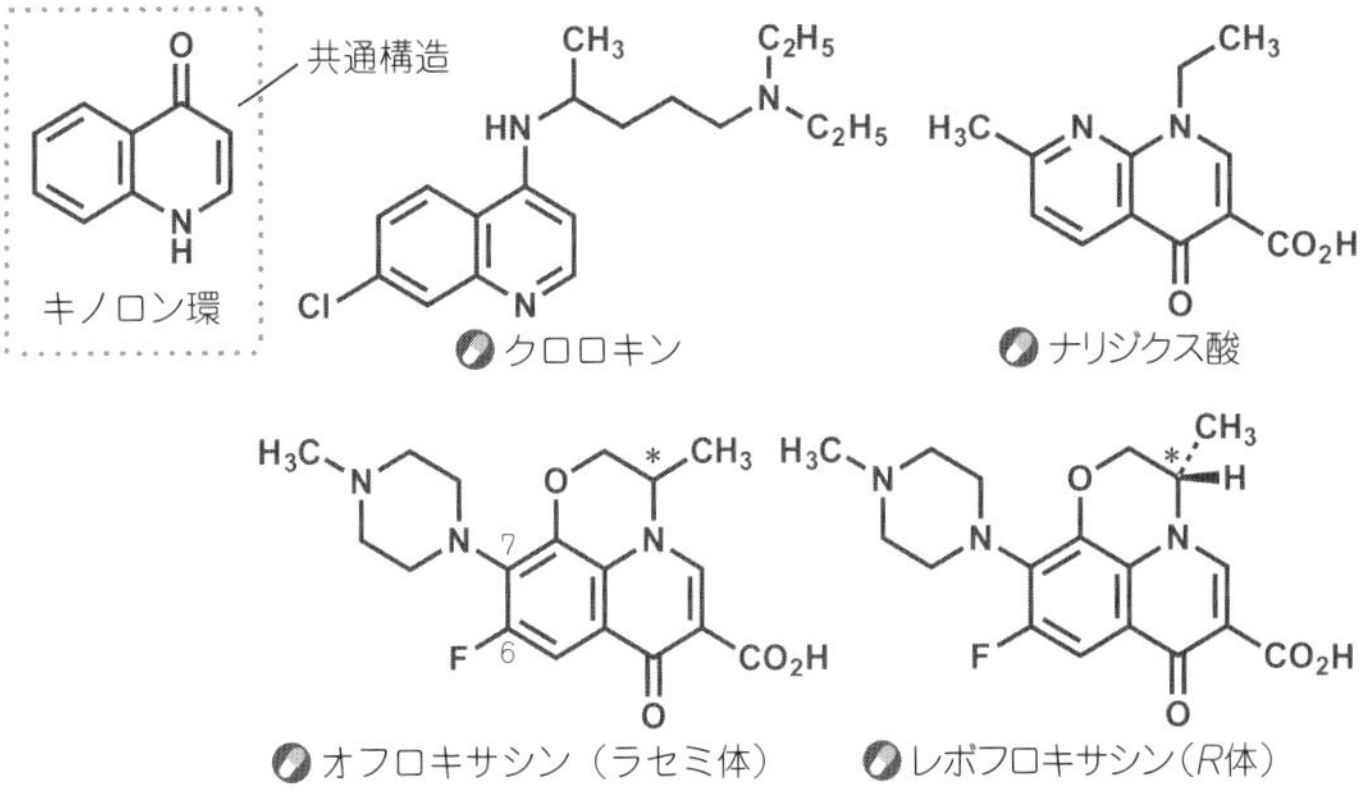

● 図2-7　ニューキノロン系抗菌薬（＊は不斉炭素を表す）

ライブラリー中の化合物をランダムにスクリーニングします。ひと昔前は一人の研究者が一日にスクリーニングできる化合物の数は数～数十個でしたが、最近の技術革新により一度に数百～数千個の化合物をスクリーニングできるハイスループットスクリーニング（HTS）という方法が確立されました。HTSでは、非常に多数の化合物からシード化合物を短期間に選ぶことができるため、現在では中心的なシード化合物発見法として利用されています。

化合物ライブラリーをもとにした医薬品の例として、認知症改善薬として使われるドネペジルについて紹介しましょう。ドネペジルはエーザイ株式会社の杉本八郎先生（元京都大学大学院薬学研究科教授）が中心となって開発された画期的新薬です。杉本先生らは、認知症患者の脳内ではアセチルコリンという内因性物質の量が少なくなり、その結果記憶力が低下するという仮説を立てました。そこで、記憶改善には脳内のアセチルコリンエステラーゼというアセチルコリン分解酵素の働きを阻害してアセチルコリンの濃度を上昇させればよいと考えました。エーザイの研究チームが所有していた化合物ライブラリーを片っ端からスクリーニングした結果、効き目は低いながらもシード化合物**1**（もとは脂質異常症の薬として研究されていた）を見つけました（図2−8）。

メディシナルケミストが百以上の類似化合物を合成した結果、二百倍以上の阻害効果を示す化合物**2**を見いだしました。**2**をリード化合物と設定し、さらに改良を重ねた結果驚くほど効果が高い阻害剤**3**（**1**の活性の二万倍以上）に到達しました。しかし、動物実験において**3**は肝臓での分解や早い排泄のために体内にほとんど吸収されず薬になりにくいということがわかりました。分解をうけにくくするためには環構造にすればよいという作戦が功を奏し、さきほどの課題を克服した**4**が見つかりました。

最終的にはコンピュータを利用したドラッグデザインも利用し、試行錯誤の結果ドネペジルがつくりだされました。ドネペジルは臨床試験でもよい結果を示し、一九九九年にはじめてのアルツハイマー型認知症改善薬としてアリセプトという商品名で日本で発売されました。メディシナルケミストらはドネペジルを見つけだすまでに千以上の化合物を合成して、ようやく素晴らしい薬に巡りあえたそうです。

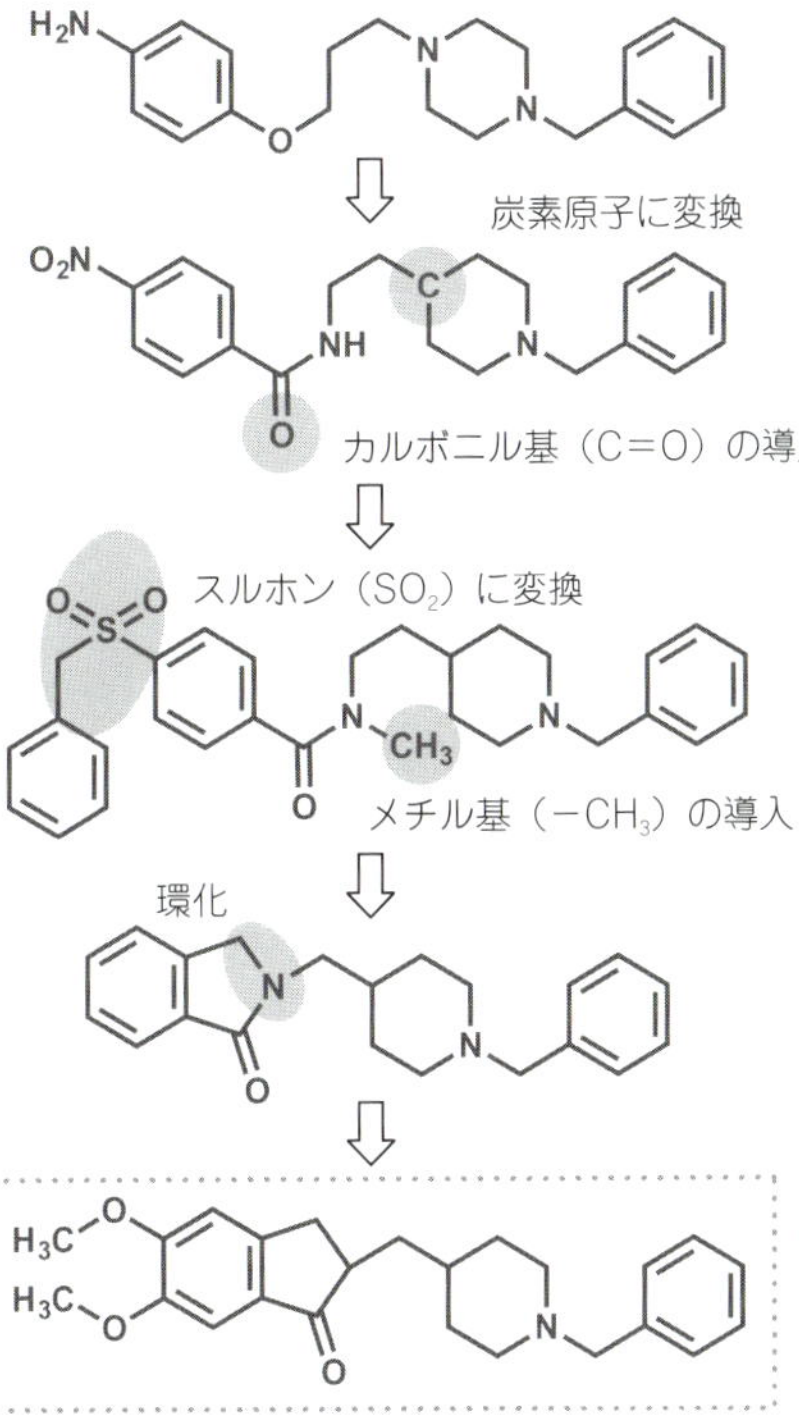

● 図2-8 シード化合物からドネペジルへ
数字はアセチルコリンエステラーゼの50%阻害濃度を示し，値が小さいほど効果が高い．Mは10^{-9}mol/Lを示す．

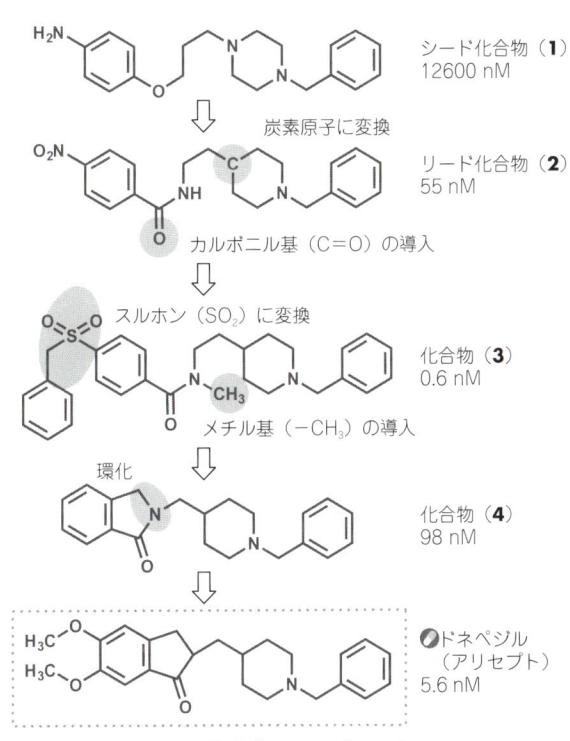

4　右手と左手をつくり分ける——ラセミックスイッチ

私たちの世界は上下左右前後が区別できる三次元空間です。もちろん、有機化合物も三次元空間に存在していますが、炭素原子は4本の結合の腕をもっていますが、ここにすべて異なる置換基が結合した場合それぞれの空間配置が異なる二つの似て非なる化合物が存在します。ちょうど右手と左手のようにそれら自体は互いに重なり合わないけれども鏡に映すと同一のものに見える関係と同じです。これらの二つの化合物は鏡像異性体とよばれます（図2−9）。タンパク質を構成するアミノ酸は、そのよい例です。また、それらの二つの化合物が同量で混ざったものを「ラセミ体」と称します。一方の鏡像異性体だけを純粋に合成することは技術的に難しく、ひと昔前はラセミ体をそのまま医薬品として使っているケースがほとんどでした。

しかし、ラセミ体の化合物はしばしば医薬品では問題となることがあります。私たちの体に含まれるDNAやタンパク質にもやはり鏡像異性があるのですが、進化の過程でそのうちの一方の鏡像異性体のみが使われるようになっています。薬が作用する酵素や受容体などの生体内のタンパク質を左手用の野球のグローブだとたとえましょう。薬となる候補の化合物にも右手型と左手型の鏡像異性体がある場合、

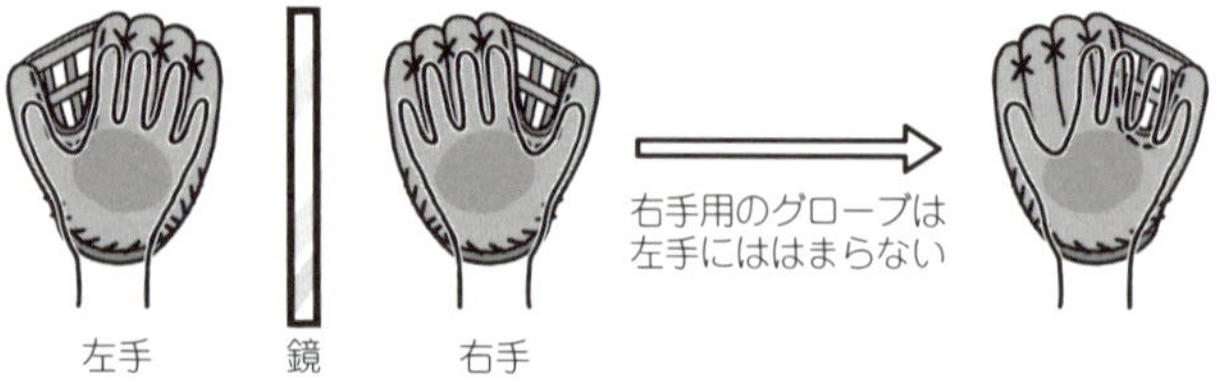

● 図2−9　鏡像異性の例

左手用グローブ（タンパク質）にしっくり収まるのは左手型の分子になります。右手型の分子はちゃんと収まりません。そういうわけで、右手型と左手型の鏡像異性体では、薬としての効果がまったく異なることがありえます。それどころか、片方の鏡像異性体が重篤な副作用を示すこともあります。

たとえば、サリドマイドの薬害は一九六〇年代に世界規模で大きな問題となりました。当初、サリドマイドは催眠鎮静薬として開発され、ラセミ体として販売されていました。薬害が問題となった後に、一方の鏡像異性体は望みの効果（鎮静作用）を示しますが、もう一方の鏡像異性体が非常に高い催奇性をもち胎児に異常を引き起こす原因となることが報告されました。医薬品の安全性の確保はきわめて重要な問題だという視点から、世界の医療行政に大きな影響力をもつ米国食品医薬品局（FDA）は一九九二年に「ラセミックスイッチ」という指針をだしました。すでにラセミ体として販売、使用されている化合物について、目的の効果をもつ鏡像異性体のみを純粋にして市販すること、あるいは、もしラセミ体で市販するならば不要な鏡像異性体が無害だと証明しなければならないという指針です。

一方の鏡像異性体のみを合成する方法を「不斉合成」とよびます。不斉合成の基礎研究は一九七〇年代あたりから発展しはじめましたが、技術的にもコスト的にもハードルの高いものでした。時代が進むにつれ研究は飛躍的に進歩し、数多くの有用な不斉合成の方法が報告されています。不斉合成の研究は日本においても先駆的な成果が多く、代表的には二〇〇一年に触媒的不斉合成の確立という業績で野依良治先生らがノーベル化学賞を受賞しています。

さきほど紹介したレボフロキサシンはラセミックスイッチが実施された例です（図2-7）。不斉炭素をひとつもつオフロキサシンは両方の鏡像異性体（R体とS体）が混ざったラセミ体として開発されましたが、その後市販されたレボフロキサシンは一方の鏡像異性体（S体）です。S体はDNAジャイレースという酵素に作用して抗菌作用を示しますが、R体はほとんど効果を示しません。一方で、R体のほうがS体よりも強い副作用を示すことがわかったことから、副作用の少ない医薬品レボフロキサシンが使われるようになりました。さきほど述べたようにS体のみを純粋に大量に合成することはラセミ体を合成するよりも難しく、このような課題を解決するのはプロセスケミストの出番になります。

●究極の合成法を目指して――プロセス化学の一例

シタグリプチンはメルク社によって開発された世界初の2型糖尿病の治療薬です（図2-10）。この化合物は不斉炭素をもち鏡像異性体がありますが、医薬品として市販するためにはR体のみを純粋に合成する必要がありました。プロセスケミストが試行錯誤した結果、第一世代の製造法として七段階の合成法を確立しました。野依先生の開発した触媒的不斉水素化が利用されています。この方法では百キログラム以上をつくることができ、総収率（最初の原料が最終物に利用されている割合）は五三％と優れていましたが、多量の廃棄物が生じる点に改善の余地がありました。この製造法では窒素原子の保護・脱保護という本質的に不要な段階が含まれていることも問題でした。この方法に不満足なプロセスケミストは、保護・脱保護操作の必要のない合成法を開発することにチャレンジしました。しかし、これまでにまったく報告例がなく未知の不斉合成を達成する必要がありました。多くの検討を重ねた結果、第二世代の製造法（三段階、総収率六五％）が確立されました（図2-10）。第一世代法に比べ、反応段階が半減し廃棄物も削減され総収率も向上した素晴らしい方法です。また、最終段階で得られるシタグリプチンの純度も九九・九％以上という品質で、製造コストを大幅に減らすことに成功しました。

しかし、メルク社のプロセスケミストのあくなき研究者魂は究極の方法に行きつくまで燃えていました。これまでの製造法では反応剤として高価な金属触媒を利用していました。金属触媒を利用する場合は、医薬品の安全性に影響を及ぼす残留金属の除去にコストがかかります。さらに、高圧（一七気圧）で不斉合成を実施する必要があり、操作の危険性にも課題がありま

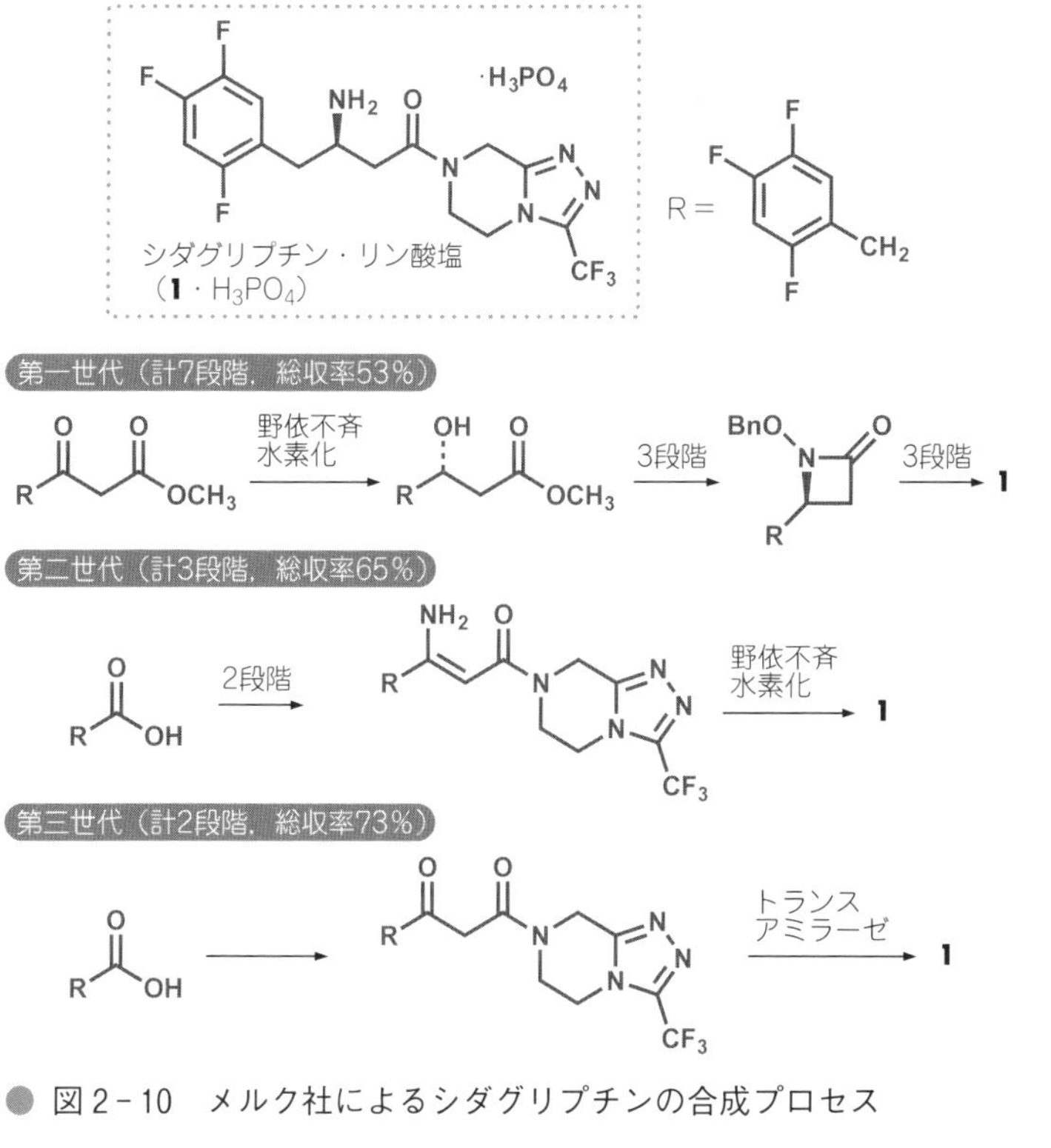

● 図２－10　メルク社によるシタグリプチンの合成プロセス

した。金属触媒の代わりにトランスアミラーゼという酵素を利用した不斉還元の方法が有効だとわかり、最終的には究極ともいえる第三世代のシタグリプチン合成法（二段階、総収率七三％）を開発するに至りました。総廃棄物量もかなり削減され、環境に負荷の高いレアメタルを使う必要もない、いわゆるグリーンケミストリー技術となっています。このように前例のない方法に対しても果敢にアイデアをひねりだし、それを実現するために努力し続けるプロセスケミストのおかげで究極の合成法が導かれるのです（図2–10）。

5　新薬開発を支える有機化学

新薬をつくりだすことは、新しい有機化合物をつくりだすことに他なりません。その化合物はそれまで世界に存在していないわけで、その合成方法は世界の誰も知らないということです。これまで紹介したように、メディシナルケミストやプロセスケミストは、さまざまな有機反応を数段階にわたって組み合わせて目的の有機化合物を合成します。大学には、これまで紹介したような医薬品候補そのものをつくることを目的とした研究室もありますが、医薬品をつくるために基盤となる新たな有機合成法を開発することを目的とする研究室もあります。どちらも新薬開発には重要な研究といえましょう。

● 新しい有機反応の開発――人名を冠した有機反応（人名反応）

有機化合物の数がかぎりなく多くあるのと同様に化学反応の種類もたくさんあります。たとえば炭素原子と炭素原子をつなぐ反応もあれば、酸素原子や窒素原子とつなぐ反応もあります。また、原子と原子の結合を切断する反応や異なる原子に置き換える反応も存在します。同じ炭素原子どうしをつなぐ反応でも、ベンゼン環どうしをつなぐ反応もあれば正四面体構造をした炭素どうしをつなぐ反応もありますが、それぞれで方法や難易度が大きく異なります。

ウェーラーの時代から新しい反応の発見は有機化学者の興味を多いにかきたててきました。有機化学の領域では、重要性の高い新しい反応が見つかると、他の研究者が発見（発明）者に敬意を表して○《人》○《名》反応や○《人》○《名》合成法と命名することがしばしばあります。有機反応だけでなく、有用な触媒や反応剤にも人名を冠することがあります。古いところではフランス人化学者のグリニャールが見いだしたマグネシウムを含んだ反応剤はグリニャール反応剤とよばれ、それを利用する反応をグリニャール反応とよびます。大学の化学系学部に進学したたいていの学生は、有機化学実験の授業で経験するような一般的な化学反応です。また、医薬開発だけでなく化学工業でも現在も汎用される重要な反応で、その発見によりグリニャールは一九一二年にノーベル化学賞を授与されています（図2–11）。

日本人の名前を冠した有機反応も非常に多くあります。二〇一〇年にノーベル化学賞を受賞した鈴木章先生、根岸英一先生らはパラジウム触媒を使ったベンゼン環どうしなどをつなぐ画期的な反応を開発しています。それぞれの反応は鈴木カップリング、根岸カップリングとよばれます。また、前節で紹介した野依先生による不斉反応は野依不斉水素化とよばれ、そこで使われる触媒を野依触媒とよぶこともあります（図2–11）。どちらも非常に有用な有機反応で、医薬品などの生産にもおおいに利用されており、そのこともノーベル賞受賞の理由のひとつにあげられています。

紙面の都合上、たくさんの有機反応を紹介することはできませんが、日本人の名前の入った有名な反応の

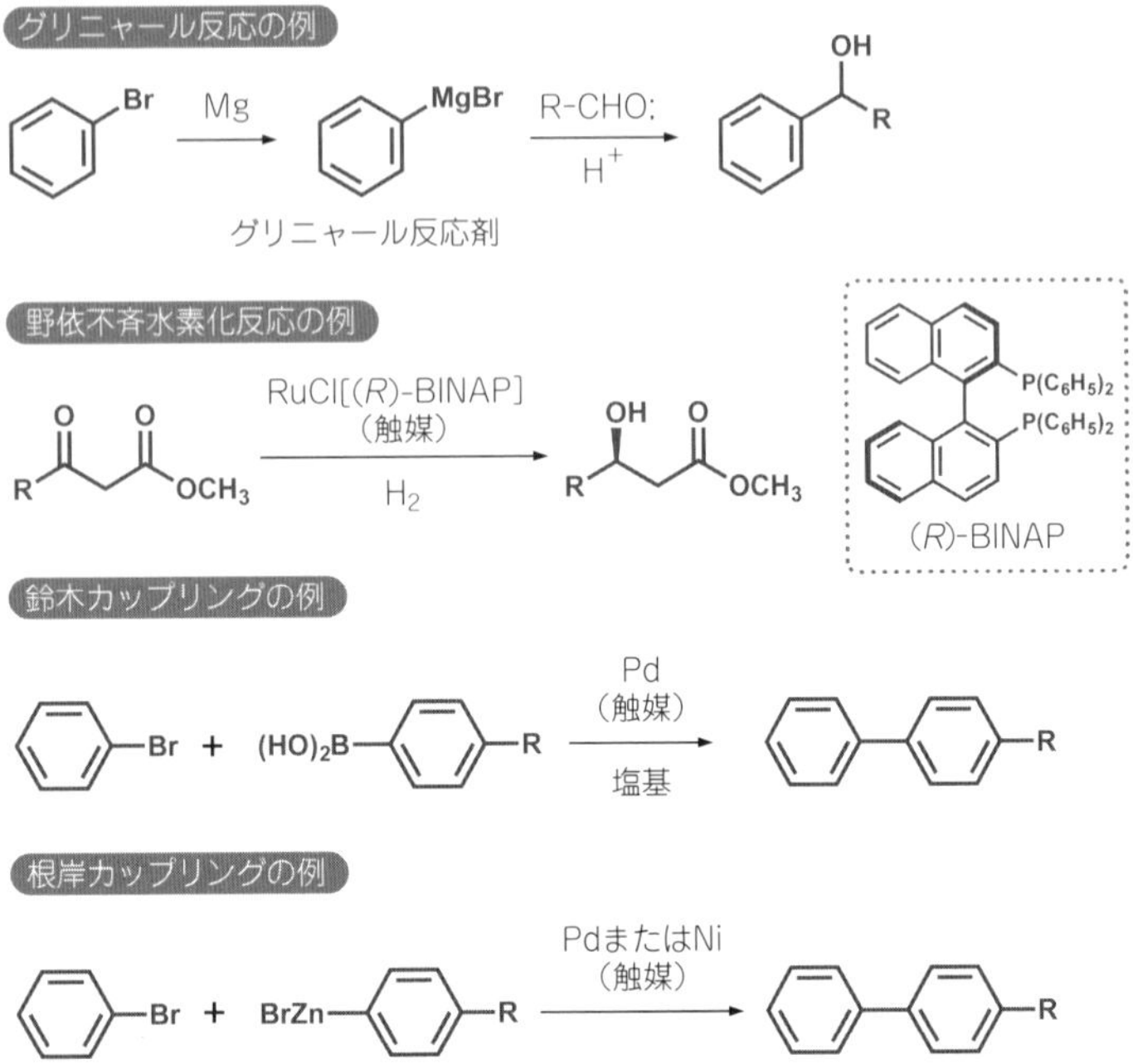

図2-11　人名を冠した有用な反応の例

例として、向山《むかいやま》アルドール反応、光《みつ》延《のぶ》反応、熊田-玉尾カップリング、薗《その》頭《がしら》カップリング、細見-櫻井反応などがあります。興味があれば有機化学の本などを参考にして調べてみてください。これらの有機反応の発見や改良により、それまでは合成に大変な労力やコストが必要だった有機化合物が非常に簡単につくることができるようになるのです。みなさんも、自分の名前を冠した○○《君の名前》反応を将来見つけることができるかもしれませんし、それが新薬開発に役立てられるかもしれません。有機化学の研究にはこのようなロマンもあります。

●設計図のないプラモデルづくり――天然有機化合物の全合成

生物が産生する天然有機化合物（天然物）を、容易に入手できる単純な有機化合物から純化学的に合成することを全合成といい、有機化学における大きな専門分野のひとつです。一般的には何段階もの化学反応を積み重ねて、単純な構造から複雑な構造をした天然物を組みあげていきます。もしひとつの反応段階の収率が八〇％だったとしても二〇段階を経れば総収率は一・二％に激減してしまいますので、各段階での高効率性が求められます。

天然物の全合成が達成されることにより、天然物をシード化合物とした創薬研究において類似化合物が効率的かつ合理的に合成できるようになり研究が加速されることがしばしばあります。また、全合成を達成するまでの途中段階では、生物が産生しないような構造の化合物が合成中間体や副産物として得られます。それらを化合物ライブラリーに加えスクリーニングすることで、新薬開発に役立つことがあります。また、全合成研究の最中に新たな化学反応や化学現象が発見・発明されることもあり、創薬にかぎらず科学技術の進歩に直結することもしばしばあります。

複雑な構造の天然物をつくるためには、不斉炭素や複雑な環構造、さまざまな置換基を適切に配列させる必要があります。完成品の構造を見ながら、どういう手順でどのような原料からつくりだしていくかという想像力が必要となります。同時に、化学反応の豊富な知識も必要とされます。たとえていうなら、全合成は設計図のないプラモデルつくりのようなものです。

海洋微生物が生産するパリトキシンは六四個の不斉中心と一一五個の炭素原子が連結して連結した非常に

複雑な構造をした毒素です。岸義人先生らは一九九四年にその全合成に成功しており、全合成の金字塔と讃えられています。また、岸先生らはハリコンドリンBという複雑な天然物の全合成にも成功しており、エーザイ株式会社との共同研究で乳がん治療薬エリブリンの創薬にその成果は大きく活かされています。また、ホヤから見つかったエクチナサイジン743という天然物は抗がん剤としてトラベクテジンという名で使われています。しかし、ホヤからはごく微量しか得られないので、化学合成により生産されています（図2-12）。医薬品の生産にはアメリカのコーリー先生らによる一九九六年の全合成の成果が活かされています。なお、コーリー先生は全合成化学に対する貢献により、一九九〇年にノーベル化学賞が授与されています。

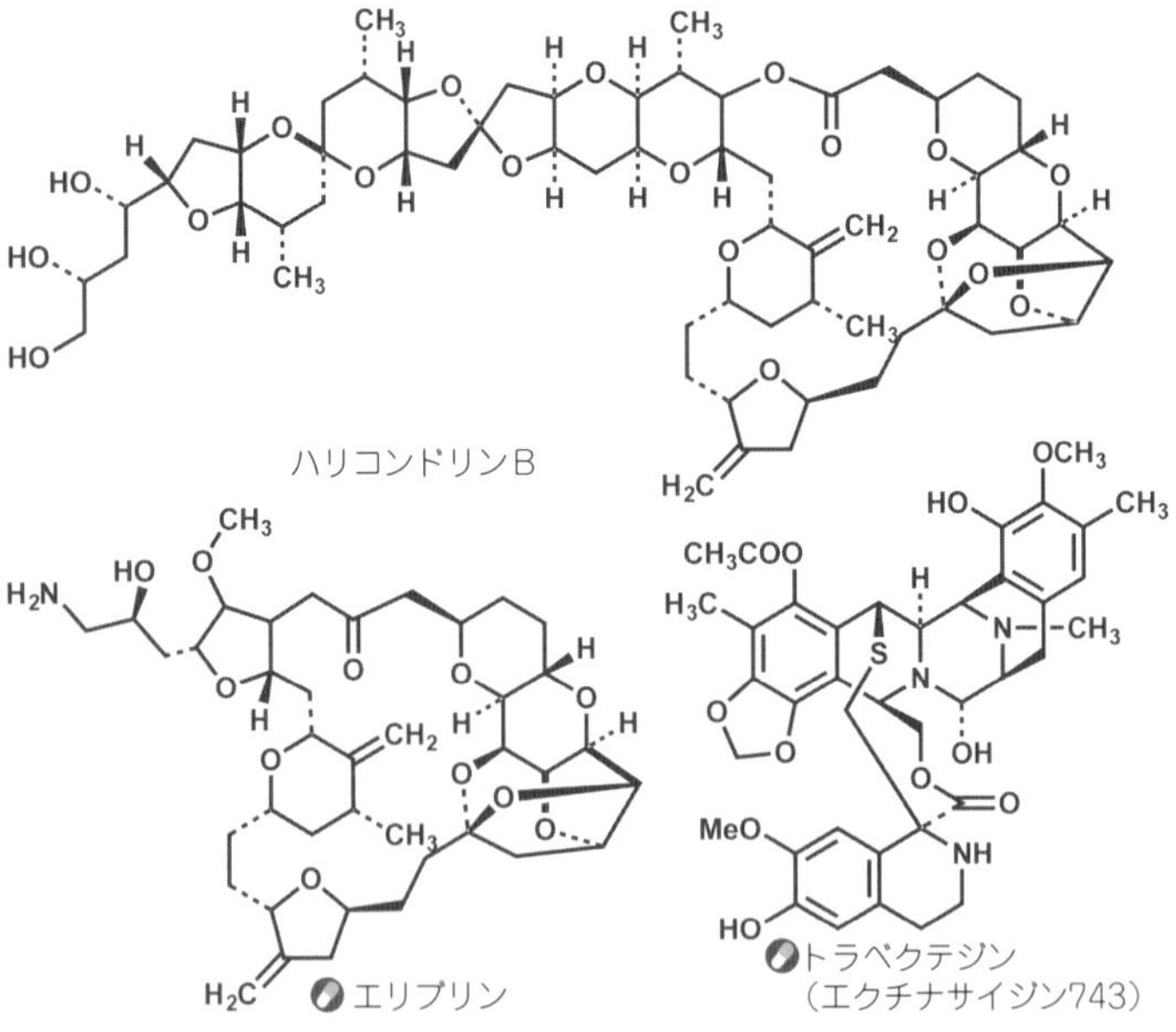

図2-12　天然物と天然物の全合成を契機に開発された医薬品

6 炭素の錬金術師への道

この章では新薬開発における有機化学が担ってきた役割について紹介してきました。新薬をつくるためには、有機化合物の特徴を理解したうえで薬になる可能性があるかを目利きする能力が必要ですし、有機合成の豊富な知識とひらめきを武器にいかなる化合物も効率的に合成できる力量が必要です。メディシナルケミストもプロセスケミストも究極の成果が得られるようにあくなき挑戦を続けます。

二一世紀になってから一年間に新薬として世に送りだされる化合物数が二〇世紀後半にくらべ大きく減っています。理由のひとつには、医薬品として比較的簡単に開発できる疾患が減ってきたことがあげられます。副作用の問題が厳格化されてきているのも新薬が出にくい原因です。また、薬の製造に関しても不純物を極限まで減らす必要がありますし、環境に負荷の少ない方法（グリーンケミストリー技術）を使うべきとの社会的要請も増えてきています。

一方で、この四半世紀に科学技術は猛スピードで進歩を遂げています。ヒトをはじめとする数多くの生物のゲノム配列が解読されましたし、分子生物学や生化学の発展のおかげで病気の原因となる因子もわかってきています。第4章、第5章で紹介するX線結晶解析や質量分析といった解析技術にも大きな革新が起こっています。コンピュータを利用したシミュレーションやバイオインフォマティクス、人工知能（AI）という情報・統計の分野が発展し、合成をせずとも適切なシード化合物を提案できる方法も出てきています。

有機化学の分野でも、ここでは紹介しませんでしたが、コンビナトリアル合成やマイクロフロー反応など新たな概念に基づく合成法が利用されつつあります。それらの恩恵を受けて、前節で紹介したエリブリンやエクチナサイジン743などのようなきわめて複雑な構造をした化合物も医薬品として開発できるようになっています。

しかし、新薬開発で有機化学者が解決せねばならない課題はまだまだ山積しています。たとえば、メディシナルケミストが医薬候補化合物を決定するまでに、数多くの化合物を合成してそのなかから選んでいます。実際には、せっかく開発候補を決めてもその後の臨床試験で開発中止になる場合もありますので、現在の成功確率は約三万個の合成化合物からひとつの新薬ができるといわれています。病気の原因となるタンパク質の構造や生化学的な情報から、医薬品となる分子構造を精度よくピンポイントで予測できるようになれば、成功確率がぐっとあがることになります。エリブリンのような複雑な化学構造をした化合物を、非常に少ない合成段階で安定した量を合成できるようになれば、新薬開発の可能性が大きく広がるはずです。また、最近では抗体医薬といわれるタンパク質の医薬品が注目されています。これは化学合成でなくバイオ技術で生産されており高価な医薬品です。タンパク質のような高分子を化学的に大量に生産できる技術の開発も必要かもしれません。

❖❖❖

ひとつの新薬は病気に苦しむ数えきれないほどの患者を救える「金」にも等しい価値をもつ有機化合物です。有機化学は、化石燃料などから得られる安価な炭素原料から付加価値の高い新薬をつくりだせる現代の錬金術です。皆さんも、炭素の錬金術師となって魔法の薬をつくってみたいと思いませんか？（文／高須清誠）

3 創薬ケミカルバイオロジー——自然に学ぶ薬づくり

新薬誕生の初期段階には、くすりの種《タネ》となりうる化合物（シード化合物）の探索・開発研究は不可欠であり、創薬ケミカルバイオロジー研究は非常に重要な役割を担っている。また、植物や微生物、食品などをはじめとした天然資源（自然）は創薬科学（創薬サイエンス）の宝庫だ。

1　創薬ケミカルバイオロジーとは

みなさんは、〝ケミカルバイオロジー、chemical biology〟と聞いてどのような学問領域を想像するでしょうか？　chemical＝化学的な、biology＝生物学、ですので、化学的な生物学、そうですね、間違いではありませんが、何だかしっくりきませんね。ケミカルバイオロジーは、比較的新しい学際融合学問領域ですので、人によって解釈や定義が異なることがありますが、ここでは、〝化学や化学物質を武器（ツール）に生物や生命現象の理解に至る学問領域〟というスタンスで説明しましょう。

図3‐1に概要を示しましたが、化学と生物学の重なる領域が、まさにケミカルバイオロジーです。化学には、有機化学系学問や物理化学系学問などが含まれ、生物学には生命科学系学問領域や医療系学問領域な

どが含まれます。創薬（薬づくり）の観点から鑑みると、ケミカルバイオロジーは創薬の標的（ターゲット）となりうるタンパク質などの生体高分子や核酸などと特異的に作用する化合物（化学物質）をつくりだし、それら生体高分子などの機能解明を目指す学問領域といえます。このようにつくりだされた化合物が、薬そのものになったり、薬の種《タネ》（シード化合物）になったりするわけです。ケミカルバイオロジーの研究分野が発展することで、新しい医薬品の開発に繋がったり、薬の効果や副作用についての理解が深まったりすることが期待され、これがまさに創薬ケミカルバイオロジー研究です。

一方で、人類は有史以来、植物、漢方・生薬、微生物、食品、海洋無脊椎動物など、天然資源由来の抽出物や化合物（天然物）を広く薬として利用しています。そこで本章では、創薬ケミカルバイオロジー研究の視点から〝自然に学ぶ薬づくり〟を紹介しましょう。

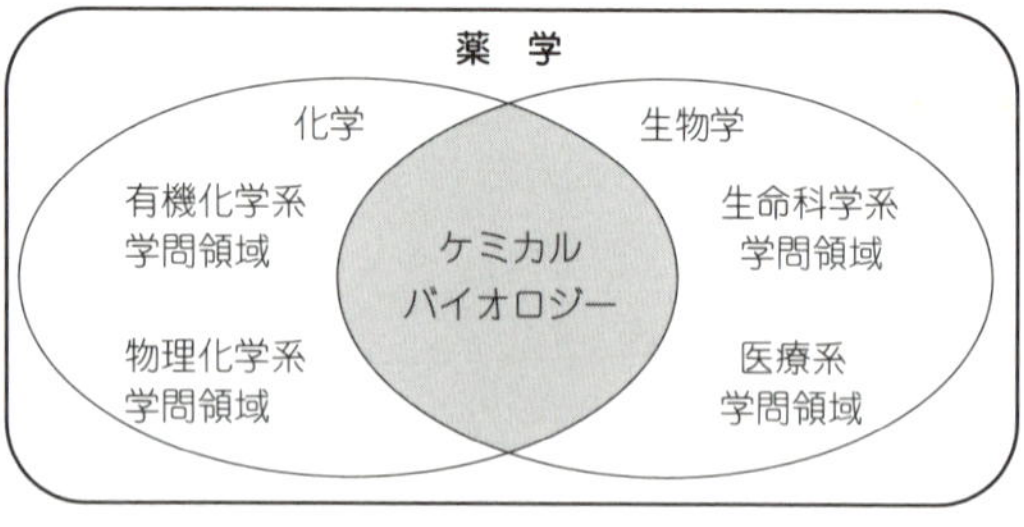

● 図3－1　ケミカルバイオロジーとは化学と生物学の学際融合領域である

2　自然界は薬の宝庫

● 医薬品は何に由来しているのか

みなさんは、これまでに承認され私たち人類の健康に役立っている薬の起源は、どのようなものだと考えるでしょうか？　参考までに図3-2に、これまでに承認された代表的な医薬品（一三五五種）の起源をまとめたデータを記載しました。その起源は、ワクチン（六％）、生物製剤（一五％）、天然物（四％）、天然物誘導体（二二％）、合成化合物（二九％）、天然物模倣型合成化合物（一一％）、天然物ファーマコホア型合成化合物（四％）、天然物ファーマコホア模倣型合成化合物（九％）となっています。

生物製剤とは抗体などで、ファーマコホアとは薬の薬効が発現するのに必須な分子の構造のことです。天然物自体はわずか四％にすぎませんが、天然物誘導体、天然物模倣型合成化合物、天然物ファーマコホア型合成化合物、天然物ファーマコホア模倣型合成化合物を含めると、広い意味で天然物の化学構造や薬効を起源と考えうる割合は約五〇％となり、案外多いことに気づいてもらえたでしょうか？

● 天然資源由来の医薬品

歴史を振り返ってみると、化合物の単離・同定・構造解析ができるようになって以来、鎮痛消炎薬アスピリンや鎮痛薬モルヒネなど、植物由来の活性成分が単離され、医薬品として使われるようになりました。その後、一九二八年にフレミングらによる、アオカビ

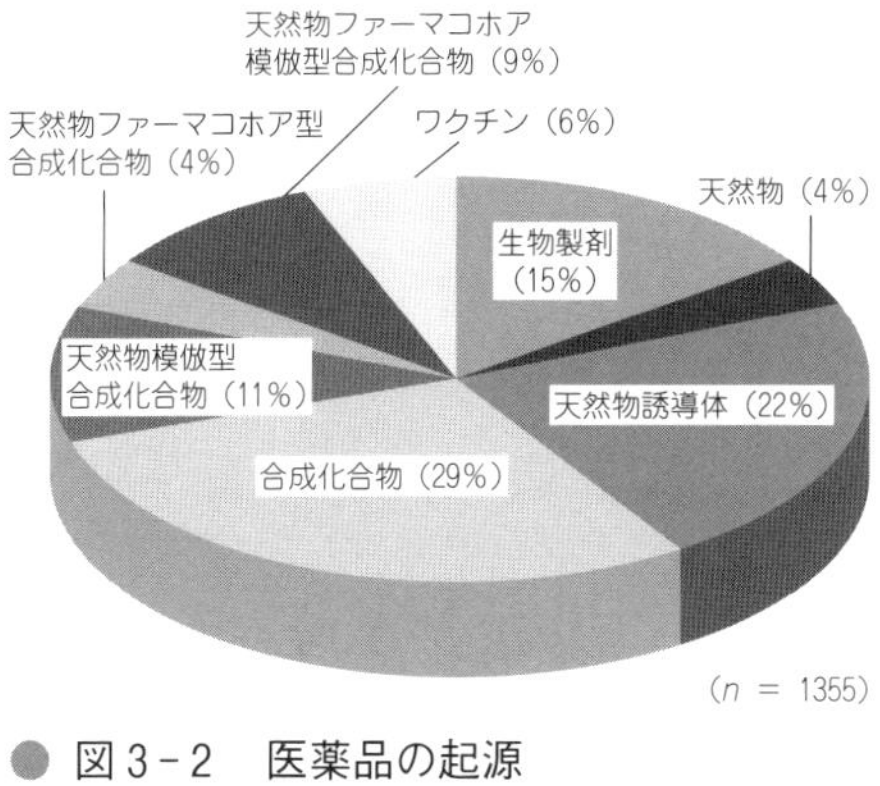

● 図3-2　医薬品の起源
代表的な医薬品の起源を調べると，天然物誘導体，天然物ファーマコホア型合成化合物，天然物模倣型合成化合物，天然物ファーマコホア模倣型合成化合物など，天然物の化学構造や薬効を起源と考えられる医薬品は全体の約50%を占める．

（*Penicillium notatum*）が産生する抗生物質ペニシリンの発見を契機に、微生物の代謝産物から医薬品を探索することが盛んに行われるようになりました。

この過程で開発されたストレプトマイシン、エリスロマイシン、イベルメクチン、バンコマイシンなどの抗生物質、高脂血症治療薬のプラバスタチン、抗がん剤のブレオマイシン、シクロスポリン、ラパマイシン、タクロリムスなどの免疫抑制剤は、現在でもよく使われています（図3-3）。大村智先生（北里大学）

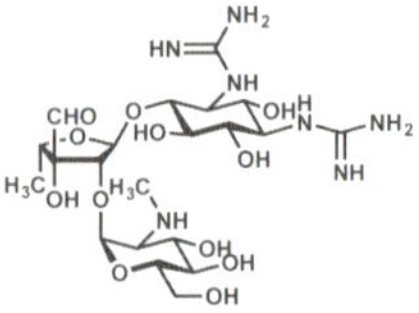
ストレプトマイシン

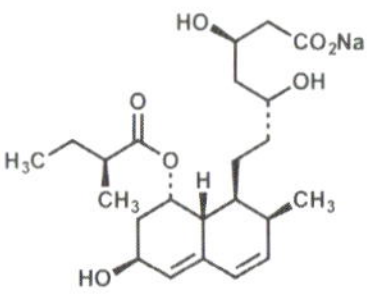
プラバスタチン

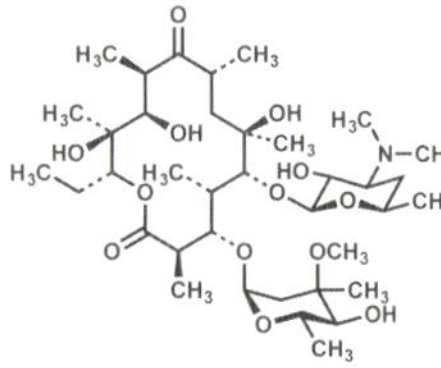
エリスロマイシンA

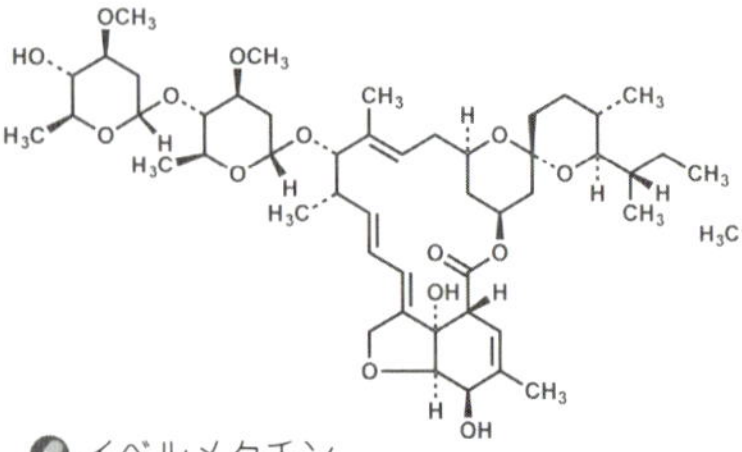
イベルメクチン

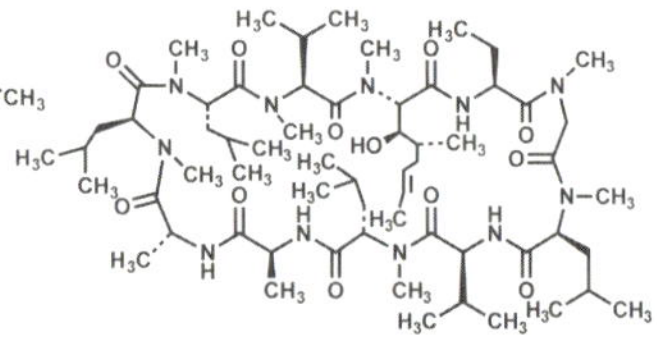
シクロスポリン

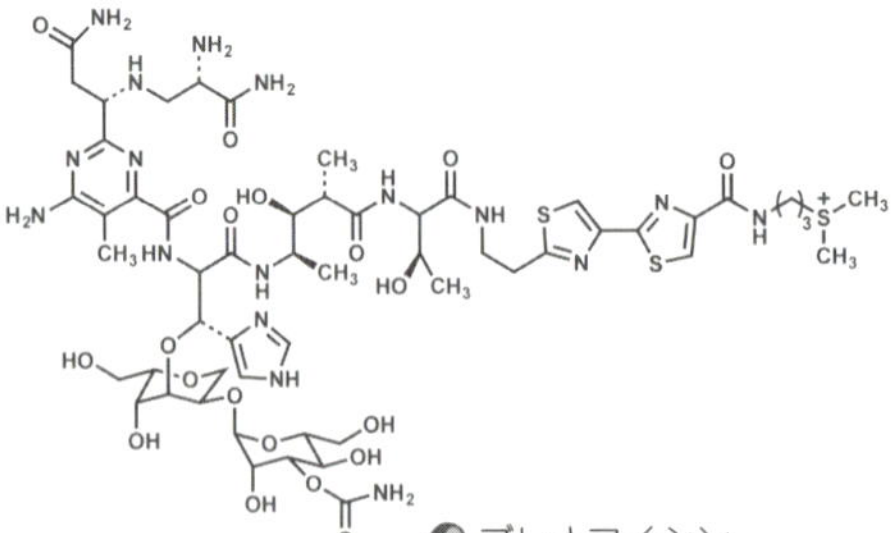
ブレオマイシン

が開発した抗寄生虫薬のイベルメクチンに対する二〇一五年のノーベル生理学医学賞授与のニュースは記憶に新しいですね。ヨモギ属の植物由来の抗マラリア薬・アルテミシニンに関する研究も共同受賞の対象でした。一方、免疫抑制剤フィンゴリモドのシード化合物は、キノコの一種、冬《とう》虫《ちゅう》夏《か》草《そう》が生産するミリオシンです（図3－4、詳細は第11章参照）。

　天然資源は植物や微生物のように、陸上に生育するものだけではありません。地球表面の三分の二は海洋です。私

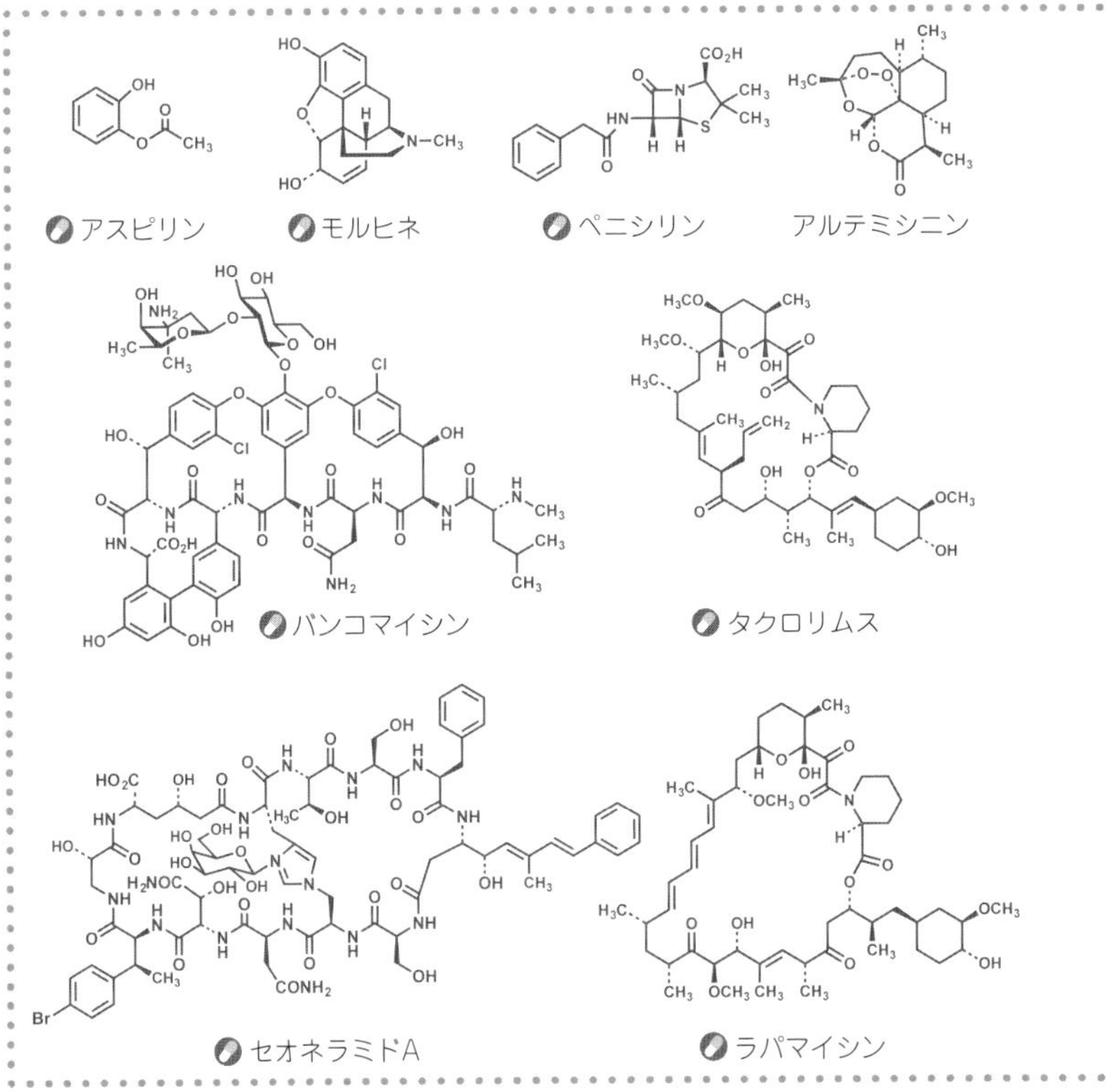

図3-3　天然物の化学構造

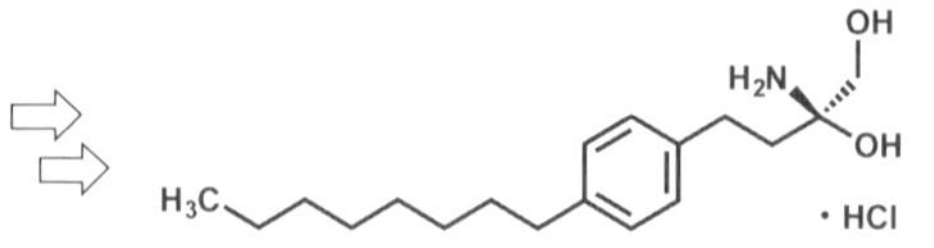

フィンゴリモド

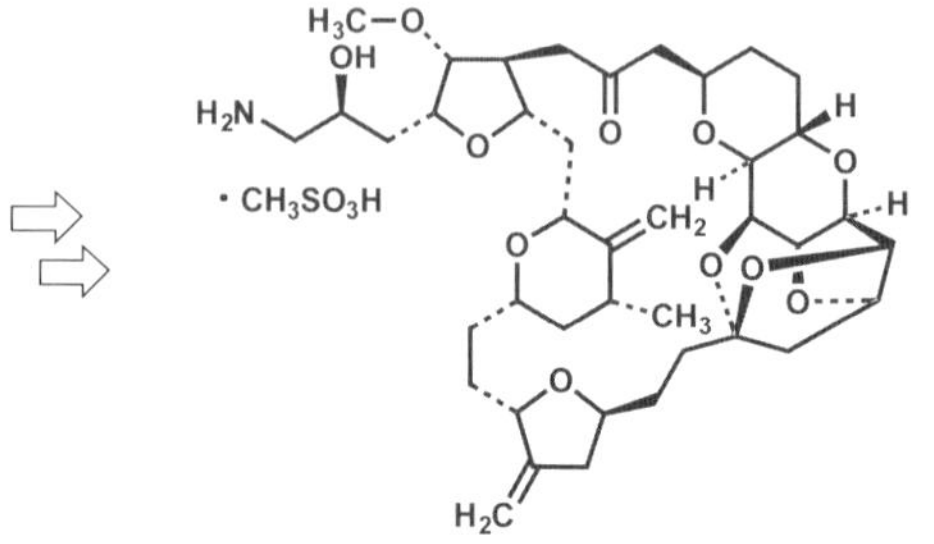

ハラヴェン

たち人類は、海洋で生育する生物（ホヤやカイメンなど）が生産する化合物や共生微生物が生産する化合物も医薬品の起源として利用してきました。たとえば、日本中の海岸に広く分布しているクロイソカイメンの抽出物からハリコンドリンBが発見され、このハリコンドリンBをリード化合物として、抗がん剤ハラヴェンが開発されました（図3−4）。環状デプシペプチド構造をもつカイメン由来のセオネラミドAは抗真菌作用を示します（図3−3）。図3−3および図3−4に記載された化学構造をみて何か感じませんか？ ほんの少数の天然物の化学構造を並べてみただけでも、実にバラエティーに富んでいますね。

●リピンスキーの法則から外れる天然物

それでは、一般的に天然物は合成化合物と比較してどのような特徴をもつのでしょうか？ 図3−5に合成化合物由来の医薬品、リピトール、グリ

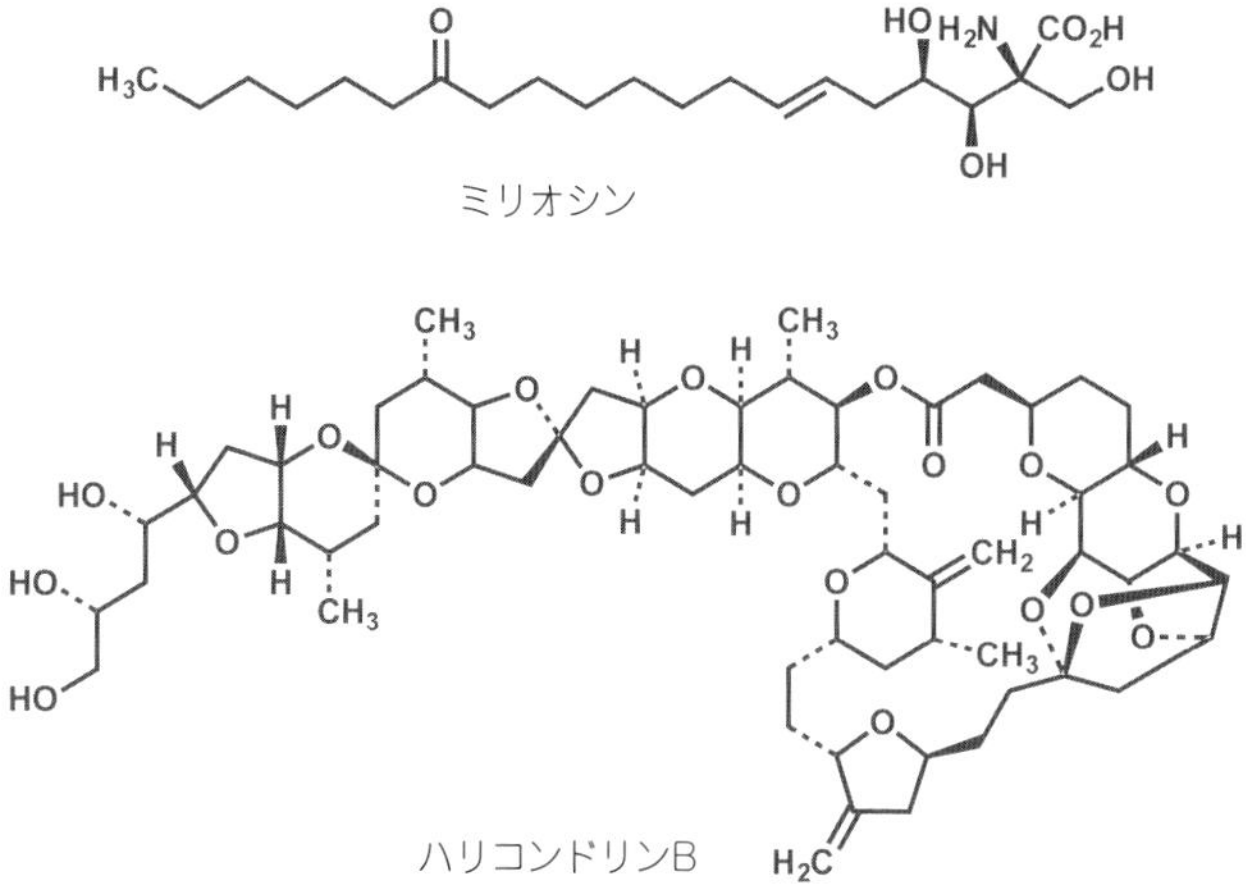

図3-4　免疫抑制剤フィンゴリモドおよび抗がん剤ハラヴェンの化学構造

フィンゴリモドは冬虫夏草由来のミリオシンをシード化合物として開発され（第11章参照），ハラヴェンはカイメン由来のハリコンドリンBをリード化合物として開発された．

ベック、アリセプトの化学構造を示しました。それぞれ、高脂血症、慢性骨髄性白血病、アルツハイマー型認知症の治療薬として使われています。これらの化合物と比較してみると、これまでに述べてきた天然物の化学構造上の特徴がいくつかあげられます。

第一に、天然物の多くは構造が複雑で、多くの不斉中心をもつ傾向があります。第二に、天然物の多くは、おもに炭素、水素、酸素から構成されており、窒素を含むものもありますが、合成化合物と比べて少なく、その他の元素についても同じ傾向があります。第三に、天然物の多くは分子量が比較的大きく、極性が高い傾向にあります。

これら天然物のもつ特徴は、経口医薬品として備えるべき物性の基準となるリピンスキーの法則（リピンスキーのルール・オブ・ファイブ）にまったく当てはまりません（図3-6）。リピンスキ

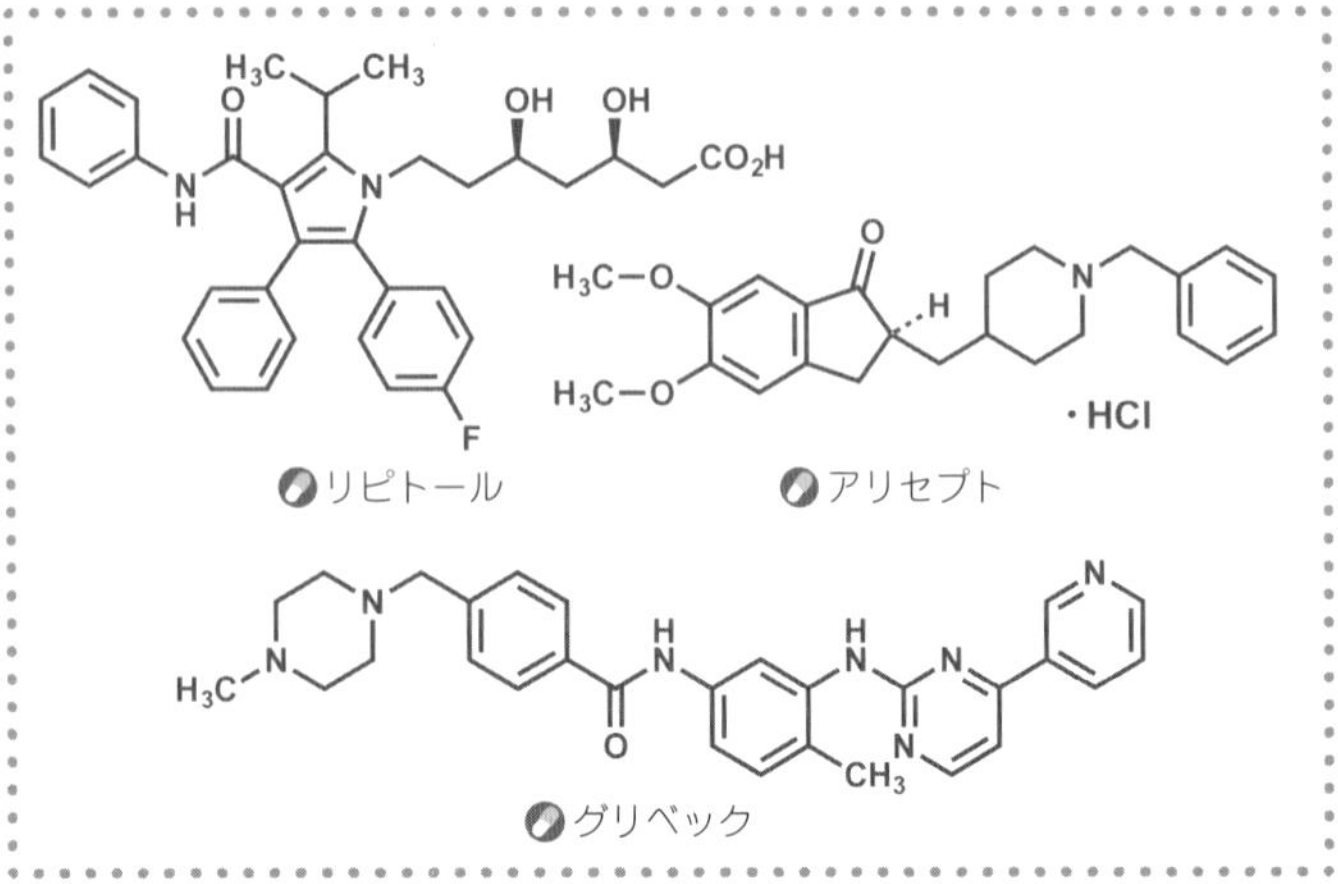

● 図3-5　合成医薬品の化学構造

キーの法則は、化合物が経口で望ましい薬物動態を示すために必要とされている条件で、化合物の分子量が五〇〇以下、水素結合供与体が五個以下、水素結合受容体が一〇個以下、*n*-オクタノール／水における分配係数が五以下（膜透過性に関連）などです。このルールは医薬品の候補化合物に適した（ドラッグライクな）化合物を選抜する手段として有効ですが、このルールから外れた構造をもつ天然資源由来の医薬品も多いことから、このルールに固執しすぎると化合物の可能性を制限し、宝を逃してしまうといえますね。

● 探索研究から新薬誕生まで

それでは、これらの化合物はどのように探索（スクリーニング）すればよいのでしょうか？　図3-7に新薬誕生までの概要を示しましたが、スクリーニング研究は重要な位置を占めています。近年、スクリーニング学という言葉も登場してきました。創薬の標的分子を決定した後は、スクリーニング系を構築します。スクリーニングが成功する

リピンスキーの法則

経口バイオアベイラビリティ（経口投与された薬物が体内に吸収される程度）の優れた薬物を予測するために，クリストファー・リピンスキー博士により提唱された大まかな経験則

- 分子量が 500 以下
- 水素結合ドナー（供与体）（すなわち，OH と NH）が 5 個以下
- 水素結合アクセプター（受容体）（すなわち，N と O など）が 10 個以下
- 分配係数が log*P* として 5 以下

図３－６　リピンスキーの法則

かどうかの鍵は、ハイスループットスクリーニング（ＨＴＳ）の方法と、化合物ライブラリーの質および規模に依存するといっても過言ではありません。

たとえば、数千から数万の多数の化合物を短時間で効率よく評価するためには、特殊な自動化システムを効率よく組み合わせて実施する必要があります。おもな検出方法は吸光や蛍光などで、蛍光偏光、時間分解蛍光、蛍光共鳴エネルギー移動（ＦＲＥＴ）なども広く使われています。

スクリーニングに利用する評価系の種類としては、タンパク質や酵素系を利用するインビトロ（*in vitro*）評価系や、生きた細胞を直接使用するインビボ（*in vivo, in cells*ともいいます）評価系などがあります（図３–８）。前者は、ヒット化合物が生細胞系でも想定される効果を示すかどうかを検証する必要があります。また後者では、目的の表現型を指標にヒットした化合物が目的の標的分子に作用しているかどうかを検証する必要があります。それぞれ長所・短所をもち合わせています。

一方、化合物ライブラリーの質や規模は、一般的にはできるかぎり多くの標的にヒット化合物が見いだされるようにするため、分子構造やケミカルスペース（元素の数や組合せから生じる化合物がもつ三次元空

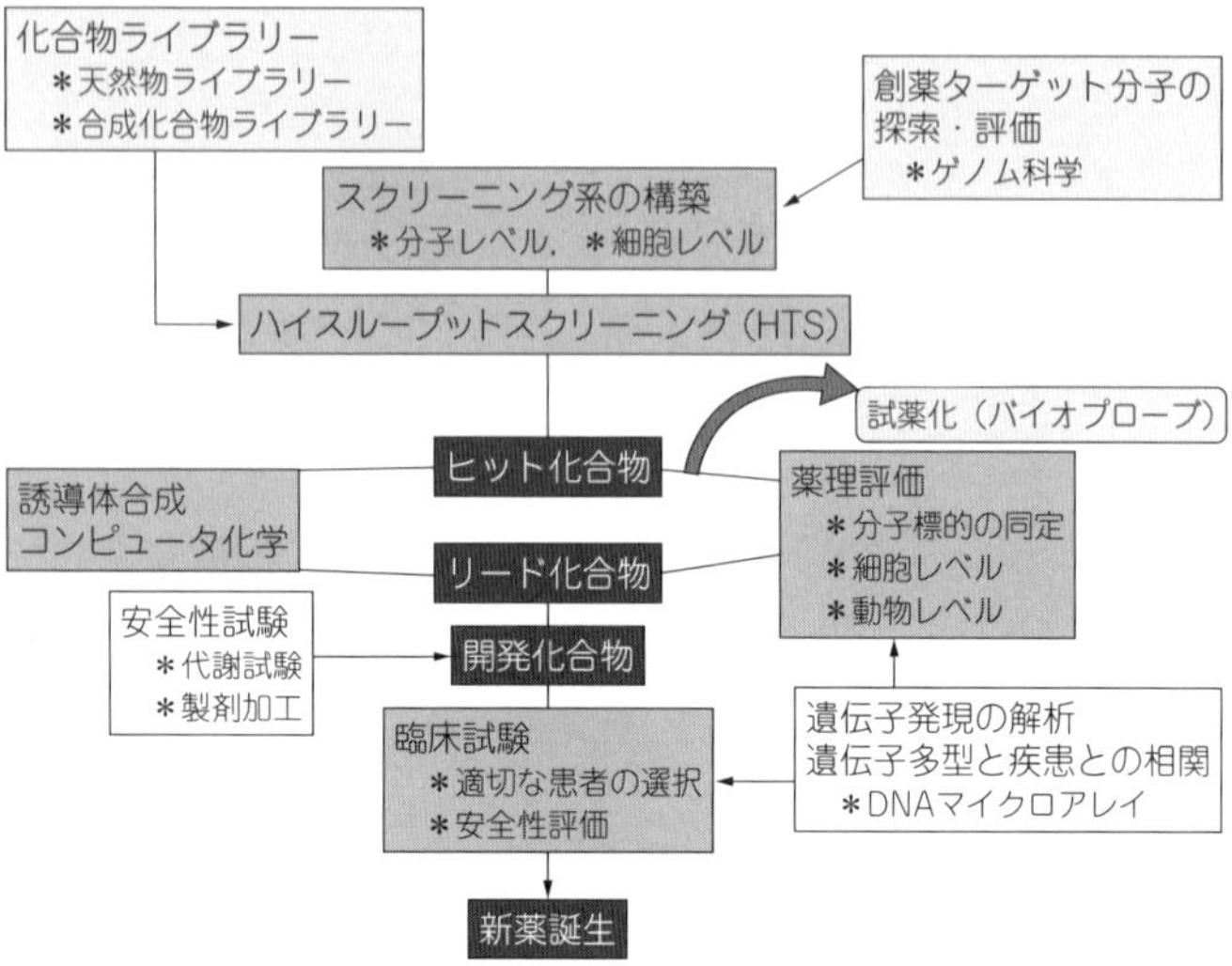

● 図3-7　探索（スクリーニング）研究から新薬誕生まで

通常，ヒット化合物の発見後，開発化合物の決定から臨床試験を経て新薬誕生まで約10年程度の歳月が必要と考えられている．

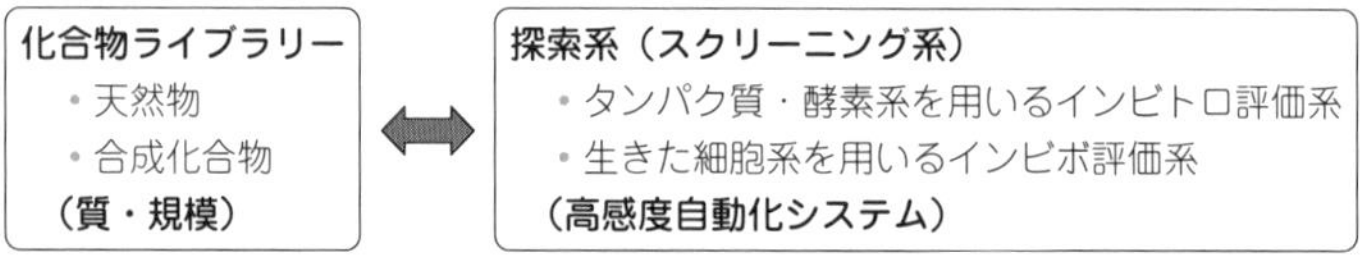

● 図3-8　化合物ライブラリーとヒット化合物を見いだすためのスクリーニング系

間）が多様性をもつように整備している製薬会社や研究機関が多く、化合物の起源は天然物からなる天然物ライブラリーと合成化合物からなる合成化合物ライブラリーの複合が主流です。ヒット化合物を得た後の、リード化合物への展開、薬理評価、新薬誕生までの過程についての概要は、他の章を参照してください。

3 薬の標的分子および標的経路を解き明かす

●細胞死誘導剤ETBの標的分子を解明する——ケミカルジェネティクス

筆者らは、抗がん剤のリード化合物を探索・創製する研究の過程で、海底土壌から単離した糸状菌 *Fusarium* 属が新規化合物エポラクタエンを生産することを発見しました。さまざまな誘導体や類縁化合物の構造活性相関について研究した結果、ETB（epolactaene tertiary-butyl ester）の開発に成功しました。ETBのもつ細胞死（アポトーシス）誘導作用は、生きた細胞における表現型を指標にして見いだしたので、細胞内でのタンパク質や生体内分子などの標的分子を探索・同定する必要があります。ここでケミカルジェネティクス（化学遺伝学）的手法の登場です（図3-9）。

ETBの詳細な構造活性相関に関する研究結果の知見をもとに、ETB標的分子を同定するためのツールとなる分子プローブ（ビオチン化ETB）を設計・創製し、ETB標的分子を探索するための機能的プロテオミクス研究を行いました。その結果、ETBが細胞内で結合するタンパク質として、分子シャペロンHsp60を同定しました。

Hsp60タンパク質は、熱ショックタンパク質というファミリーに属し、おもにミトコンドリアに局在するタンパク質で、さまざまなタンパク質が機能を発現するために高次構造を形成（フォールディング）することを助ける（これをシャペロンといいます）役割を担っています。ETBはHsp60のアミノ酸配列の四四二番目のシステイン残基を介して結合し、Hsp60のシャペロン活性を阻害することを明らかにし

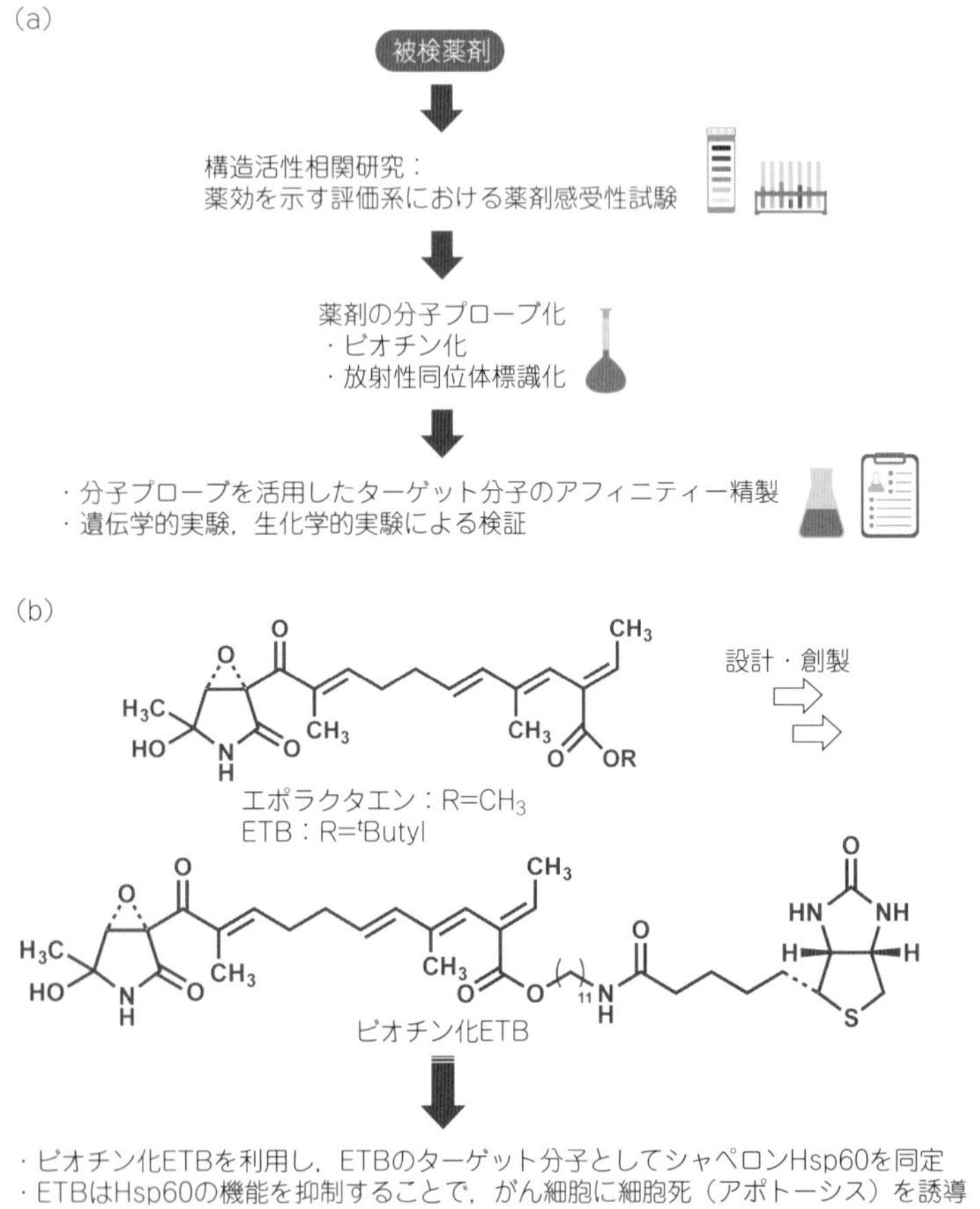

● 図3-9　ケミカルジェネティクスによる薬剤の作用機構解析の概要(a)と細胞死(アポトーシス)誘導剤ETBのターゲット分子の解明(b)

(a) 被検薬剤の薬効を示す評価系における構造活性相関研究を行い，薬剤の分子プローブを設計・創製を行う．引き続き，分子プローブを活用して，ターゲット分子のアフィニティー精製を行う．最終的には，被験薬剤のターゲット分子，ターゲット経路を遺伝学的実験，生化学的実験により検証する．
(b) 細胞死（アポトーシス）誘導剤ETBの開発とETBのターゲット分子Hsp60の同定．

ました。ETBがもつ、さまざまながん細胞が増殖するのを抑える働きは、このHsp60の機能を抑えることに起因していることが示唆されています。

現在、ETBはHsp60の働きを調べるための研究用試薬（バイオプローブ）として市販されていますが、近い将来、ETBの化学構造や薬理活性をヒントに、新薬が誕生する可能性も秘めています。

● 抗真菌剤セオネラミドの標的分子を解明する――ケミカルゲノミクス

さきほどのETBの標的分子は、構造活性相関の研究に基づいてビオチン基をもつ分子プローブをつくりだし、当該ビオチン標識体と標的分子との物理的相互作用を指標として同定されました。ビオチンとアビジンの高い親和性を利用する「ビオチン・アビジンシステム」という方法は、標的がわからない化合物の標的分子・標的経路を直接に探索したり、同定したりするために非常に強力な手段です。一方で、標的分子の発現量が少なかったり、形成するべき複合体が不安定だったり、標的分子がタンパク質ではないといった場合には、困難をきわめます。このような場合には、変異酵母株などをゲノムワイドに扱う化学遺伝学スクリーニングに基づいたケミカルゲノミクス的手法が有効です（図3-10）。

カイメンに含まれる環状ペプチドのセオネラミドは、強力な抗真菌活性を示します。発見から約二〇年経ってようやく、出芽酵母と分裂酵母のゲノムワイドな化学遺伝学スクリーニングにより、セオネラミドが細胞膜ステロールを標的にすることが明らかにされました（図3-10）。標的分子を同定する方法論の定番、アフィニティー樹脂を利用した標的分子の精製といったアプローチではたどり着くことができなかった結論で、ゲノムワイドなスクリーニングの威力が発揮された好例です。

さらに、遺伝学的実験、生化学的な実験から、セオネラミドは細胞膜ステロールを特異的に認識し、Rho1タンパク質とBgs1タンパク質による1、3-β-グルカンの異常合成を促進し、膜に損傷を与えて、抗真菌作用を示すことがわかっています。

● 薬の標的分子を探索・同定するためのシステムを開発する

前述のとおり、化合物が作用する機序を理解するには、化合物と直接相互作用する標的分子を同定するの

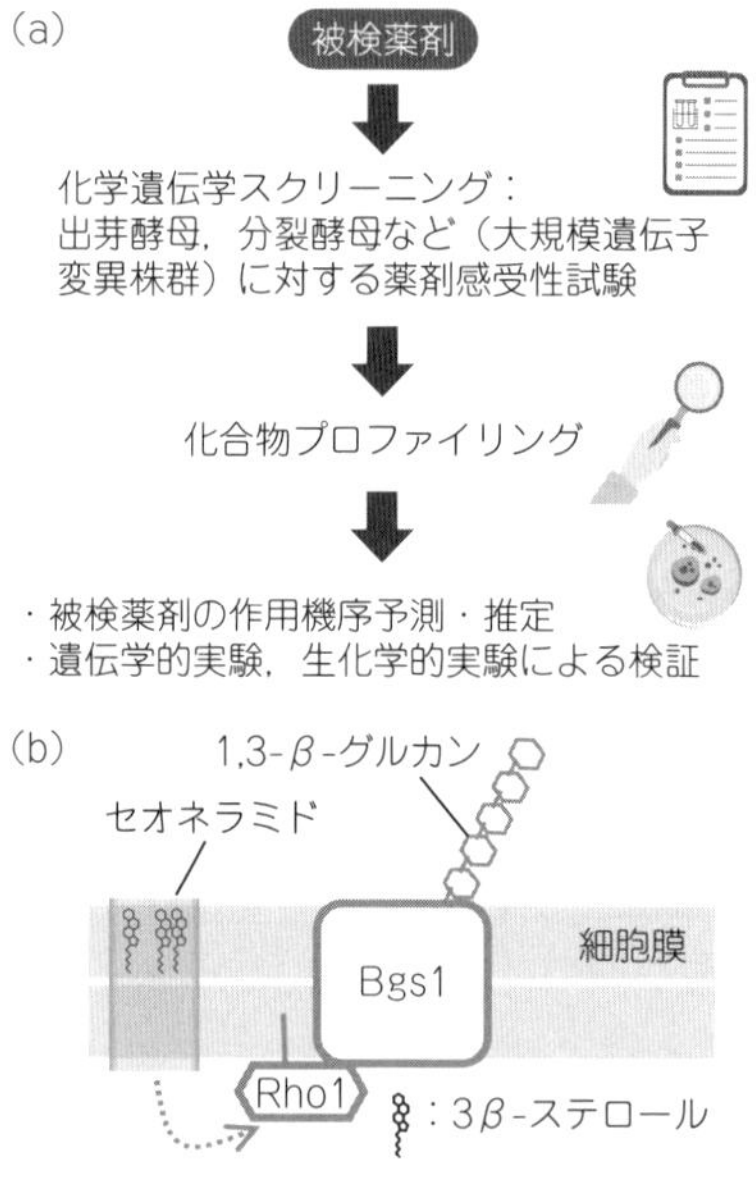

● 図3-10　ケミカルゲノミクスによる薬剤の作用機構解析の概要(a)と分裂酵母におけるセオネラミドの作用機構(b)

(a) 被検薬剤の大規模遺伝子変異株群に対する薬剤感受性を包括的に試験し，得られた大規模データから化合物プロファイリングを行い，ターゲット分子，ターゲット経路を予測し，遺伝学的実験，生化学的実験により検証する．(b) セオネラミドは細胞膜ステロールに結合し，Rho1タンパク質とBgs1タンパク質による1,3-β-グルカンの異常合成を促し，抗真菌作用を示す．

が非常に重要ですが、化合物と標的分子の親和性が弱い場合や、生体内での発現量がきわめて少ない場合には、なかなか難しいのが現状です。これらの欠点を克服するために、世界中で人為的に化合物と標的分子を結合させ、どのように作用するかがわからない化合物（作用不明化合物）の標的分子を検出する方法論の開発研究が展開されています。

そんななか、筆者らは5‒スルホニルテトラゾール（5‒sulfonyl tetrazole）基の化学的反応性に着目し、迅速に作用不明化合物の標的分子を同定するためのシステム（プラットフォーム）を確立することに成功しました。すなわち、シクロスポリンをモデル化合物として使い、分子プローブを創製して利用することで、ヒトT細胞白血病細胞の細胞抽出液から免疫抑制剤シクロスポリンの標的分子のシクロフィリンタンパク質を検出することができました（図3‒11）。この方法を、鍵となる官能基5‒スルホニルテトラゾール基類の官能基名に基づいて、5‒SOxTプローブ法と命名しました。今後、さまざまな化合物の標的分子探索への応用が期待されています。

4 〝在るがまま〟から〝思うがまま〟に

これまで、自然界に存在する天然物の創薬リード化合物としての魅力を紹介してきましたが、昨今、たとえば創薬リード化合物を生産する微生物の生体内に存在する生合成遺伝子クラスター（生合成酵素群）の解明を通じた化合物の創製研究なども盛んになりつつあります。また、遺伝子の発現制御にかかわる酵素〔ヒストン脱アセチル化酵素（HDAC）やDNAメチル化酵素など〕の阻害剤を使ってエピジェネティクス

（DNAの配列変化によらない遺伝子の発現制御）を人為的に改変し、休眠遺伝子の発現を誘導するケミカルエピジェネティクス法で化合物を創製する研究や、異なる種類の微生物を一緒に培養することで休眠遺伝子を活性化させて化合物を創製する研究なども精力的にすすめられています。

これらの方法論は、将来、私たち人類の手で思い通りに、望みの形をもつ化合物を酵素といった自然の力によって創製できる日を予感させるものかもしれませんね。

●生合成遺伝子クラスターを活用して新しい化合物を創製する

放線菌の *Saccharopolyspora erythraea* が生産するエリスロマイシンAの生合成

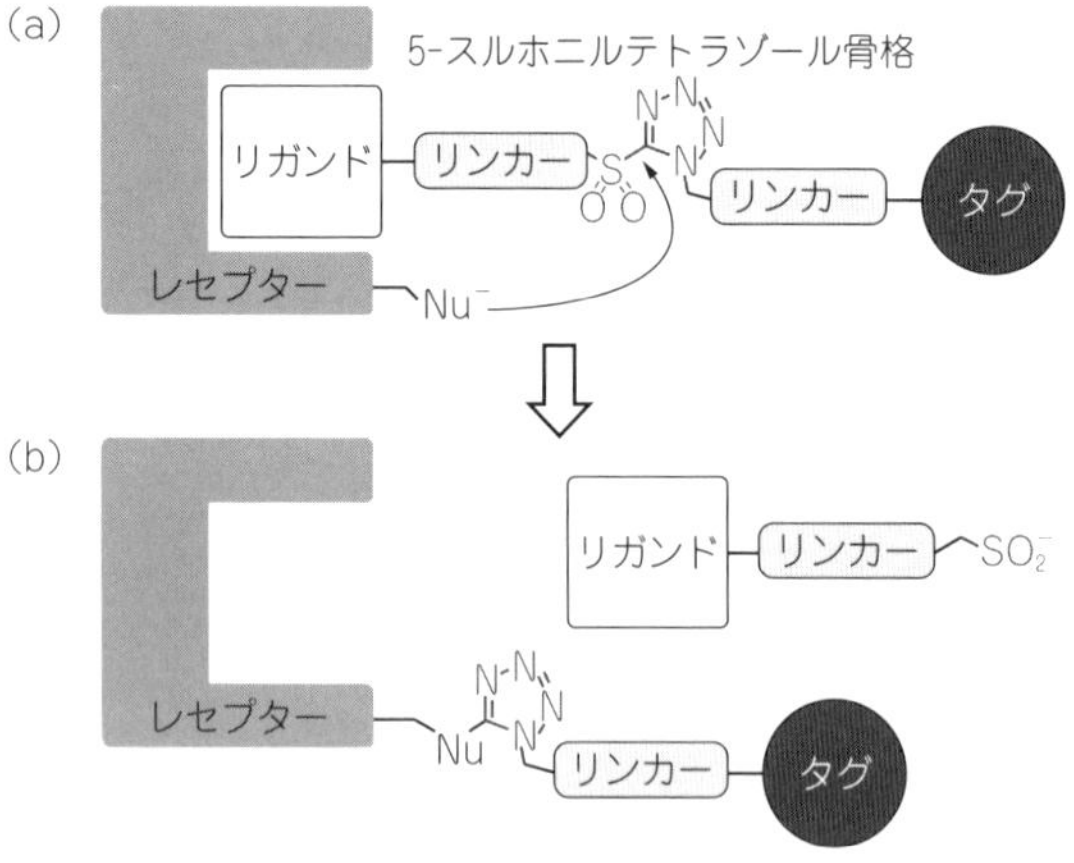

● 図3-11　5-SOxTプローブ法による薬剤のターゲット分子の探索・同定法

作用が不明な薬剤（リガンド）にリンカーを介して，5-スルホニルテトラゾール基およびタグ分子からなる分子プローブを細胞抽出液と反応させると，薬剤のターゲット分子の求核性反応基と5-スルホニルテトラゾール基が反応することで，薬剤のターゲット分子を検出・同定することが可能である．

リガンド：薬剤，リンカー：架橋部，タグ：検出用標識分子，レセプター：ターゲット分子（タンパク質），Nu：ターゲット分子（タンパク質）内の求核性反応基．

遺伝子クラスターの概要を図3-12に示しました。各モジュール内には、それぞれ必要な化学反応を司るタンパク質をコードする遺伝子が存在しており、遺伝子の読み取り単位がカセットです。いったん、このような生合成遺伝子クラスターが明らかになると、各モジュールに存在する遺伝子を臨機応変に人為的に改変することで、遺伝子工学的な手段によって自由自在に目的の化合物を創製できる可能性が出てきます。

イベルメクチン前駆体のエバーメクチンを生産する放線菌 *Streptomyces avermitilis* も、すでにエバーメクチン生合成遺伝子クラスターが解明され、非天然型類縁化合物の創製研究が活発

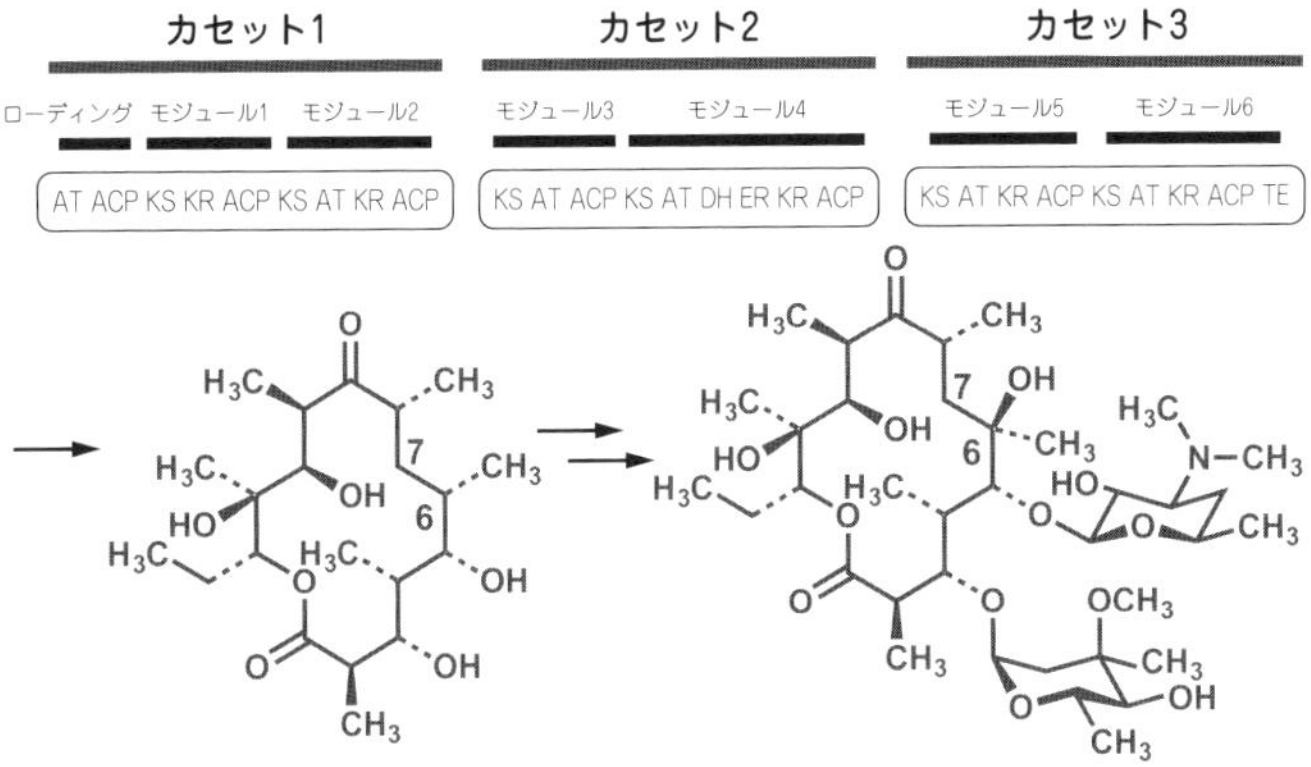

6-デオキシエリスノライドB　　エリスロマイシンA

● 図3-12　エリスロマイシン生合成遺伝子クラスターの概要

プロピオニルCoAを出発基質として，モジュール1から6までの各酵素反応が進行し，中間体である6-デオキシエリスノライドBを経て，エリスロマイシンAは生合成される．たとえば，カセット2内のモジュール4に存在するERを破壊させて，6，7位に二重結合が還元されず残った構造を有する生合成中間体の人工的創製が報告されている．KS：β-ケトアシル-ACPシンターゼ，AT：アシルトランスフェラーゼ，DH：β-ヒドロキシアシル-ACPデヒドラターゼ，ER：エノイル-ACPレダクターゼ，KR：β-ケトアシル-ACPレダクターゼ，ACP：アシルキャリアタンパク質，TE：チオエステラーゼ．

に行われています。現在、次世代シーケンサーによる微生物群のＤＮＡ解析技術も格段に進歩しており、新しい有用な化合物を創製するために、微生物をはじめとした天然資源のＤＮＡが広い範囲で有効利用されつつあります。

● 休眠遺伝子の活性化と新しい化合物の生産——ケミカルエピジェネティクス

糸状菌は真核生物なので、ゲノムがクロマチン構造をとり、アセチル化やメチル化などによるエピジェネティックな遺伝子発現の調節機構が存在しています。そこで、これら遺伝子発現の制御にかかわる酵素（ＨＤＡＣやＤＮＡメチル化酵素）の阻害剤（エピジェネティクス制御剤）を培地に添加することで休眠遺伝子を活性化し、新しい化合物を創製する多くの試みが進められています。

たとえば、ヒストン脱アセチル化酵素阻害剤ＳＡＨＡやＤＮＡメチル化阻害剤5-アザシチジンなどが広く使われています（図3-13）。

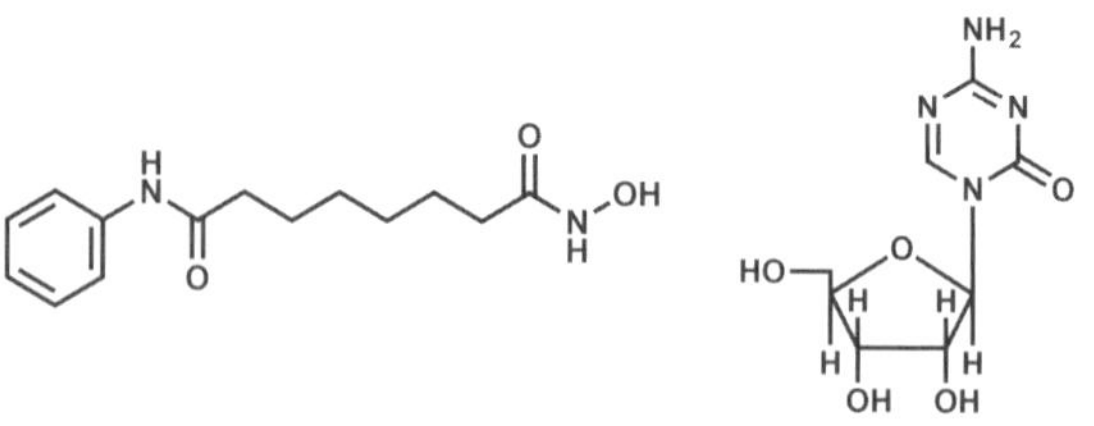

SAHA　　5-アザシチジン

● 図3-13　エピジェネティクス制御剤の化学構造

● 休眠遺伝子の活性化と新しい化合物の生産——共培養法と複合培養法

自然界、たとえば土壌中では、同じ空間内にさまざまな微生物が混在しながら生存しています。天然物を生産させる場合においても、一種類の微生物の純粋培養にこだわる必要はなく、異なる微生物を一緒に培養させることで、新しい天然物を生産させる試みも盛んで、実際に共培養で新しい化合物を生産できた例も多くあります。共培養法は菌株の組合せが一対一対応なので、ベストな条件を発見するまでに多大な労力を要しますが、この欠点を補うのが複合培養法です。複合培養法とは、共培養における片方の菌株を一株に固定する培養方法で、その一株に使う菌株の能力・性質が成功の鍵です。

たとえば、ミコール酸を含む細菌と放線菌を共培養すると、放線菌二次代謝が活性化され、新しい化合物アルキベマイシンAや5aTHQs（筆者らの研究）などの新しい化合物が生産されるといった報告があります（図3-14）。また、共培養・複合培養ともに、混在する異なる菌が接触する必要性の有無、あるいは何らかの化学物質を介した化学コミュニケーションの有無、休眠遺伝子の活性化メカニズムの解明など、科学的にも興味深い研究課題が数多く残されています。

新薬誕生の初期段階である薬のリード化合物の探索研究、薬の標的分子・標的経路を探索・同定するためのケミカルバイオロジー研究、創薬の種《タネ》としての天然物資源の有用性について紹介しました。どの研究も、ただ単に偶然得られた成果ではなく、しっかりと準備ができた研究者のみ掴むことができる〝セレンディピティ〟を感じてもらえたでしょうか？　世界遺産（古都京都の文

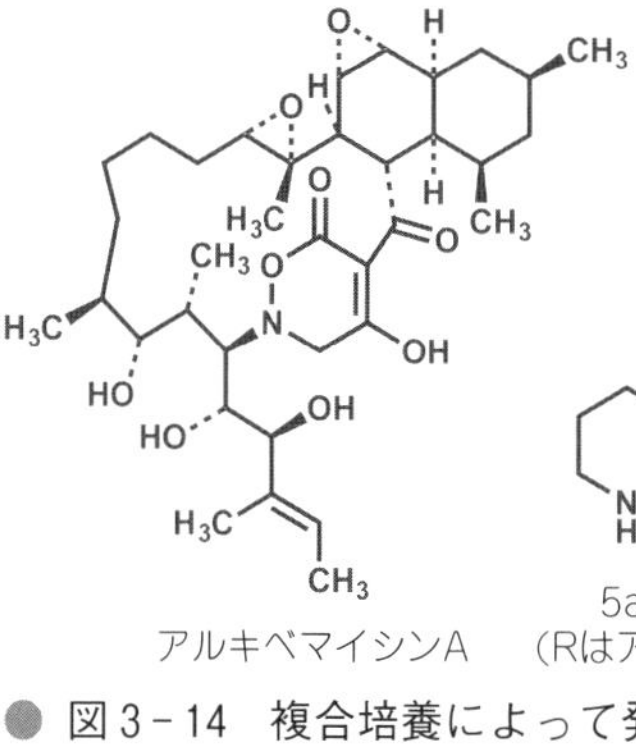

アルキベマイシンA

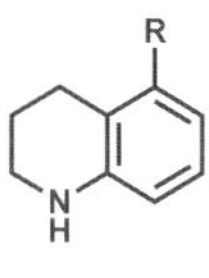

5aTHQs
（Rはアルキル基）

図3-14　複合培養によって発見された新規化合物の化学構造

化財）に囲まれた京都大学薬学研究科発の天然物ケミカルバイオロジー研究が、創薬科学基盤の確立に加えて、人類の健康と福祉に貢献する日も、近いかもしれませんね。

（文／掛谷秀昭）

4 薬の標的タンパク質の構造を決める――かたちから探る機能の仕組み

第1章および第2章で紹介してきたアスピリンも抗ヒスタミン薬も、作用する標的は酵素や受容体などのタンパク質だった。創薬を研究するうえで、タンパク質の性質・形状などを知ることは非常に大切といえよう。

ひと口にタンパク質といっても、実にたくさんのものがあります。同じ金属でできていても、ハサミとカナヅチが異なる立体構造（形状）をもち、まったく異なる働きをする（機能をもつ）ように、タンパク質分子も立体構造のちがいによって異なる作用をしています。

薬は、これらのタンパク質に対して、何らかの作用をもたらすことで薬効を発揮します。したがって、薬の標的となるタンパク質がわかったら、その作用メカニズムを解明するためには、また、どんな化合物が薬の候補となりうるかを知るためには、標的タンパク質の立体構造を決定することが重要となります。本章では、タンパク質の立体構造の成り立ちとその決定方法について解説しましょう。

1 タンパク質の立体構造

病気のメカニズムを知り、その原因となっているタンパク質がわかれば、それを標的分子として薬となる分子を見つければいいわけです。そこで、それら標的タンパク質を詳しく調べて、どんな分子が薬の候補となりうるかを解明することが薬をつくるために必要になります。

その際に最も重要なのは、標的タンパク質やそのタンパク質に結合した薬の候補化合物との複合体の「構造」、とくに「立体構造」を知ることです。立体構造あるいは三次元構造というと大げさに聞こえるかもしれませんが、「分子の形そのままを、ひとつひとつの原子が識別できる精度で見たときの姿」のことです。「百聞は一見に如かず」ということわざがありますが、標的タンパク質の研究をする場合も同じです。

立体構造を知らないまま進める研究手法は、いってみればまるで目をつぶって対象を触っているような具合です。ある動物を捕まえてきて、「その動物は皮膚がザラザラで体が大きく、頭に長いしっぽのようなもの（?）がある、頭には毛も生えている」、という情報を積みあげていくようなものです。これではなかなか本質に迫れず、もどかしくなってしまいます。

しかし、目を開けてその形を見てみれば、なんだ「ゾウ」じゃないかとすぐにわかります。あるいは、ゾウを知らなくても、ゾウの長い鼻（しっぽではない）の構造や頭の位置、皮膚の特徴など、ゾウの有り様が一目瞭然となります。立体構造を見ることができれば、標的タンパク質のどこがどんな形をしており、どんな大きさでどんな性質の分子が結合できるのか予想することができます。同じように、実際に化合物を結合させた状態を見ることによって、結合のためにどんな物理化学的な力が働いているのかを知ることもできます。まさに、一○○の実験結果に匹敵するのが、分子の立体構造なのです。形を知ることは、創薬研究を進めるうえでも非常に大切なことなのです。

今日では、非常に高い精度で分子の立体構造を決定することができるようになっています。その精度は原子の形を識別できるほどです。水素原子の大きさがだいたい一センチメートルの一億分の一（1Å《オングストローム》または○・一ナノメートル）という大きさですから、いかに驚異的な細かさで形を見ることができるのか、おわかりいただけると思います。

では、○・一ナノメートルの世界をどうやって見ていくのでしょうか。このような分子や原子のミクロの世界の三次元構造を正確に決定するための、最も強力な手段がX線結晶構造解析です。この章では、X線結晶構造解析によって標的となるタンパク質の構造を決めることについて解説します。ただし、いきなり「どうしてX線結晶解析を利用すればタンパク質の立体構造を見ることができるのか」をお話しする前に、タンパク質という分子はどんなもので、その立体構造はどんな成り立ちをしているのか、簡単に説明しておきましょう。

2　タンパク質分子はどんな構造をしているのか

タンパク質は、体を構成する素材となったり（構造タンパク質）、体内の化学反応を加速（触媒）したり（酵素）、情報の伝達をしたり（受容体）と、多彩な機能を担っています。それらの機能はタンパク質の構造

（立体的な形と形をつくっているそれぞれの部品の構成）によって決まります。その構造は、アミノ酸がペプチド結合でつながった鎖状です。ペプチド結合とは図4-1に示したような結合で、比較的切れにくい安定な性質をしています。アミノ酸がペプチド結合でつながった鎖状の化合物をポリペプチドといいますが、その分子量がだいたい数万以上のものをタンパク質とよんでいます。アミノ酸が一〇〇個以上つながっているものと考えていいでしょう。

ポリペプチドの鎖を主鎖といいます。そして、その主鎖から突き出ている部分を側鎖といいます。主鎖はアミノ酸の種類によらず共通です。一方、側鎖はアミノ酸の種類によって構造が異なり、酸性のものや塩基性のもの、親水性（水に溶けやすい性質）のものや疎水性（水となじみにくい性質）のもの、大きなものや小さなものなどがあります。これらが、多彩な物理的・化学的性質のもととなります。

タンパク質の構成要素のアミノ酸は、二〇種類もあります（図4-2）。したがって、その組合せは膨大になり、鎖状（紐《ひも》状）の物質が折り畳まれて多様な立体的な形（三次元構造）が生みだされ、多様な機能を発揮しているのです。

タンパク質の三次元構造は、一次構造から四次構造まで階層的な成り立ちをしています（図4-3）。一次構造とはアミノ酸の並び順、すなわち配列のことです。個々のタンパク質は、それぞれ固有のアミノ酸の配列をしています。一次元は直線なので、アミノ酸配列をタンパク質の一次構造とよびます。このアミノ酸配

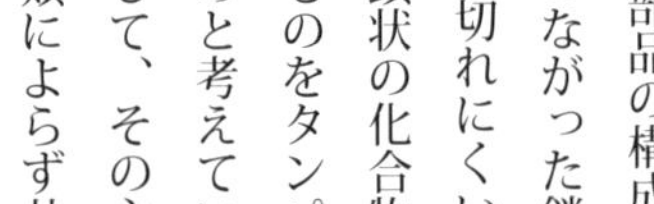

● 図4-1　ペプチドの基本構造

三つのアミノ酸から構成されるペプチド．R_1，R_2，R_3は側鎖（アミノ酸の種類によって異なる）．アミかけの菱形で囲んだ部分がペプチド結合．

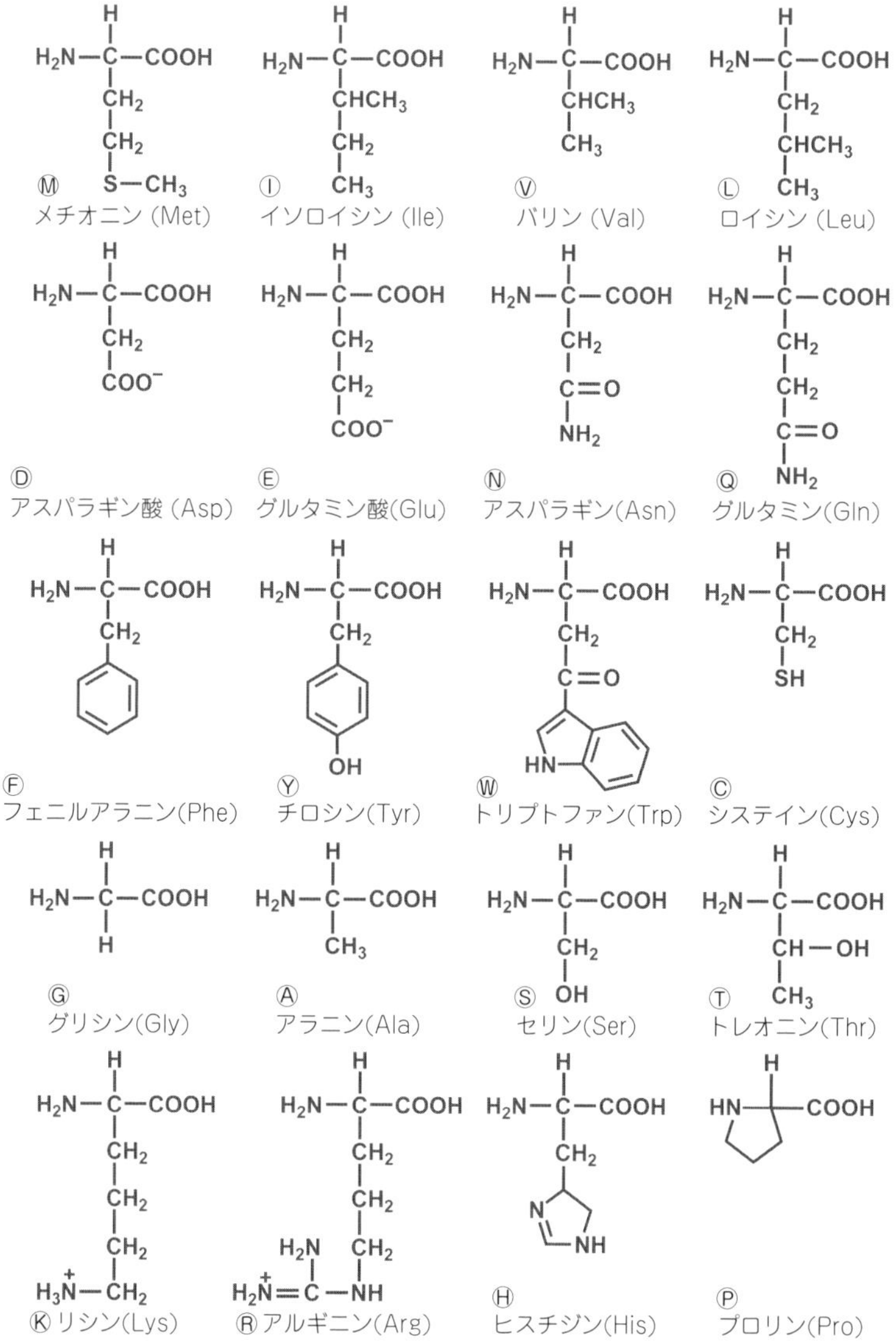

図4－2　アミノ酸の構造一覧（○内は一文字略号）

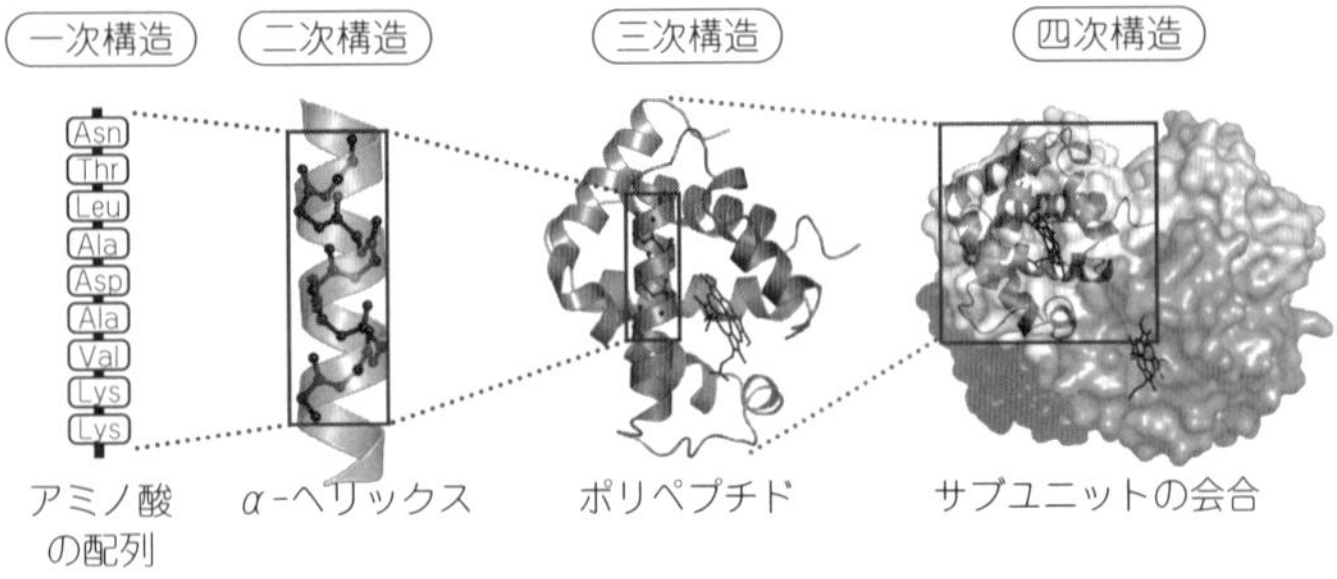

● 図4-3　タンパク質構造の階層分類

酸素を運搬するタンパク質ヘモグロビンを例にして立体構造の階層性を示している.

列は、DNAに書かれています。

次の階層は、二次構造とよばれます。これはペプチド主鎖が、分子内部の原子間相互作用、とくに水素結合によって特徴的な形をつくることによります。水素結合とは、水素原子を含む窒素や酸素など極性の強い極性分子どうしが水素原子を介して相互作用することです。直接の化学結合（共有結合）ができているわけではありません。アルコールなどと比べて水の沸点が異常に高いのは水素結合によって水分子どうしが会合しているからなのです。水素結合は、タンパク質の二次構造や、DNAの二重らせん構造の形成に不可欠なものです。

この二次構造には、α《アルファ》-ヘリックスとβ《ベータ》-シート構造があります。α-ヘリックスは、ペプチド結合のある（x番目）カルボニル基（—C=O）が四つ先の（x＋4番目）のアミノ酸のアミド基（—N—H）と水素結合をつくることによってできています（図4-4）。

一方、β-シートは、β鎖とよばれる延びた状態のペプチド主鎖が、隣どうしでやはりアミド基とカルボニル基との水素結合を

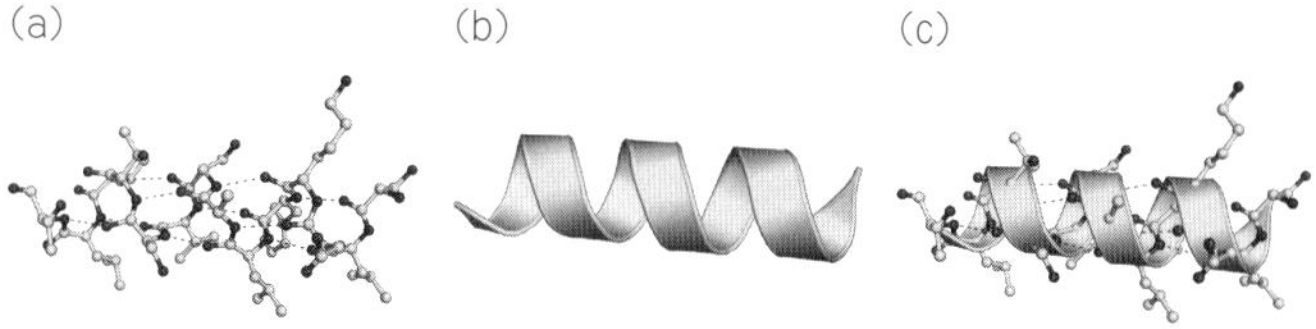

● 図4-4　α-ヘリックスの模式図
(a) 球と棒で原子と共有結合を表示した図．アミド基とカルボニル基の水素結合を点線で結んである．(b) ペプチド主鎖をリボンで表した図．(c) これは (a) と (b) を重ね合わせて表示した図．

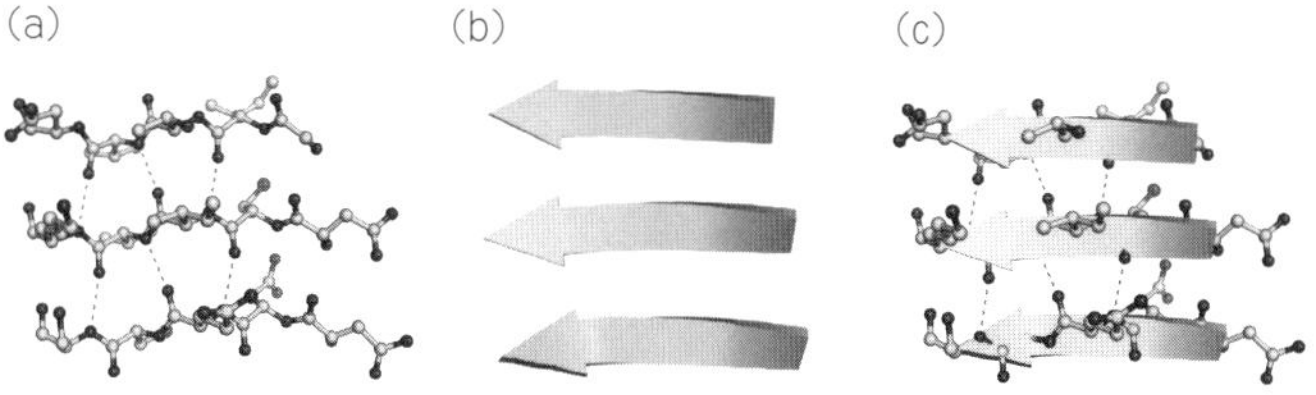

● 図4-5　β-シートの模式図
(a) 球と棒で原子と共有結合を表示した図．アミド基とカルボニル基の水素結合を点線で結んである．(b) ペプチド主鎖を矢印で表した図．(c) これは (a) と (b) を重ね合わせて表示した図．

つくり、あたかも一枚のシートのような形をつくるものです（図4-5）。

タンパク質を住宅にたとえると、α-ヘリックスは柱、β-シートは壁のようなものだと考えればよいでしょう。すなわち、二次構造は、三次元構造（立体構造）をつくるための重要な部品なのです。その他の二次構造としては、決まった形を取らない状態をループ、ペプチド主鎖が折り返しをつくっている部分をターンとよんでいます。

次の階層は三次構造です。三次構造は、二次構造が部品として組み合わされて三次元の構造ができ上がったもののことです。二次構造の形成にはペプチド主鎖内部での相互作用がかかわっていましたが、三次構造の形成では、ペプチドの側鎖間での相互作用が重要になります。

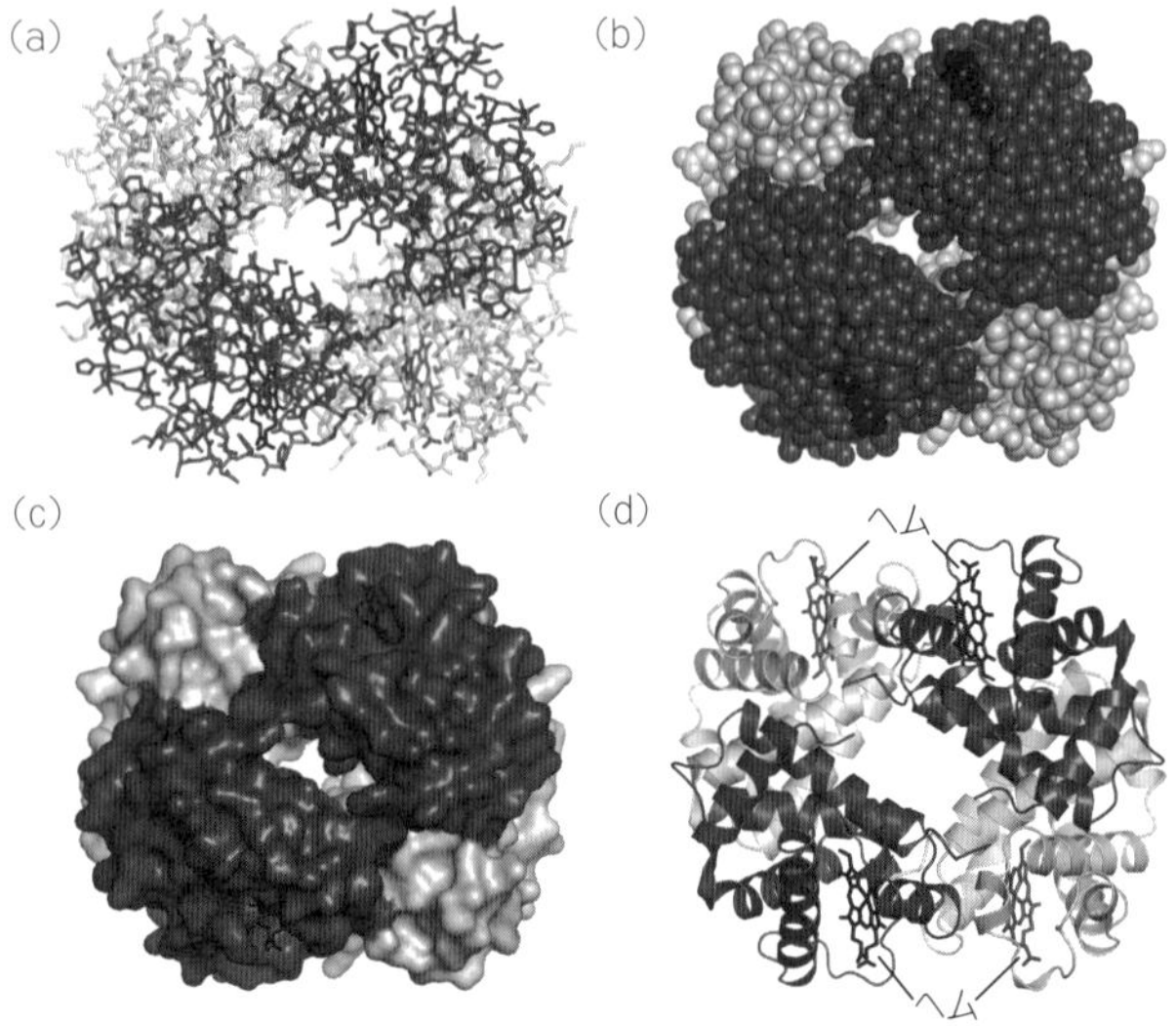

● 図4-6　タンパク質の立体構造の表示法

それぞれの図中，αサブユニットは濃灰色，βサブユニットは淡灰色で示した．

そして、複数のポリペプチド鎖の会合の様子（集まり方）に関する構造が次の階層、すなわち四次構造になります。三次構造までは、一本のペプチド鎖についてのお話でした。しかし、タンパク質には、複数の鎖（ひとつひとつをサブユニットとよびます）が会合してひとつの分子を形づくっているものがあります。たとえば、赤血球のなかにあって酸素の運搬をしているタンパク質ヘモグロビンは、四つのサブユニットからできています（図4-3参照）。すなわち、四つのポリペプチドが会合してひとつの分子をつくり、酸素を効率よく結合解離させる機能をもっているのです。この様子を四次構造といいます。四次構造の形成にも三次構造と同様、アミノ酸側鎖間の相互作用が重要となります。

タンパク質の立体構造の表示法を図4-6

でご紹介しておきましょう。使ったのは、図4-3で取りあげられていた「ヘモグロビン」です。ヘモグロビンは、血液中の赤血球に含まれるタンパク質で、酸素の運搬をしています。血液の赤い色は、ヘモグロビンのヘムという鉄を含む色素のためなのです。

(a)は、各原子間の結合を針金で結んだような状態の「ワイヤーモデル」で表した図です。ヘモグロビンは、四つのサブユニット（二つのαサブユニットと二つのβサブユニット）から構成されているので、αサブユニットを濃灰色、βサブユニットを淡灰色で示しました。この図は、各原子がどのように結ばれているかを把握するのに適しています。

(b)は、それぞれの原子を原子半径の大きさの球として表した「CPKモデル」で表示したものです。こうすると原子の集まりでできている現実のタンパク質分子のイメージがつかみやすくなります。しかし、それぞれの原子のつながりはよくわかりませんね。

(c)は、「分子表面図」といって、それぞれの原子よりも分子の表面のデコボコをイメージしやすいように表す方法です。(b)よりも奥行き感がつかみやすいでしょう。

(d)は、二次構造のところで説明した「リボンモデル」です。ヘモグロビンは、β-シートを含まないα-ヘリックスだけからできているタンパク質なので、矢印は見当たりませんね。

それぞれの表示法には、一長一短がありますので、何を見せたいかによって使い分けます。

3　タンパク質の立体構造が機能を決める

タンパク質の機能は立体構造と対応していると述べました。すなわち、立体構造が似ていれば、酵素とか受容体などとしての役割（分子の機能）は共通している可能性が高いのです。そして、ＤＮＡに書かれた情報がアミノ酸の配列（タンパク質の一次構造）だけだということは、アミノ酸配列が決まれば、それがどんな立体構造になるのかは決まってしまうと考えてよいはずです。実際、アミノ酸配列が三〇％以上共通していれば、それらの立体構造はよく似ています。

しかし、アミノ酸配列がほとんど似ていなくても立体構造がよく似ていることがあります。それはなぜでしょう。このことは、タンパク質の分子進化を考えてみると納得できるでしょう。

ある原始的なタンパク質が、ある化学反応で触媒として働くという機能、すなわち、ある酵素の役割を獲得していたとします。そのタンパク質の遺伝情報が書かれているＤＮＡの塩基配列には、進化の過程でランダムな突然変異が入る可能性があります。このとき、その突然変異が立体構造を壊してしまうようなものなら、その遺伝情報は次の世代に伝えられません。なぜなら、立体構造が壊れてしまえば、酵素として働くことはできないわけですから、その配列は、意味をもたないものになってしまいます。

しかし、タンパク質の立体構造が壊れなければ次の世代へと受け継がれます。そうすると、立体構造が同じでも、アミノ酸の配列の少し異なるタンパク質がつくられていくことになります。また、突然変異によって、触媒として働くことは共通でも、反応させる基質（化合物）への選択性は変化するかもしれません。こうした変化が積み重なるうちに効率のよいもの以外は淘汰《とうた》され、酵素なら似たような反応をより効率的に行えるように進化してきたと理解されています。

たとえば、デンプンの加水分解酵素でも、デンプンの構造の特定の部位を切り分けることができる、いろいろな種類の酵素が存在します。それらはアミノ酸配列が似てないときもありますが、立体構造はよく似ており、共通の立体構造骨格をもっています。タンパク質の機能を知るためには、立体構造を見るのがいちばんなのです。

ＤＮＡの塩基配列の類似性を調べることは簡単にできるようになりました。そのため、タンパク質のアミノ酸配列は、その遺伝子のＤＮＡの配列を調べることで簡単にわかります。ある機能未知のタンパク質の機能を推定したい場合は、そのタンパク質のアミノ酸配列とデータバンクなどに登録されている研究済みのたくさんのタンパク質との類似性を調べればよいわけです。すなわち、機能既知のタンパク質のアミノ酸配列と似ていることがわかれば、調べたいタンパク質の機能を推定できます。もちろん、似ていることがわかった配列のタンパク質の機能がわかっていない場合は、お手上げです。配列の類似性がわかっていても、しょせん機能未知どうしなのですからね。

しかし、前述のように、立体構造がわかれば、機能既知のタンパク質の立体構造と似ているかどうかを比較することで、未知の機能が推定できる可能性があります。日本では国家プロジェクトとしてタンパク質立体構造の網羅的な解析を行いました（タンパク三〇〇〇プロジェクト、二〇〇二～二〇〇六年）。それは、このことを狙ったからなのです。

タンパク質が単なる栄養素ではなく、体の構成部品として重要な分子だということを理解していただいたところで、では、いよいよ原子の世界を見るための方法、X線結晶構造解析についてお話ししていきましょう。

4　X線結晶構造解析で原子を見る

X線結晶構造解析の原理は、光学顕微鏡による観察とよく似ています（図4-7）。光学顕微鏡では、観察対象に可視光を照射し、散乱した可視光を対物レンズで集光して拡大します。それをさらに接眼レンズで拡大することで微小なものを見ることができます。一方、X線結晶解析では、観察対象の結晶にX線を照射します。すると、結晶によってX線が散乱されます。顕微鏡の場合と同様に散乱X線をレンズで集光すればよいのですが、残念ながらX線用のレンズをつくることはできません。

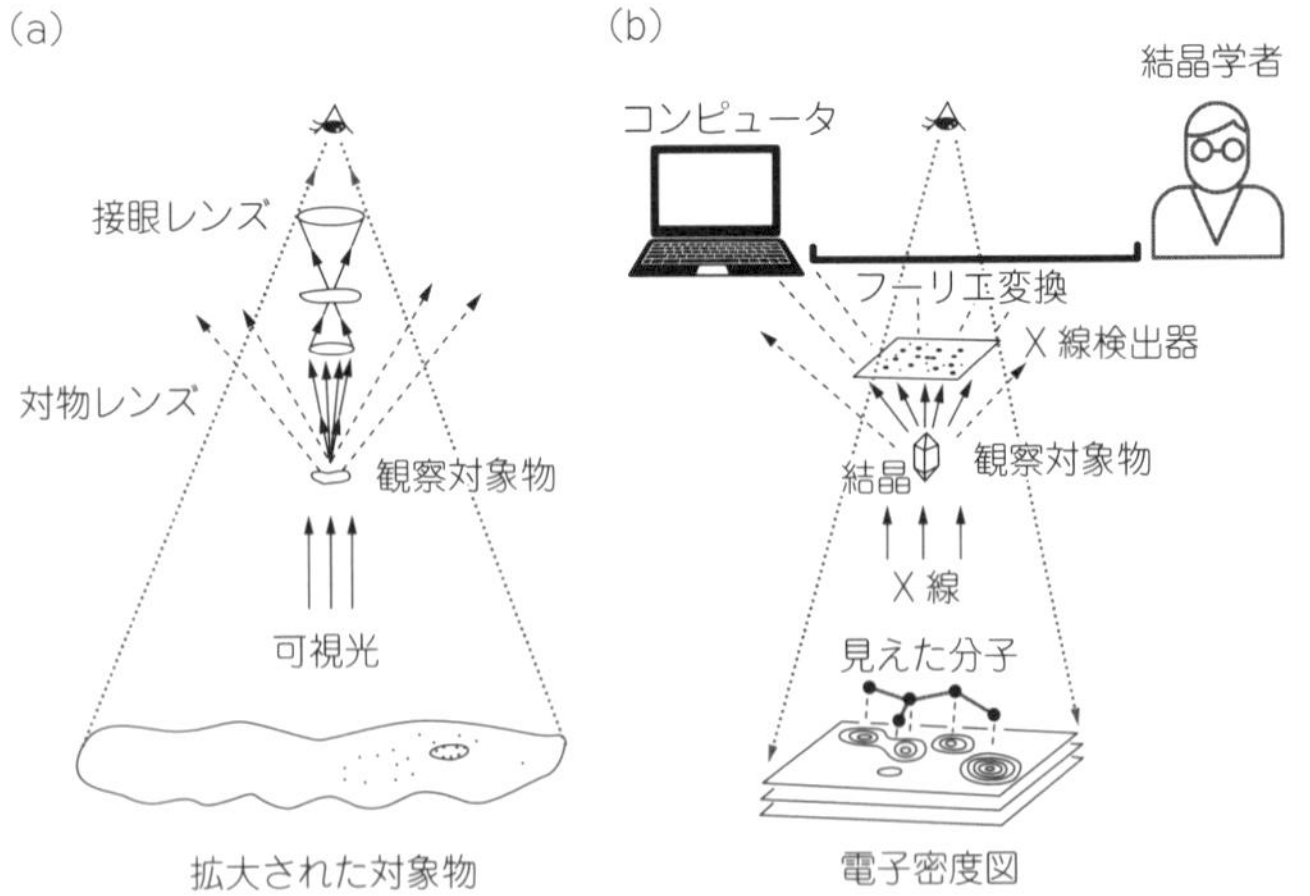

● 図4-7　X線結晶構造解析と顕微鏡観察の比較
J. P. Glusker, M. Lewis, M. Rossi, “Crystal Structure Analysis for Chemists and Biologists,” VCH Publishers（1994）より一部改変.

そこで、散乱X線をそのまま検出器で受け止め、X線回折像としてとらえます。そして、レンズに相当する計算をコンピュータで行って分子の拡大像へと変換します。

もっとも、分子が直接見えるのではありません。拡大図として得られるのは、分子を構成する原子に含まれる電子の存在する確率が高い場所の分布、すなわち、電子密度です。電子がたくさん集まっているところと、ほとんど集まっていないところなどが等高線図として得られるわけです（図4－8左）。電子の密度が高い場所は、原子の存在する場所と考えて差し支えありません。そこで、電子の密度に応じて適切な原子を当てはめると、分子の形が見えてくることになるのです（図4－8右）。電子密度図は天気図とよく似ています。天気図の場合は、気圧の高さが等圧線図として示されています。天気図でいう気圧の高いところの中心に高気圧ならぬ原子があることがわかるわけですね。

この「レンズに相当する計算」は、フーリエ変換とよばれ、物理学ではよく使われます。では、なぜX線を使うのでしょ

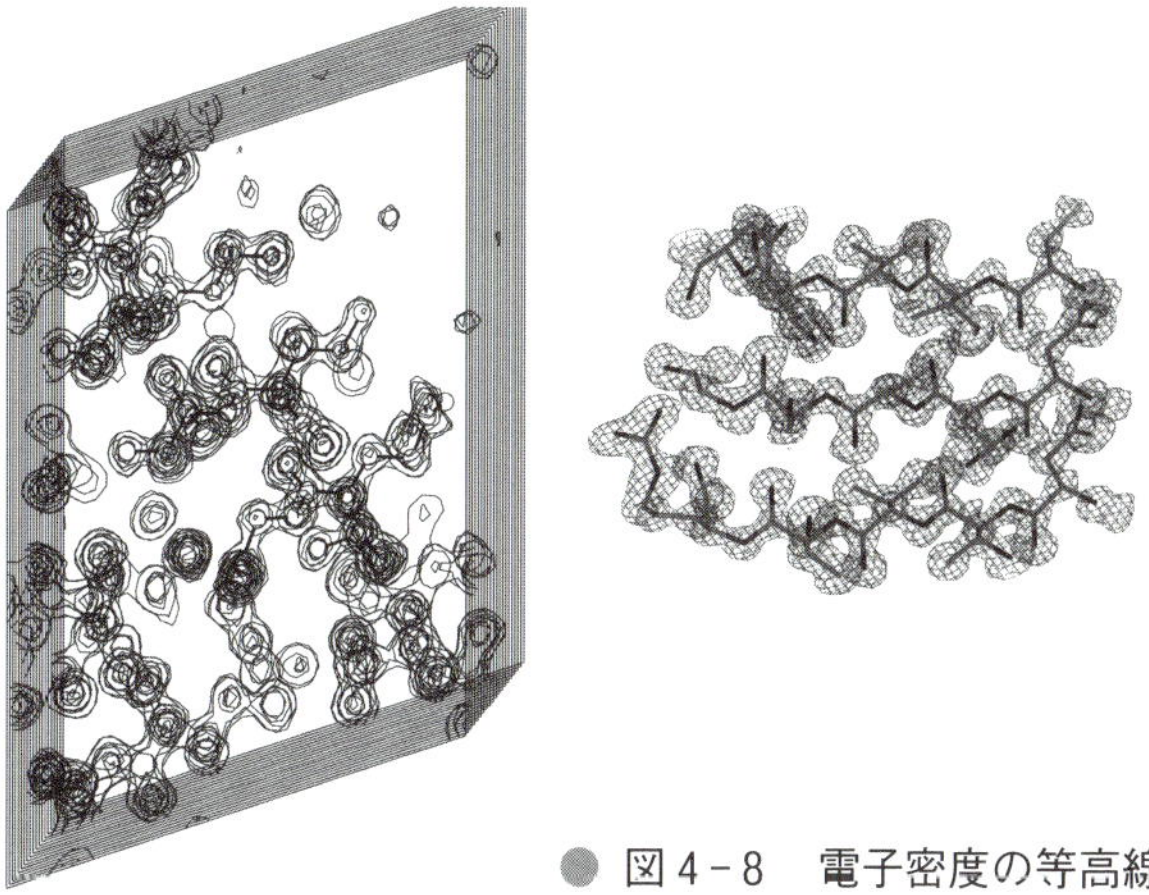

● 図4－8　電子密度の等高線分布

う。それは、X線も可視光も物理学的には同じ電磁波ですが、X線の波長は可視光に比べて非常に短いからです。この波長の短さが、どれだけ細かいものを見分けることができるか（分解能）にかかわってきます。

通常の光学顕微鏡の分解能は、最高でも〇・二マイクロメートル（一万分の二ミリメートル）に過ぎず、これ以上細かい構造は見ることができません。分解能は使用する電磁波の波長によって決まるので、もっと短い波長の電磁波を使えばもっと拡大できます。

ならば、可視光の代わりにX線を使えばよいということです。可視光の波長がおよそ五〇〇ナノメートル（〇・五マイクロメートル）なのに対して、X線の波長は、〇・一五ナノメートル（一・五Å）、ちょうど水素原子の大きさくらいなのです。波長が原子のサイズと同等なので原子の状態を測ることができます。X線といえば、レントゲン写真における物質透過性を思い浮かべる人も多いと思います。実は、この透過性の高さは波長の短さに起因しています。

X線結晶解析には、もうひとつ、結晶を利用するという特徴があります。結晶というのは、分子が整然と三次元的に並んだ状態です。ひとつの分子にX線を照射しても、もちろんX線散乱は起こります。しかし、信号が弱いため、精度よく観測することが困難です。ところが、結晶にX線を照射すると、規則正しく並んだ各分子からの散乱信号が増幅され、信号の強弱がくっきりと検出器に写ります。並び方の規則正しさが細かなところまで行き届いていると、それだけ細かなところまで信号が得られます。すなわち、分解能の優れた三次元構造を決定することができるのです。

タンパク質の結晶を解析対象とした場合、だいたい三Å程度の分解能があれば、タンパク質の分子の主鎖の状態を把握することができます（図4-9）。そして、二Åの分解能があれば、タンパク質の側鎖の形まで詳細に見ることが可能になります。そして、一Åを超える分解能が得られれば、いちばん小さな原子、水素原子を直接見ることも可能になってきます。筆者の研究室では、この分解能をさらにどんどん向上させて、どこまで見えるかにも挑戦しています。

5　職人技！　難しい解析用の結晶づくり

X線結晶構造解析の手順を図4-10に示します。まず、標的タンパク質を生体から直接とりだすか、その遺伝子の情報を大腸菌などで発現（遺伝子に書かれている情報に従い、タンパク質をつくらせること）させ、結晶化に必要なタンパク質を大量につくり、標的タンパク質以外をすべて除いて均一に精製します。結晶化には大量（数ミリグラムから数百ミリグラム）の純粋なタンパク質を必要とします。

たとえば、目的とするタンパク質が細胞の全タンパク質の〇・五％を占めるとしましょう。すると、一〇ミリグラムを取るには、二グラムの細胞タンパク質が必要になります。しかし、精製の収率はよくても一〇％くらいですから一〇倍の二〇グラムの細胞タンパク質が必要でしょう。二〇グラムの細胞タンパク質を得るためには、その一〇倍、二〇〇グラムの細胞が必要です。その細胞を抽出するにはその数

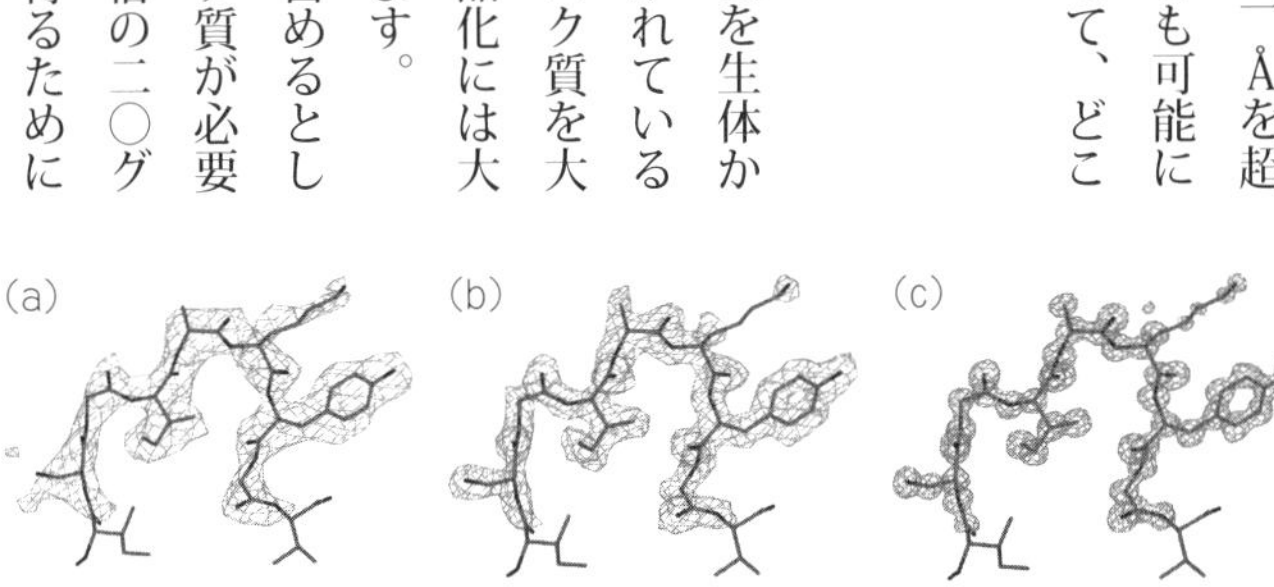

● 図4-9　X線結晶解析の分解能と得られる電子密度図の比較
(a) 3.0 Å分解能，(b) 2.0 Å分解能，(c) 1.0 Å分解能．

① 結晶化用タンパク質の調製
② 結晶化
③ X線回折測定
④ フーリエ変換による電子密度図の作成
⑤ 電子密度図への分子モデルの当てはめ
⑥ できた分子モデルの解析

● 図4－10　標的タンパク質のX線結晶解析の手順

倍以上の材料が必要です。いかにたいへんな作業になるか、おわかりいただけると思います。今日では、大腸菌を使って遺伝子を発現させることができるようになり、ごく微量にしか存在しないタンパク質でも大量につくることが可能になりました。

タンパク質の精製が終了したら、次に、得られたタンパク質を結晶化します。結晶化では、高濃度（一〇ミリグラム／ミリリットル程度）のタンパク質の溶液をつくり、そこへ、「沈殿剤」とよばれる化合物を徐々に加えていきます。すると、沈殿剤はタンパク質よりも水（緩衝液）に溶けやすいので、水に沈殿剤が溶ければ溶けるほど、相対的にタンパク質の溶解度が低下することになります。

その結果、溶けることができなくなったタンパク質がゆっくりと結晶に変わっていくのです。このとき、タンパク質が「結晶核」とよばれる、規則正しい三次元的に分子が並んだ状態の塊をつくることができれば結晶へと成長することができるのですが、結晶核の形成がうまくいかないときは、凝集体という不規則な塊として沈殿してしまいます。

どんな沈殿剤を使えば結晶になるのかは、タンパク質によってちがいます。つまり、タンパク質の結晶をつくる作業というのは、結晶化する溶液組成の条件を探すことだといっても過言ではありません。ときとして、数万の条件を試します。緩衝液の組成、pH、温度、沈殿剤の種類などあらゆる組合せを効率よく検討することが要求されます。

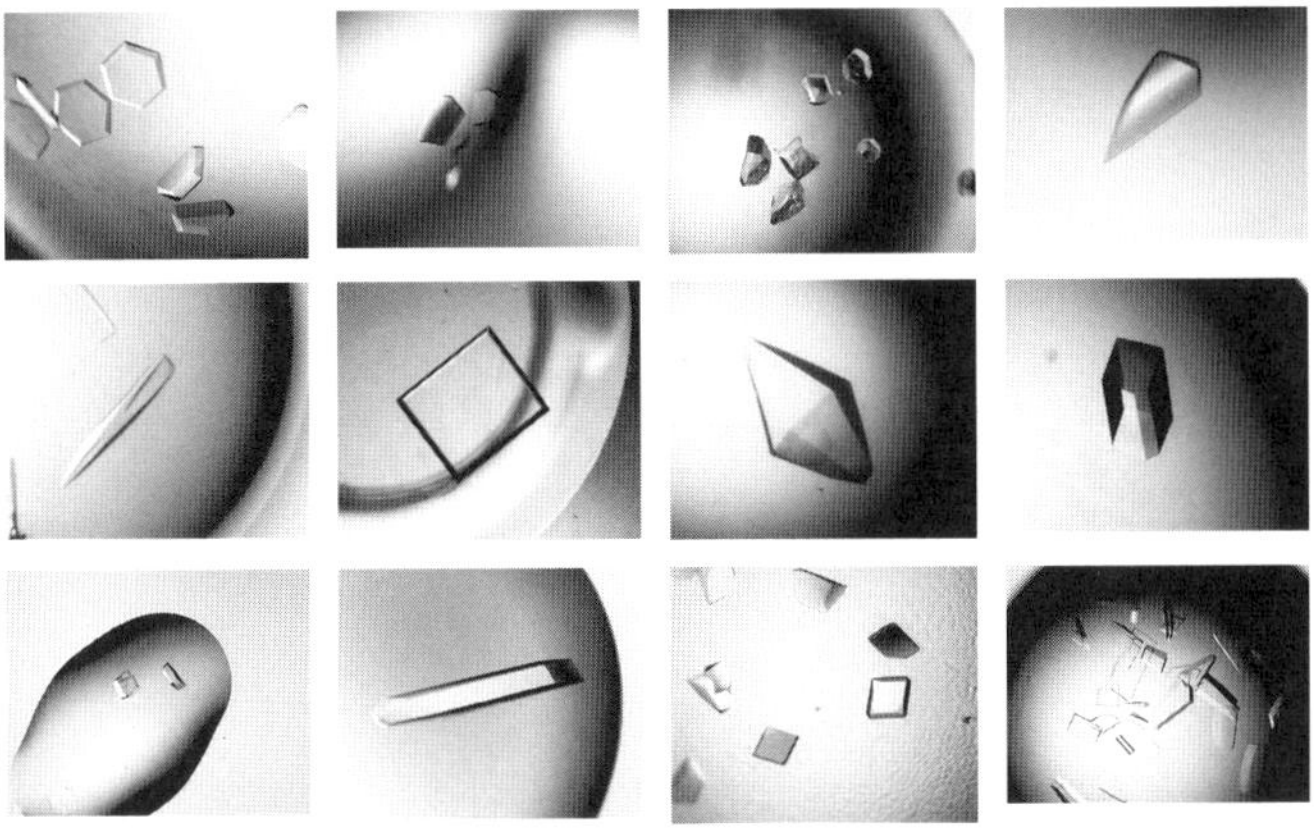

● 図4－11　タンパク質の結晶の写真

実験に使用するには、だいたい〇・一〜一・〇ミリメートルくらいの大きさの結晶が取り扱いやすく手頃です（図4－11）。食塩などとちがい、タンパク質の結晶は体積の約半分が溶媒なので、まるで豆腐やゼリーのように柔らかくもろいという特徴があります。一方で、溶媒含量が高いことから、結晶状態でも溶液状態と同じような状態になっており、立体構造は生体内に存在するときと同じだといえます。これは、低分子化合物が溶液状態と結晶状態では立体構造が変わることが少なくないこととは大きく異なります。

実は、結晶をつくる過程がX線結晶構造解析を進めるうえで最大の難関で、いったん結晶ができてしまえば、それ以降のX線解析は確実に進められるといえるまでに、方法論と装置が整備されています。したがって、結晶化が簡単な物質の立体構造を決定することについては、学生とか大学院生のような初心者は、博士研究員のような経験者に敵いません。なぜなら初心者は、解析方法を学びながら実験するため、すでに結晶ができていたとしても、解析終了まで一年以上はかかるでしょう。しかし、経験者は前と同じ作業を別の結晶でするだけですから、腕のよい研究者なら解析が終わるまで一か月かからないかもしれません。

反対に、結晶化が難しいようなタンパク質は、初心者と経験者の差が出にくいのです。経験者が結晶づくりに苦しんでいるあいだに、学生はじっくりと結晶学の勉強ができてしまうからです。しかも、学生が突拍子もないことを思いついて突然すばらしい結晶ができるかもしれません。このことは、前人未踏の難しいテーマにチャレンジすれば、学生でも大発見のチャンスがあることを示しています。

うまく結晶ができたら、いよいよX線を照射してX線回折像を撮影し、結晶がうまくできているかどうかを確認します。きちんとできていれば、結晶に対してあらゆる方向からX線を照射して必要なX線回折点すべての強度を測定します。

次はいよいよフーリエ変換を利用して「レンズの作業に相当する計算」をするわけですが、ここでひとつ問題があります。それは、X線回折の測定は、X線という波の高さを測定することはできても、波がいつ到着したのかがわからなくなってしまうことです。

波の例として、図4–12のような波を考えてみましょう。波を特徴づけるのは、波の高さ（振幅という）と波の頂点がどこにあるのか（位相という）の二つの情報です。三角関数を使って波を記述する数式を書いてみます。Aが振幅、ϕが位相です。X線検出器では、ある一定時間に検出器が検知したX線の量がわかります。これは、X線回折の強度で、その絶対値の平方根が振幅です。測定では、波の強度しか測れないので、波の頂点がどこにあるのかという位相の情報は、失われてしまうのです。これを「位相問題」といい、

X線結晶解析で構造決定ができるかできないかを決める最大の問題となっています。

タンパク質の結晶解析では、一九五〇年代の終わりにケンブリッジ大学のペルッ（Max Ferdinand Perutz）によって重原子多重同形置換（Multiple Isomorphous Replacement：MIR）法が開発されたことでこの問題が解決し、解析ができるようになりました。ペルッはこの方法を使ってヘモグロビンの立体構造解析に成功し、ノーベル化学賞を受賞しています。位相がわかれば、後はフーリエ変換をするだけです。今日では、コンピュータの発達により、巨大なタンパク質の場合でも、パソコンで計算することができるまでになっています。

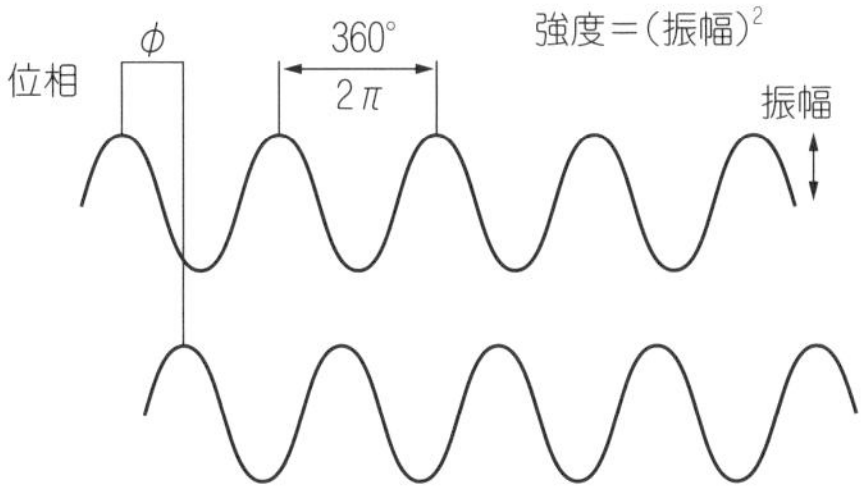

$$W = A\cos[(2\pi x/\lambda) + \phi]$$

● 図4－12　波の数学的表現
振幅A：波の高さ，波長λ：波の山から次の山までの距離，位相ϕ：基本となる波からのずれ．

フーリエ変換で電子密度図が得られたら、アミノ酸配列に基づいて分子モデルを当てはめていきます。分子モデルが得られたら、その構造の成り立ちや他の実験結果との関係などを分析し、構造と機能との関係を探っていくことになります。

6　山奥の最前線基地スプリング8

従来、X線結晶構造解析というのは、その威力はだれしも認めるが、実行するとなると非常に時間のかかるやっかいな手法だと思われてきました。しかし、遺伝子工学やコンピュータ技術の発達、そしてシンクロトロン放射光の利用によって、X線結晶構造解析の適用範囲とスピードは驚異的に発展を遂げつつあります。とくに、一九九〇年代に第三世代とよばれるシンクロトロン放射光施設が建設されたことによって、これまでとはケタちがいに明るいX線の利用が可能になりました。

兵庫県と岡山県の県境近く（西播磨地区）に、スプリング8（SPring-8）とよばれる大型放射光施設があります（図4-13）。これは、世界に三か所ある第三世代放射光施設のひとつで、世界最高エネルギーのシンクロトロン放射光をつくりだすことができます。山陽新幹線を相生《あいおい》駅で降り、スプリング8行きのバスに乗ると、車通りの少ない田舎道をバスは山へ山へと向かいます。暗いトンネルに入り「こんな山間の地に最新鋭の研究所が本当にあるのか」と不安が頂点に達したころ、バスはトンネルを抜け急に視界が開け、兵庫県立大学のキャンパスが見えてきます。気がつくと田舎道は知らぬ間にハイウェイのような道へと変貌しています。しばらく進むと、きれいに整地された広い工業団地のような街並みに出くわします。そのハイウェイが大きくカーブしたところに超近代的な施設が鎮座しているのです。まるで、怪獣映画にでてくるウルトラ警備隊

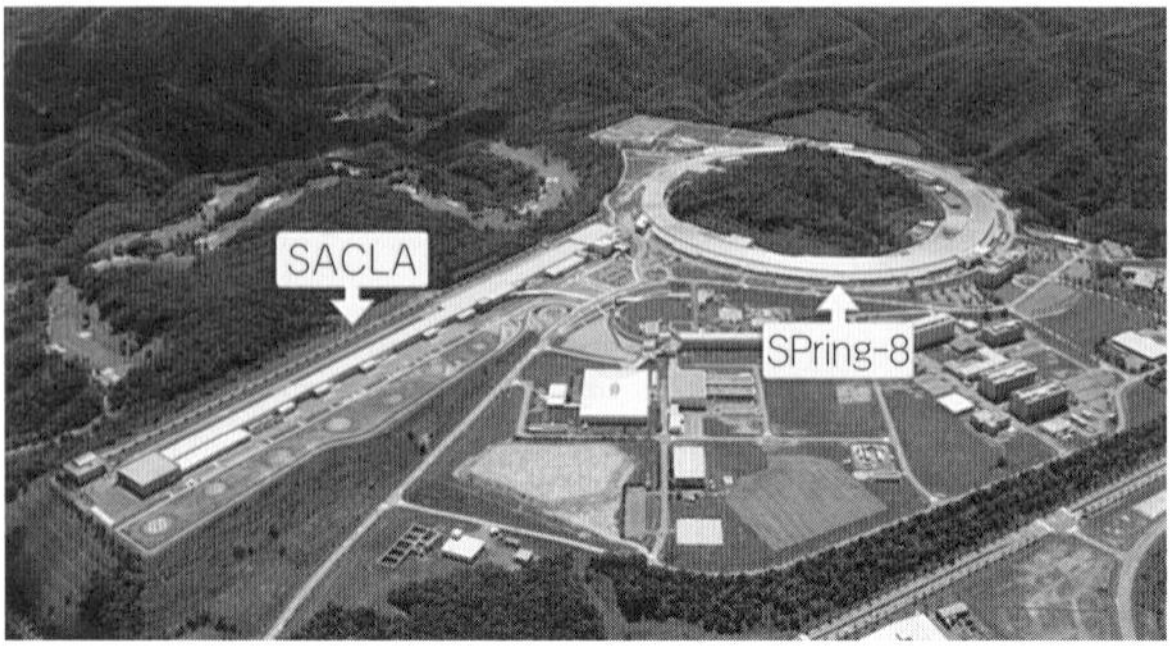

● 図4-13　日本の大型放射光施設SPring-8とX線自由電子レーザー施設SACLA　©RIKEN

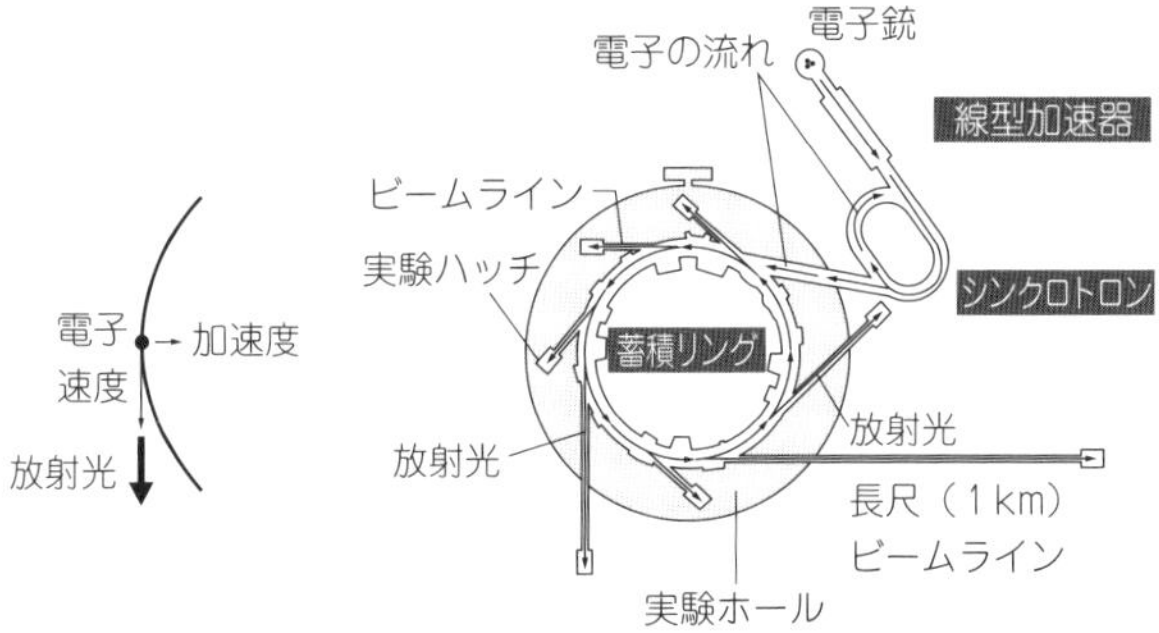

● 図4－14　シンクロトロン放射光の発生原理と模式図
http://www.spring8.or.jp/ja/about_us/whats_sr/generation_sr/を参考に作図.

の基地のようです。

その外見どおり、スプリング8は、病気から人類を守るための研究開発の最前線基地なのです。スプリング8では、日本中いや世界中から研究者が集まり、薬の標的タンパク質の姿をとらえようと、日夜研究しているのですから。

シンクロトロン放射光とは、蓄積リングとよばれる真空の円周をほぼ光速まで加速された電子（または陽電子）が進んでいるときに、円周から接線方向へと放出される電磁波のことです（図4－14）。スプリング8の場合は、蓄積リングの一周が一・四キロメートルほどあり、まるで山に冠をかぶせたような外観です。

その大型の蓄積リングから得られる高輝度のシンクロトロン放射光をX線源とすることにより、測定に必要な時間は遥かに短くなります。実験室で1枚当たり数十分かかっていた撮影が、数秒で済んでしまうほどです。これにより、データ収集にかかる時間は、数日から一週間かかっていたものが、数十分で終了できるまでになりました。

それだけではありません。シンクロトロン放射光は波長が変えられるので、いろいろな波長のX線を自在に結晶へと照射することができます。このことから、多波長異常分散（multi-wavelength anomalous diffraction、略してＭＡＤ）法とよばれる新しい方法が生まれました。この方法は、たった一個の結晶でも立体構造解析が完了できてしまう革命的な方法なのです。このような解析スピードアップによって、新しい標的タンパク質が見つかれば（もちろん結晶になれば、ですが）、その立体構造をすぐに解析できるようになりました。薬の設計では、ますます立体構造を利用しやすい環境が整いつつあるといえるでしょう。

シンクロトロン放射光施設には、研究者が世界中から測定に来ています。往復の旅行もたいへんです。そこで、最近では実験作業を自動化する取り組みも進められています。特殊なことが必要ないメニューどおりの実験なら、結晶を宅配便で送りインターネットを介しての遠隔操作でX線測定実験をすることもできるようになってきています。実験が終われば、すぐにインターネットを通じて結果が送られてくるわけです。

7 原子や分子の瞬間的な動きをとらえる——X線自由電子レーザー

さて、最近、スプリング8のシンクロトロン放射光よりも一〇億倍強力なX線自由電子レーザーを放射することができる施設ＳＡＣＬＡ（さくら）がスプリング8に隣接してつくられました（図4−13）。ＳＡＣＬＡは、非常に明るいだけでなく、一〇フェムト秒（一〇〇兆分の一秒）程度のパルスX線を照射できるという特徴をもっています。そのため、ＳＡＣＬＡを使えば、マイクロメートル程度の大きさの結晶を使って測定できるようになりました。

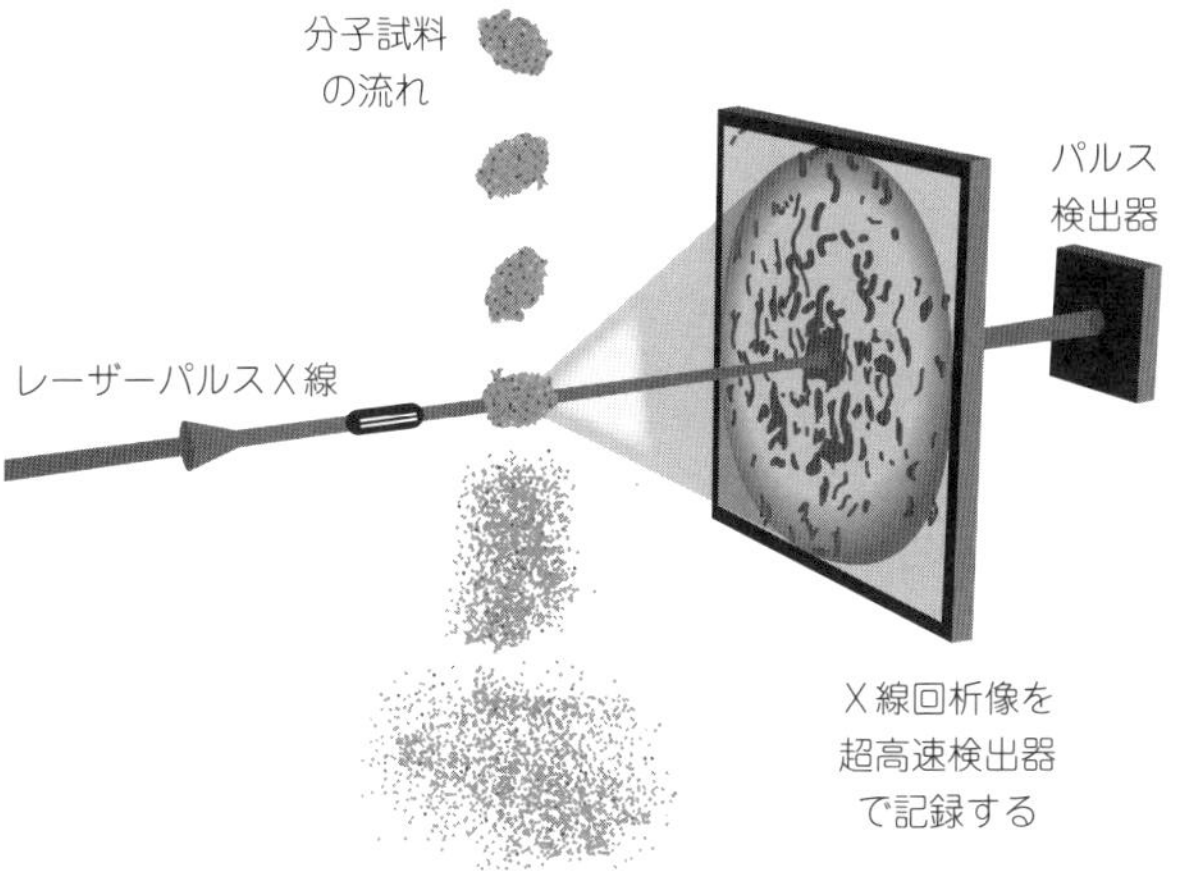

● 図4－15　X線自由電子レーザーによる破壊前回折測定の模式図
K. J. Gaffney, H. N. Chapman, *Science*, **316**, 1444（2007）を参考にして作図.

ミクロな結晶にSACLAの超強力なX線が衝突すると結晶は破壊されてしまいます。ところが、X線回折が起こる速さは、パルス幅と同じフェムト秒程度なのに対して、結晶の破壊の速度は、ナノ秒位の遅さになのです。つまり不思議ですが、結晶が破壊される前にデータが撮れてしまうのです（図4－15）。また、結晶中で化学反応を起こすことができれば、パルス幅がフェムト秒ですから、フェムト秒単位の高速測定により、時間分割測定を実現することも可能です。そうすれば、化学反応の動画（アニメーション）をつくることも簡単になるでしょう。

欧米では、SACLAよりも、さらに高輝度のX線自由電子レーザーをつくろうとしています。それは、もはや結晶をつくらなくても、一個の分子を使って測定ができるようにしようと考えているからです。原理的には、十分可能だといえますからね。二一世紀の終わりまでには結晶をまったく使わず、ひとつの分子だけでの構造解析が実現しているかもしれません。

8　残されたフロンティア――膜タンパク質の構造研究

細胞は、生体膜によって仕切られています。真核生物は、細胞内部にも膜で仕切られた細胞内小器官（オルガネラ）とよばれるものをもっています。細胞内小器官には、ミトコンドリア、ゴルジ体、ペルオキシソームなどがあります。一方、植物細胞には、葉緑体もあります。これらは、エネルギーをつくるための呼吸、タンパク質の輸送や修飾、脂肪酸の代謝、そして、光合成といった重要な役割を担っているのです。さて、生体膜は、単なる脂質の膜ではありません。液状の物質を仕切るとともに、特定の物質を透過させたり、外界の情報を感知したりするなど特殊な機能をもっています。このような物質透過や情報伝達にかかわっているのが、膜に埋め込まれた膜タンパク質なのです。なかでも薬と関係するのが、薬の吸収と排泄にかかわるＡＢＣ（ATP binding cassette）トランスポーターと、薬が作用する受容体の代表Ｇタンパク質共役型受容体（ＧＰＣＲ）でしょう。ＧＰＣＲの代表としてアドレナリン受容体とＧタンパク質との複合体の立体構造を示します（図４‐16）。ＧＰＣＲ研究は、この立体構造が決定打となり二〇一二年にノーベル化学賞を受賞しています。一方、筆者はＡＢＣトランスポーターのメカニズムを立体構造から解明することをおもなテーマに研究しています。図４‐17には、筆者らがはじめて決定した多様な化合物を細胞外へ排出するＡＢＣ多剤排出トランスポーターの結晶構造を示しました。

膜タンパク質の立体構造解析に対しては、最近の三〇年間に四度ものノーベル賞（光合成活性中心、

ＡＴＰ合成酵素、イオンチャネル、ＧＰＣＲ、いずれも化学賞）が与えられたことからも、その研究の重要性と難易度の高さがおわかりでしょう。

タンパク質の立体構造情報は、世界中から誰でもアクセスできるタンパク質データバンク（Protein Data Bank、略してＰＤＢ）にすべて登録されます。二〇一七年二月二〇日現在、一二六八〇九個の立体構造が登録されています。そのうち、膜タンパク質は二一六三個にすぎません。そのなかには、同じタンパク質の重複もありますので、それを差し引くと、六七七種類だけになってしまいます。種類別に見た場合、すべてのタンパク質の約三分の一が膜タンパク質だといわれていますから、膜タンパク質では、ごく少数の立体構造が判明しているだけだということを示しています。

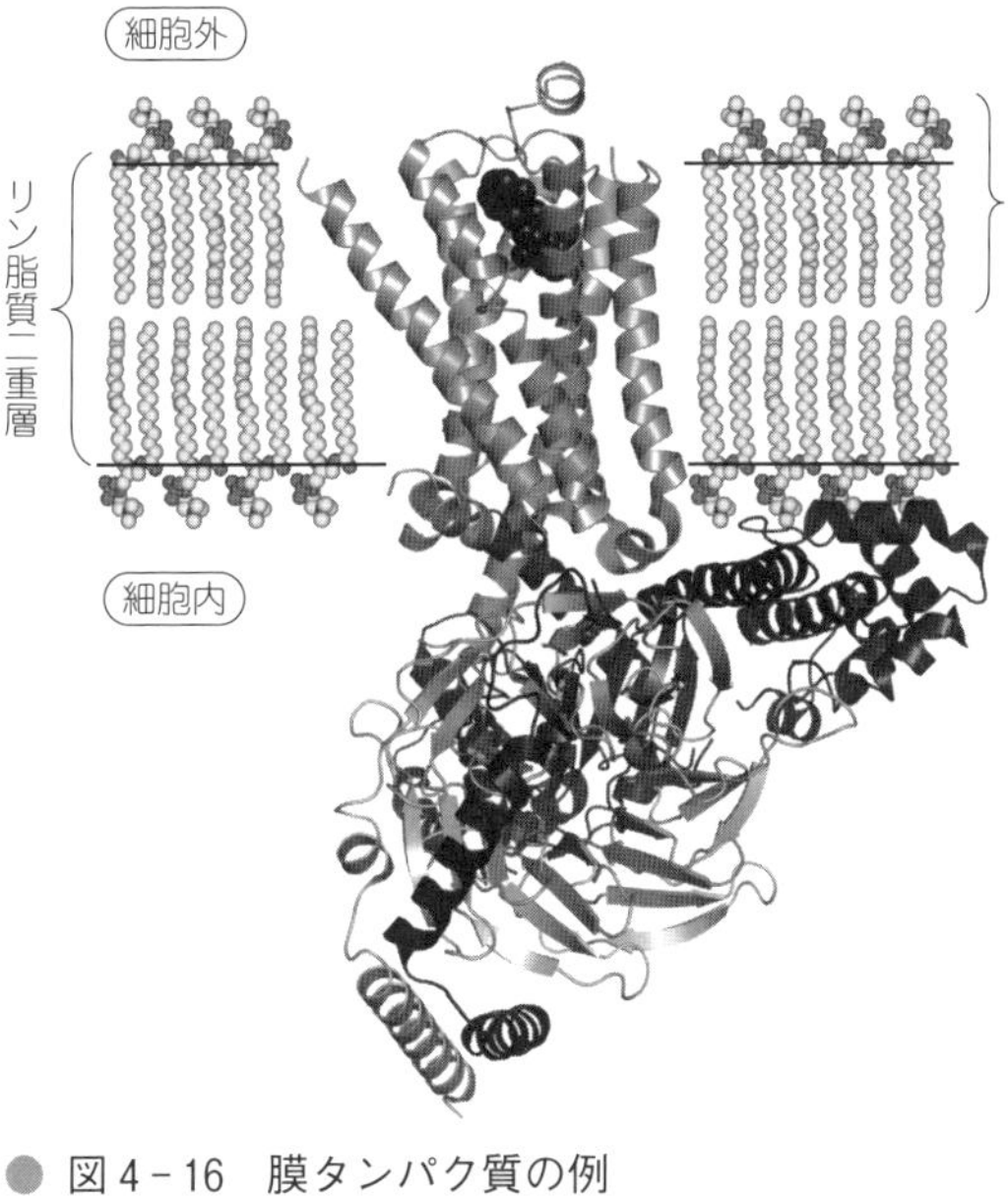

● 図４－16　膜タンパク質の例

コビルカらによって立体構造が明らかにされたアドレナリン受容体とGタンパク質との複合体の構造模式図. *Nature*, **477**, 549 (2011) 参照. コビルカはこの成果によりレフコウィッツとともに2012年度ノーベル化学賞を受賞した.

では、膜タンパク質の構造研究が難しいのはなぜでしょうか。それは、膜タンパク質の単離精製が難しいため、膜タンパク質の結晶化に必要な試料を入手できず、研究がほとんど行われていないことに起因します。また、単離した膜タンパク質が不安定で、結晶化する前に立体構造が壊れてしまうことが問題です。さらに、研究例がほとんどないことから、リスクを恐れて研究者が尻込みしてしまうこともあげられます。しかし、いい換えると工夫次第では誰にでも一発逆転で新発見のチャンスがあるわけですから、まさにフロンティアとよぶにふさわしいでしょう。

（文／加藤博章）

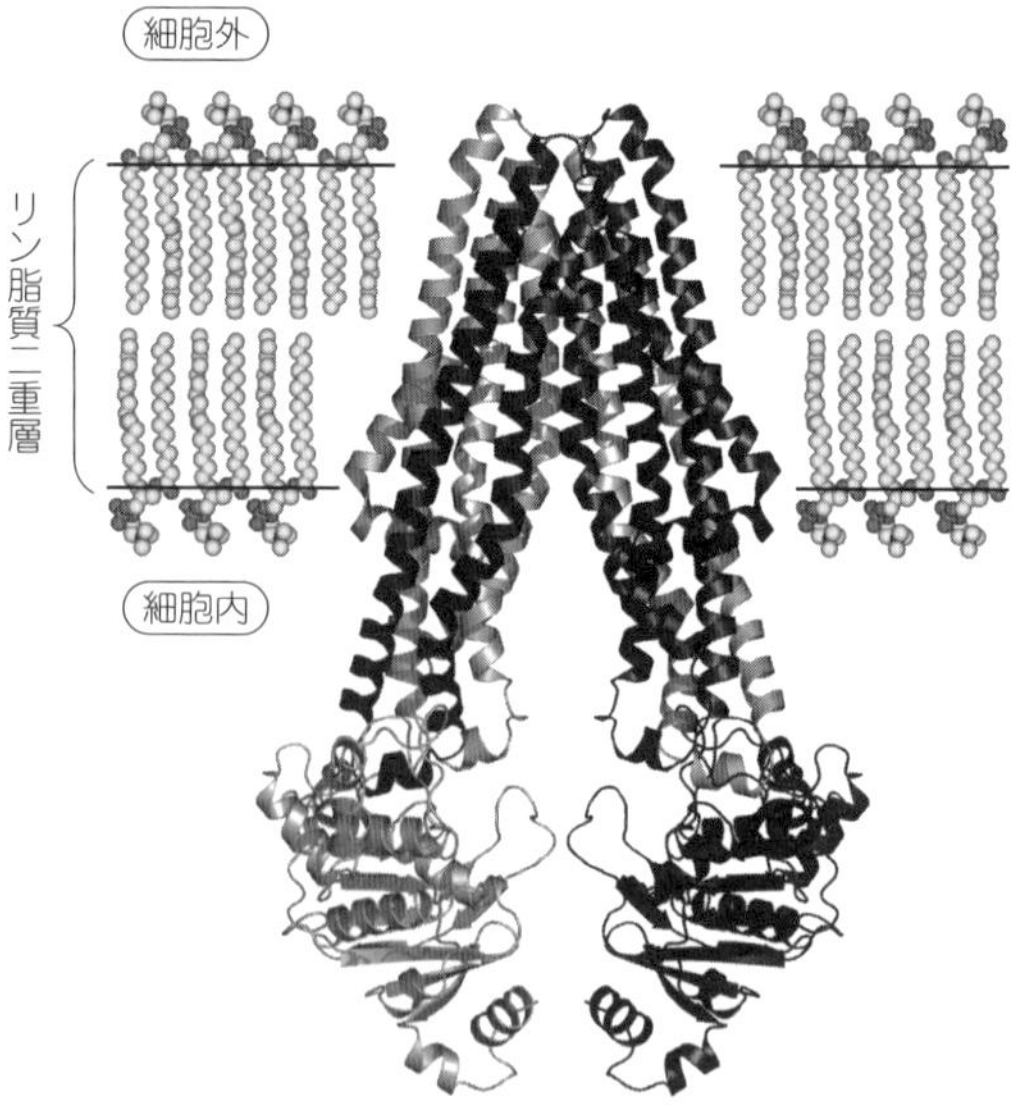

● 図4－17　膜タンパク質の一例
筆者らが決定したATPで駆動されるABC多剤排出トランスポーターの構造模式図. *Proc. Natl. Acad. Sci. USA,* **111**, 4049 (2014) 参照.

5 薬をいかにデザインするか——設計図づくりと分子の探し方

タンパク質の形状やその働きが解明されるにつれ、「どんな化合物ならば薬として有効に作用するか」が推測可能になっている。こうした視点から、化合物を「デザイン」することで創造するという発想が生まれた。

薬って「デザイン」するものなの？　この章のタイトルを見てそう思った方もいらっしゃるのではないでしょうか。薬は「デザイン」するというより、試験管を振り混ぜて「つくる」というイメージが強いのではないでしょうか。しかし、家や自動車が設計図をもとに組み立てられるのと同様に、薬を「つくる」にも設計図が必要です。この設計図の最後に薬の〝姿〟（化学構造）が描かれているのですが、この〝姿〟を描くことが薬を「デザイン」することなのです。

では薬はどのようにデザインされるのでしょう。薬をデザインするプロセスは大きく二つに分けられます。最初の段階では、薬のもとになる〝種《たね》〟化合物を見つけます。これは、家や自動車の設計ではラフスケッチのようなもので、今後のデザインの基本となるものです。無から有を生みだすこのステップは古来偶然に頼ることがほとんどで、薬用の植物や動物などの天然物を起源としてきました。一方、近代になると既存の合成化合物のなかから〝種〟化合物を見つける方法が主流となり、最近では大量の合成化合物を高速で効くか効かないか評価するシステムが構築されるようになりました。また、計算化学とよばれる理論的な手法も期待されています。

次の段階では、見つかった〝種〟化合物の改良を行います。〝種〟化合物は、そのままでは効果や安全性（毒性）などの点から医薬品となるには十分な性質を有していません。薬としてよりよいものとするためのデザイン（化学構造の変更）が行われます。以前は、このプロセスは研究者の勘や経験に大きく依存し、多くの時間と労力（人とお金）が必要でした。最近では第4章で説明したように、疾患標的タンパク質の立体構造が解明される例が増えてきて、効率的に薬がデザインできるようになってきています。

この章では、各段階における代表的なデザイン手法について紹介しましょう。目に見えない分子の姿をどのようにイメージし、構築していくのか。単純なようで奥の深い、薬のデザインの世界を垣間見てください。

1　薬をどうデザインするか

みなさんは、風邪を引いて熱があるときや胃が痛いときに飲んだり、虫刺されや筋肉痛になったときに塗ったりする薬が、どのようにしてデザインされたか考えたことがあるでしょうか？　そもそも薬をデザインするとはどういうことなのか、ピンとこない人のほうが多いのではないでしょうか。

自動車やドレス、建物などは実際に目に見えるものなので、それらをデザインすることはイメージしやすいでしょう。それに対し薬となる分子は肉眼で見ることができません。目に見えないものをデザインするといっても、イメージがわかないのも当然だと思います。

では見えない分子をどのように設計するのでしょうか。病院や薬局で手に入るほとんどの薬は、炭素や水素、酸素、窒素といった原子が組み合わさってできています。高校の化学の授業で「亀の甲」で表示された分子の絵を見たことを記憶されている方も多いと思います。

薬は、そのような「亀の甲」が複雑に、ときには単純に組み合わさってできています。つまり、「亀の甲」のつながり（分子の形）と、どの原子が「亀の甲」のなかのどの位置にあるのか（分子の性質）が、効く薬として重要で、それらを決めることが、薬のデザインになります。

何の情報も与えられずに「亀の甲」と原子を適切に組み合わせ、疾患治療に有効な薬をデザインできる人はまずいないでしょう。通常、何らかの方法で薬のもとになる〝種〟化合物を探します。見つかった〝種〟化合物は、多くの場合そのままでは効果や安全性の面で医薬品として満足するレベルにありません。そこで、この〝種〟をもとにして、「亀の甲」のつながりや原子の組合せを微妙に、ときには大胆に変えることにより、医薬品として十分なレベルにまで引きあげます。すなわち、薬をデザインするのです。

次の節から、まず、薬が作用することを理解するための「鍵と鍵穴」の概念を説明し、そして〝種〟化合物を医薬品として完成させるデザイン過程を、新旧の手法を交えて紹介します。そして後半ではどのようにして〝種〟化合物を見つけるかに焦点を絞り、偶然に頼る古くからの手法と、疾患標的タンパク質の立体構造やコンピュータを駆使する新しい論理的手法について説明しましょう。

2 鍵と鍵穴の関係

「鍵と鍵穴」の解説をする前に、まず基本的な用語の説明をしておきましょう。タンパク質のなかには化学反応を触媒する「酵素」や生体内の情報伝達を仲介する「受容体」があり、通常これらが薬の標的となります。このような標的タンパク質に特異的に結合する化学物質を「リガンド」といいます。そして、リガンドのなかでも生理作用や薬理作用をもつものを「生理活性物質」といいます。また、酵素によって分解などの化学反応を受ける物質は「基質」といいます。

医薬品は、生体内の基質や生理活性物質の代わりに酵素や受容体に結合することにより、その機能を調節するリガンド分子といえます。このことを「鍵と鍵穴」の概念を使って以下に解説しましょう。

「鍵と鍵穴」の概念は、はじめは酵素の基質特異性に対して使われました（図5－1）。酵素には基質が結合する

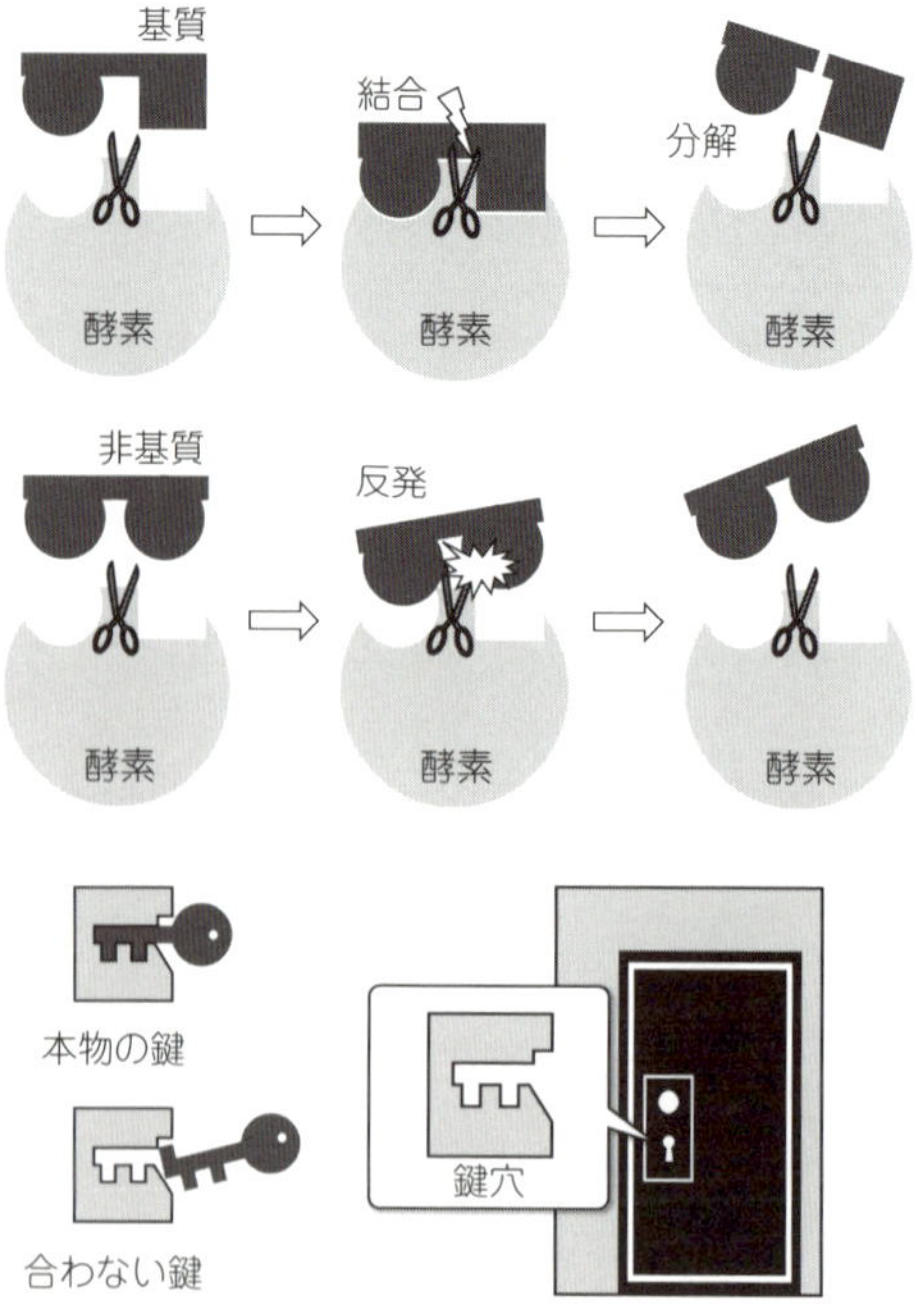

● 図5－1　鍵と鍵穴の概念

のにちょうどよい大きさのくぼみがあります。このくぼみに基質がぴったりとはまったときのみ反応が起こり、くぼみの形に合わない基質以外の分子は酵素に認識されません（図5−1上中）。これを酵素の基質特異性といいます。この様子は、鍵穴の形に合う鍵だけがロックされた扉を開けられるのと同じなので（図5−1下）、基質と酵素の関係を「鍵と鍵穴」にたとえられるようになりました。

いまでは、酵素と基質だけでなく、受容体と生理活性物質の関係もこの概念で説明されるようになっています。では、医薬品はこの概念のなかでどのように位置づけられるのでしょう。

実は、考え方は単純です。タンパク質の機能を抑えたいときには、鍵が入らないように「偽鍵」で鍵穴をふさいでおけばよいのです。またタンパク質の機能を高めたいときは、「合鍵」をつくって扉を開いてやればよいのです（図5−2）。

実際の例で説明しましょう。花粉症の患者さんは、春先になると目がかゆくなったり鼻水が止まらなくなったりします。これはヒスタミンとよばれる生理活性物質が、その受容体に結合することによって引き起こされる症状です。すなわち鍵であるヒスタミンが、鍵穴であるヒスタミンの受容体に結合することにより花粉症の扉を開けているのです。抗ヒスタミン剤とよばれる花粉症の薬は、実はヒスタミンの代わ

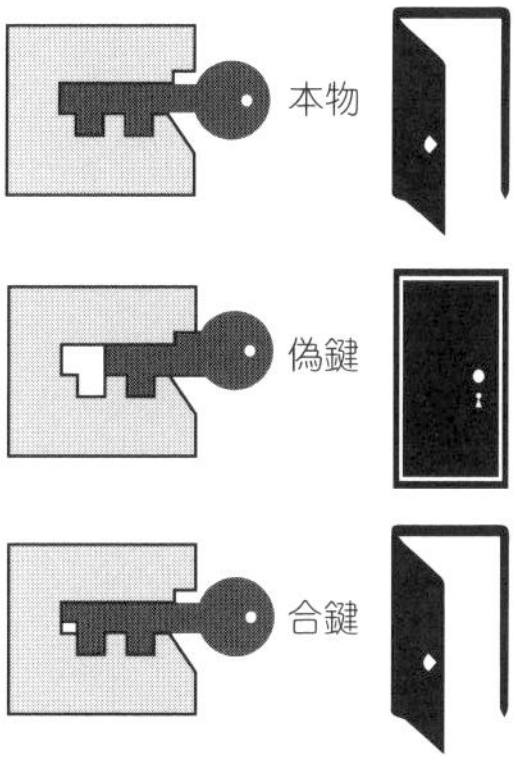

● 図5−2　三種類の鍵

本物の鍵（生理活性物質に相当），偽鍵：鍵穴に入るが，凹凸が合わないため回らない（生理活性物質の機能を抑える薬に相当），合鍵：鍵穴の凹凸が一致しているので回る（生理活性物質を補う薬に相当）．

りに受容体の鍵穴をふさいでいる偽鍵なのです。

実際の鍵穴の場合、鍵をつくるとき意識するのは鍵穴の形状だけです。しかし、生体反応の場合には、鍵穴の物理的、化学的な性質も考えなければなりません。たとえば、鍵穴の底の部分が静電的にプラスの状態にあるとき、鍵の先端もプラスの状態だと反発し、鍵が入らなくなってしまいます（図5−3）。

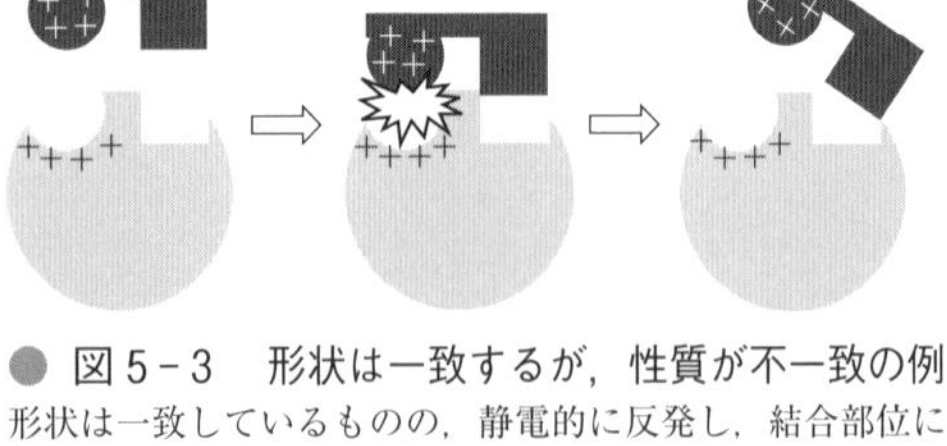

● 図5－3　形状は一致するが，性質が不一致の例
形状は一致しているものの，静電的に反発し，結合部位に分子は結合できない．

薬のデザインというのは、このような「鍵と鍵穴」の概念に沿って、薬となる分子の形状と性質の両方を、標的タンパク質の薬物結合部位である鍵穴に合わせるように組みあげていく作業になります。いい換えると、薬物が作用する標的タンパク質により強く結合するように、分子の形状や性質を変化させていく作業なのです。これらのことを念頭に以降を読み進めていただくと、薬のデザインが理解しやすいでしょう。

3　医薬品の分子をデザインする

● タンパク質の立体構造に基づくデザイン

第4章で疾患標的タンパク質の三次元構造を原子レベルで決定する方法について解説しました。薬のデザインにおいて、化合物が作用するタンパク質の構造がわかっているのとそうでないのとでは、難易度には月とスッポンほどの差があります。

たとえるなら、構造がわかっていないというのは一万ピースの絵の描かれていない真っ白なジグソーパズルを完成させるようなものなのです。標的タンパク質の構造が決まると、パズルに絵が描かれるようなもので、何倍も攻略（デザイン）しやすくなるのです。

標的タンパク質の立体構造をもとに薬物分子をデザインすることは一般に structure-based drug design とよばれるので、以降その頭文字をとってＳＢＤＤという略語を使うことにします。ＳＢＤＤで分子をデザインするプロセスは、まず、標的となるタンパク質内の薬物が結合する部位の形状や性質を把握することからはじまります。そのために、Ｘ線結晶構造解析（第４章参照）で決めた原子の空間位置情報をたよりに、コンピュータグラフィックスを使って、その形や静電的性質などをコンピュータ画面上に表示します。

一般的にタンパク質は薬の分子に比べ非常に大きな分子ですが、薬が結合する部分はそのなかのごくかぎられた小さな領域です。図５−４に一例を示しますが、鍵穴に相当する結合部位は多くの場合、タンパク質表面のくぼみとして認識することができます。このくぼみに生理活性物質や薬物分子が結合するのです。

くぼみのもつ性質は、その表面に対して色分けで表示するのが直感的にわかりやすく、よく使われる方法です。たとえば、タンパク質表面の静電的にプラスの領域を青色、マイナスの領域を赤色というように色づけをします。

鍵と鍵穴のところでも説明したように、標的タンパク質と薬物は、互いの形状と性質の相補性が重要となりますので、このような薬物結合部位に関して十分すぎるほど観察しておく必要があります。さあ、それで

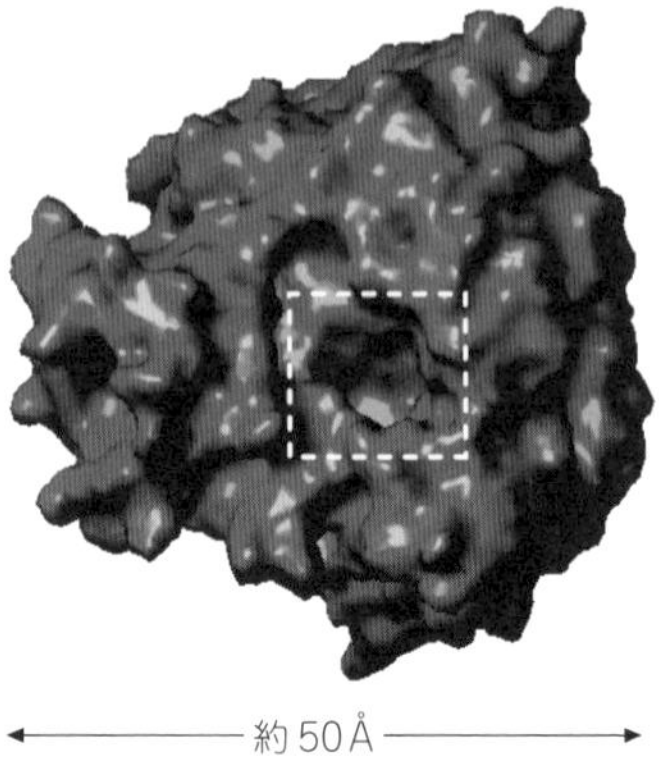

図5-4　シアリダーゼ(酵素)の分子表面
1Åは10^{-10}m（100億分の1メートル）.

は実際にデザインに入っていきましょう！

デザインの具体的な事例

薬をデザインするということは、標的タンパク質により強く結合するように分子の形状や性質を変化させることだと5-2節で説明しました。すなわち薬と標的タンパク質のあいだの好ましい相互作用を増やし、また好ましくない反発の力を減らすことで、薬物と標的タンパク質とのあいだに生じる相互作用を強くするということになります。このことを念頭に置いて、SBDDで実際にデザインされた抗インフルエンザ薬の例を紹介しましょう。

インフルエンザウイルスは人に感染し増殖するときに、シアリダーゼという酵素を使います。したがって、この酵素の働きを薬を使って抑えることで、インフルエンザの発症を予防したり、症状を軽く済ませたりすることができるはずです。さて、それではシアリダーゼはどんな構造をしているのでしょう。

シアリダーゼはアミノ酸が約三九〇個からできていて、図5-4のような形をしています。このような大きな図体（といっても実際には一ミリメートルの二〇万分の一程度しかありません）なのですが、薬物の結合できる部位はほんの一五個程度のアミノ酸だけで形成されていて、タンパク質の表面に深いくぼみとして存在します（図5-4の白線で囲んだ領域）。

シアリダーゼは糖鎖中のシアル酸（Neu5Ac，図5–5a）という糖の一種を切断する酵素です。このシアル酸に類似した構造をもつNeu5Ac2en（図5–5b）という化合物が、シアリダーゼの働きを弱いながらも阻害することが知られていました。しかし、抗インフルエンザ薬としての効果はなく、より強い阻害能力をもつ化合物が必要でした。そこでシアリダーゼとNeu5Ac2enの複合体構造をもとに、より強力な阻害剤のデザイン研究が実施されました。

まず結合部位（くぼみ）の表面を静電的な性質により解析すると、図5–6のようになり、矢印で示したNeu5Ac2enのヒドロキシ基（—OH）の周りはかなりマイナスの静電領域だとわかりました。これは、おもにこの周辺に存在するシアリダーゼのグルタミン酸というアミノ酸の電離したカルボン酸側鎖（—COO^-）のマイナス電荷の影響によるものと考えられます（アミノ酸の中心にある炭素は、アミノ基と酸のほかに、三番目の手は水素、そして四番目の手には、アミノ酸の「側鎖」とよばれるものをもっています。アミノ酸の性質は側鎖の性質のちがいによっても決まります）。

Neu5Ac2enのヒドロキシ基は静電的にほぼ中性なので、マイナス静電環境であるシアリダーゼのこの領域と

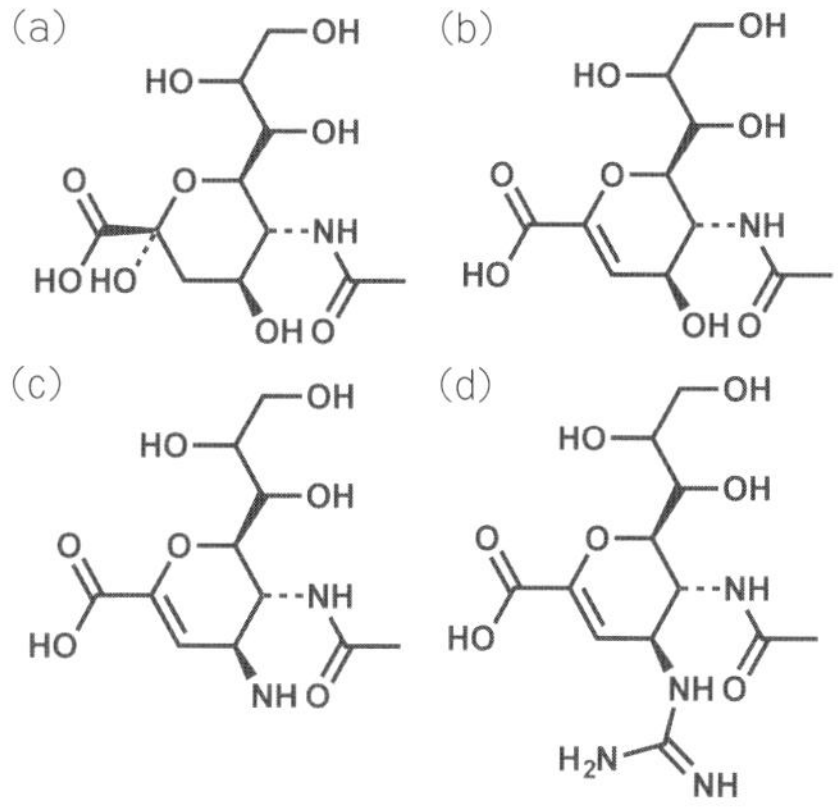

● 図5–5　シアル酸類縁化合物
(a) Neu5Ac,（b）Neu5Ac2en,（c）amino-Neu5Ac2en,（d）guanidino-Neu5Ac2en.

● 図5-6　シアリダーゼの薬物結合部位にNeu5Ac2en分子が結合している様子
網目がシアリダーゼの分子表面で，黒く塗りつぶした部分が，静電的にマイナスの領域．

の親和性を強めるためには，ヒドロキシ基よりも静電的にプラスの性質をもつ構造にするほうがよいと考えられます。

そこで，Neu5Ac2en のヒドロキシ基を静電的にプラスの性質をもちやすいアミノ基（—NH₂）に変えた amino-Neu5Ac2enと，プラスになる傾向がさらに強いグアニジル基〔—NHC(NH₂)(＝NH)〕に変えた guanidino-Neu5Ac2en の二つがデザインされ，実際に合成されました（図5-5 c，5 d）。これらの化合物の活性を測定すると，シアリダーゼに対する阻害作用は Neu5Ac2en に比べ，それぞれ二〇倍および五〇〇〇倍に増強されていました。

また，これらの化合物とシアリダーゼの複合体結晶構造が解析され，amino-Neu5Ac2en のアミノ基および guanidino-Neu5Ac2en のグアニジル基が，シアリダーゼのグルタミン酸のカルボン酸側鎖と好ましい静電相互作用を形成していることが証明されました。

以上の話は，薬物と標的タンパク質のあいだの静電的な引力を増強させることにより相互作用を強め，シアリダーゼの阻害活性向上に成功した事例です。こうしてデザインされた guanidino-Neu5Ac2en はインフルエンザの薬のひとつとして，国内でも臨床で使用さ

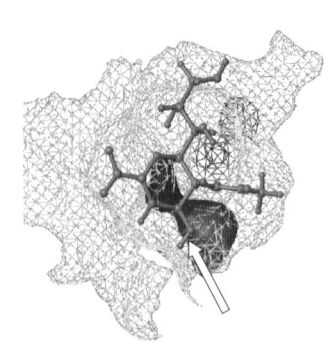

れ、患者さんの治療に役立っています。

このほかにもエイズの薬HIV-1プロテアーゼ阻害剤やがん治療薬チロシンキナーゼ阻害剤などSBDDが創薬に役立った例はたくさんあります。ゲノム解析から得られた標的タンパク質の結晶構造解析をして、その構造をもとに論理的、効率的に薬物をデザインしていく流れは、創薬手法のひとつとして根づいてきています。

●立体構造が不明なときのデザイン

前項では、X線結晶構造解析により決定された標的タンパク質の精密な立体構造を使って、効率的に医薬品分子をデザインするSBDDの方法について実際の事例を交えて紹介しました。しかし、現実には疾患の標的タンパク質の多くは、結晶の作製が難しい膜タンパク質で、その立体構造は一部を除いてはほとんど明らかになっていません。ある統計によると、疾患の標的となっているタンパク質の約半数が膜タンパク質だと示されています。

したがって大半のケースで、標的タンパク質の構造情報を利用することができない、非常に困難を伴うデザインをしなければならない、ということになります。しかしSBDDが利用できる以前の、ひと昔前の研究者にとっては、こういった状況ばかりだったわけで、そういう意味ではこちらの場合のほうが一般的なドラッグデザインといえるかもしれません。

このような場合には、薬物分子の構造とその活性との相関データを得ることが重要になります。分子のどの位置に、どのような大きさの、どのような性質の原子団（「亀の甲」）を付加すると活性が強くなるのか、弱くなるのかという情報のことで、構造活性相関データとよばれます。このような情報を数多く集めて、見ることができない薬物受容体側の鍵穴のイメージをつくっていきます。

たとえば、図5-7のように分子内の特定の部分（R_1やR_2）に関し、性質の異なる原子団を付加したときの構造活性相関データから、分子の左側（R_1）が結合する部分にはあまり大きなくぼみがない、とか分子の右側（R_2）が結合する部分は静電的にプラスの性質を受け入れやすい性質をもっている、といったことを予想するのです。

もうひとつ、受容体構造がわからない場合には、化合物の重ね合わせという方法があります。標的タンパク質に強く結合するリガンド分子が既知のとき、自分のデザインした化合物がそのリガンド分子に構造的に重なるかどうか確認するために利用します。

この手法を利用する背景には、リガンドの骨格構造は異なっていても、同一の標的タンパク質に強く結合するために必要な化学構造のグループ（ファーマコホアとよぶ）は、薬物結合部位の同じ領域に結合すると

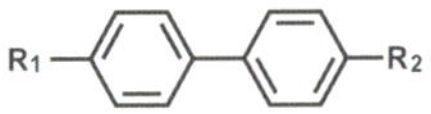

R_1 の構造活性相関

R_1	（かさ高さ）	活性の強さ
$-H$	（小）	中
$-CH_3$	（中）	強
$-CH_2CH_3$	（大）	弱
$-C(CH_3)_3$	（特大）	無

R_2 の構造活性相関

R_2	（静電的性質）	活性の強さ
$-H$	（中性）	中
$-CH_3$	（中性）	中
$-COOH$	（マイナス）	弱
$-C(NH_2)_2$	（プラス）	強

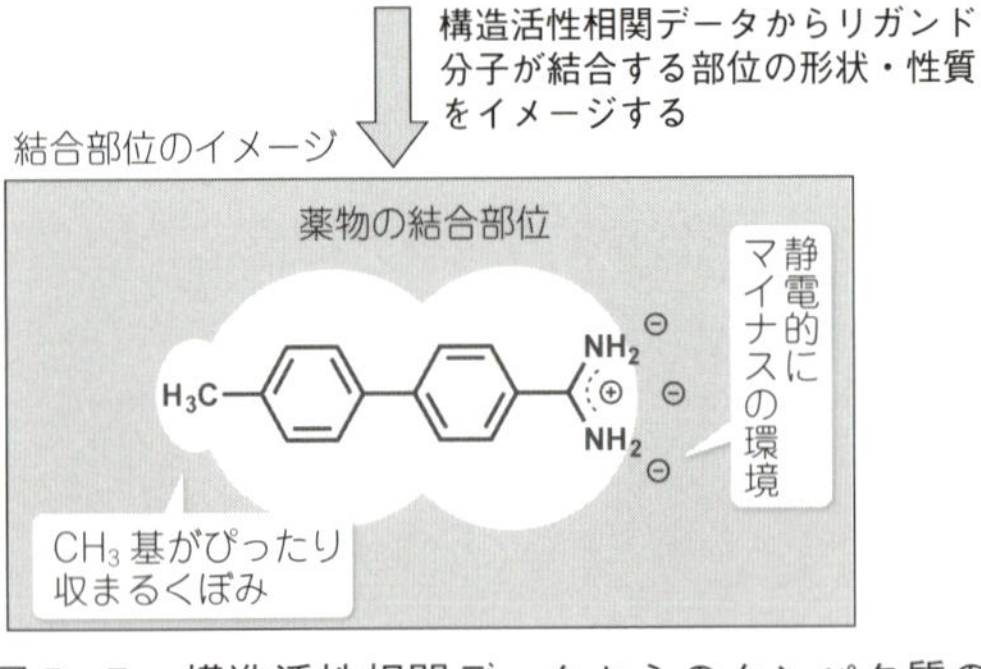

● 図5-7　構造活性相関データからのタンパク質の薬物結合部位のイメージづくり

いう事実があります。図5–8にその例を示します。アミノ酸分子がいくつか重合したポリペプチドという分子は生理作用をもつ場合が多く、生体内では分解されやすい性質があります。そこで生理作用に必須な部分を残し、分解されやすいペプチドの性質をなくした化合物をデザインします。

RGDペプチド（図5–8：左上）は、静電的にプラスの性質をもつアルギニン（Rと表記）というアミノ酸と、マイナスの性質をもつアスパラギン酸（Dと表記）というアミノ酸が、グリシン（Gと表記）というアミノ酸の両側につき、血液の凝固にかかわっていることが知られています。

静電的にプラスとマイナスの部分が受容体の認識に必須の部分（ファーマコホア）で、構造的に外せない部分です。一方、両者をつなぐグリシン部分はたいした役割をしておらず、この部分を変換して生体内で分解されにくくすることが望まれます。

そこでRGDペプチドに似せた非ペプチド分子

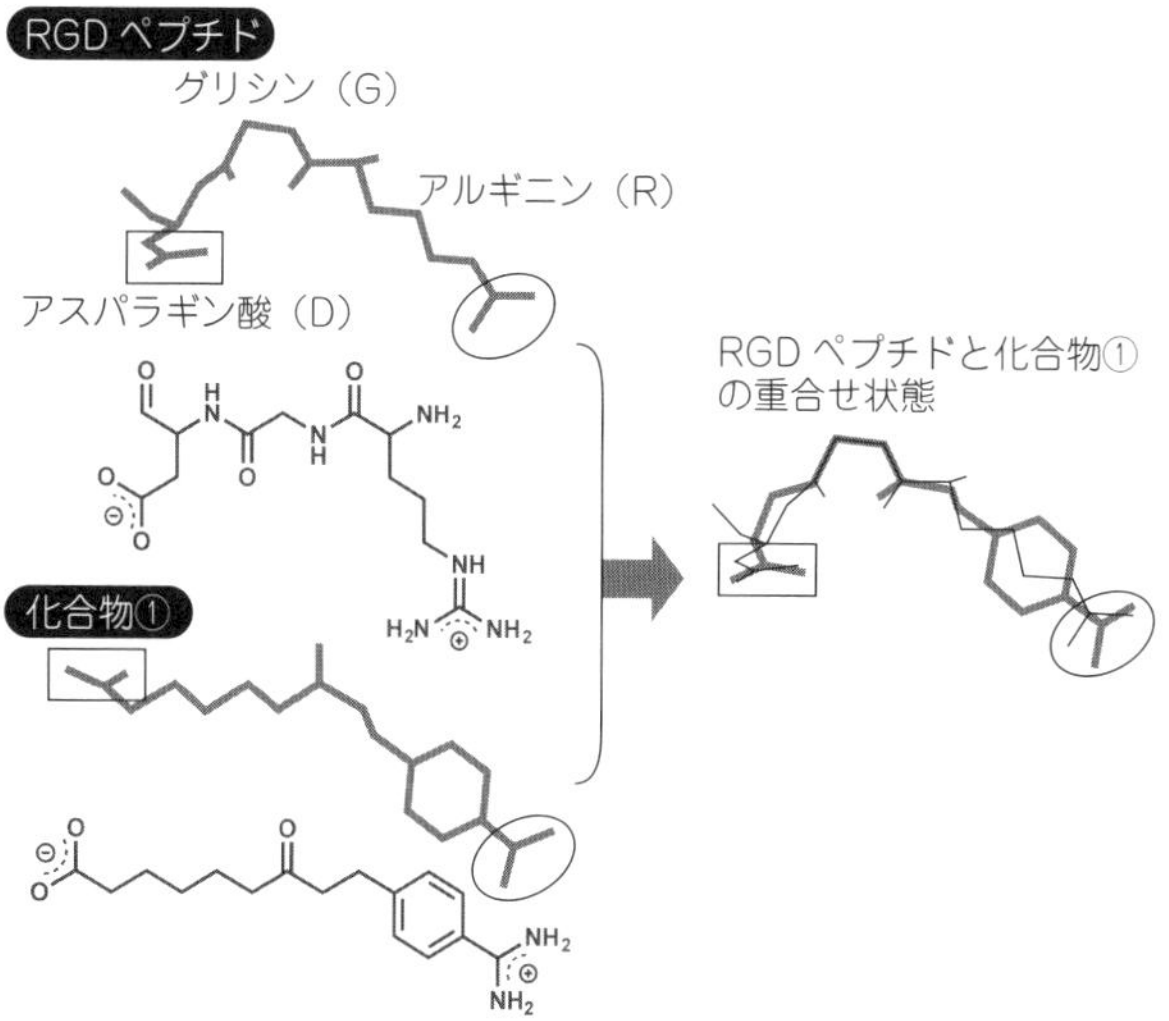

● 図5–8　RGDペプチドと化合物との重ね合わせ状態
分子モデル図は水素原子を省略してある.

として化合物①（図5−8：左下）をデザインしたとしましょう。ここで、人間の頭のなかで考えたこの分子が、実際にRGD分子に三次元的に重なるかどうか検証する必要があります。

ひと昔前は、この作業は分子模型とよばれる簡単なプラモデルのようなもので検証実験を行っていました。ですが、分子が複雑になったり、対象となる分子が三個以上になったりするとこのような模型では扱いにくくなります。そこで分子モデリングソフトという、コンピュータ上で重ね合わせができるツールが誕生し、画面上でその操作を手軽に実施できるようになりました。

今回の例を見てみますと、もとになるRGDペプチド（細線）のプラス部分（図5−8丸囲み）とマイナス部分（同四角囲み）に、化合物①（太線）の対応する部分がうまく重なっていることがわかります（同右図）。さらに、それらのあいだをつなぐ部分も各化合物ともほぼ同じ空間を占めていることが確認できます。今回紹介した化合物①は重ね合わせの様子をわかりやすく示すための仮想化合物ですが、化合物重ね合わせの方法をデザインの検証に活用し、活性のある化合物を創出した例は、RGDペプチドのみならず、多くの創薬研究テーマで報告されています。

以上、薬物受容体の立体構造がわからない場合のデザインについて説明してきました。このほかにも、三次元構造活性相関解析などの新しい技術もたくさん提唱され、実用研究に使われています。ただし、これを使えば大丈夫といえる決定的な方法はまだありません。また、コンピュータによるモデリングも可能性のひとつを提示してくれるだけで、それが正解だとはかぎらないので注意が必要です。

さて、SBDDをはじめ、立体構造がわからない場合でも、デザインを進めるもとになる化合物というのは絶対必要です。これまではそのような化合物はすでに存在しているとして話を進めてきましたが、次の節ではデザインのもとになる〝種〟化合物をどのようにして見つけるかについて説明しましょう。

4 どうやって薬の〝種〟となる化合物を見つけるか

薬のデザインのもとになる〝種〟化合物のことを、シード化合物（あるいはリード化合物）とよびます。ユニークで質のよいシード化合物を見つけることは、その後のデザイン研究や新薬開発に大きな影響を与えることになるため、研究開発の最も重要な段階のひとつに位置づけられています。シード化合物をどのようにして見つけるのか。この節では、偶然に頼る古くからある手法とコンピュータを使った最新の手法を紹介しましょう。

● 天然物をまねてデザインする

今日のように科学が進歩していなかった大昔でさえ、薬は存在していました。植物の種子や葉、動物の肝や角などの生薬がその代表例です。これらは、単一成分からなる現代医薬品とは異なり、雑多な成分のなかに含まれる有効成分の働きによって効いています。したがって、多種成分による複合効果という点で現代の薬にはないよい点もありますが、即効性や症状への選択性（切れ味）という点では劣っている場合があります。

そこで現代の薬は、生薬の多種成分のなかから、対象とする疾患に効いている成分だけを抽出し、それをもとに化学的な修飾（化学合成で構造の一部を変えること）を加えて効果を強くする、あるいは毒性を少なくするようにデザインをされたものがあります。例をあげるなら、サリシンから誘導されたアスピリン（第

1章参照)、コカインから誘導された合成局所麻酔薬などがそうです。このように天然物から得られる成分は新薬のよい種、すなわちシード化合物になります。

ペニシリンがアオカビの産生する成分から見つけられたことをご存知の方は多いでしょう。これも天然物の一種で、さまざまな微生物を発酵培養して産生されるエキスを抽出し、そこから有効成分を取りだすというアプローチもよく利用されています。微生物は生存する環境によって産生する成分が異なるため、いろいろな土地や環境に生息するものを採取し、そこから有効成分を取りだすという努力が行われています。

最近の注目薬のなかでは、第1章で詳しく述べた免疫抑制剤のタクロリムスがあります。タクロリムスは、筑波山の土から採集された放線菌が産生する物質です。この物質をシード化合物としてその効果を上げるような化学的修飾の研究が盛んに行われましたが、結局この天然物質を上回るものは得られませんでした。このようなこともありますが、それは天然物のなかには化学構造が複雑なものもあり、合成可能なデザインの範囲がかぎられるためかもしれません。しかしながら、天然物は人間の頭脳では考えもつかないようなユニークな構造を豊富にもつ、無限の可能性を秘めた薬の〝種〟の宝庫といえるでしょう。

●過去の合成化学物から学ぶ——ランダムスクリーニング

天然物は構造のユニークさという点では秀でていますが、化学的な修飾を加えることは困難なことが多く、そういう意味ではシード化合物として質がよいとはいえません。そこで別のアプローチとして、過去に合成された多くの化合物のなかからシード化合物を見いだす、ランダムスクリーニングとよぶ取り組みがあります。第2章でも紹介しましたが、ランダムスクリーニングは新しい骨格をもつ活性化合物を発見するのに威力を発揮します。

ひとつの標的タンパク質に対して、特定の骨格をもつ化合物しか結合しないということはなく、いろんな骨格の化合物が結合する可能性があります。したがって、過去に別の標的タンパク質に対して合成した化合物のなかには、新たに標的とするタンパク質に作用する化合物が存在する可能性があるというわけです。

製薬会社では、これまでの研究の積み重ねとして、おそらく一〇万〜一〇〇万個以上の自社オリジナルの化合物をもっていると考えられます。これらの化合物のなかから新しい標的タンパク質に対して結合するものを見つけようとする方法です。過去に合成された実績のある化合物なので、合成方法も確立していますから、シード化合物が見つかってからのデザインの自由度は天然物シードに比べかなり高くなります。

しかし、一〇万個以上の化合物の活性を人の手で一個一個測定していたのでは、とても効率的とはいえません。そこで、コンピュータ制御によるロボットを使って、高速に活性化合物の選別（スクリーニング）をするシステムが確立されました。この方法では、人手ではせいぜい一日に一〇〇個程度しかスクリーニングできなかったのが、システムではなんと一〇万化合物以上も、しかも自動的に行えるようになりました。

このようなシステムが第3章でも紹介したハイスループットスクリーニング（HTS）です。大きな製薬会社のなかにはHTSシステムを使って一〇〇万個以上の化合物を日常的にスクリーニングしているところもあるようです。自社特有のシード化合物をいち早く見いだすことができれば、他社の特許を気にする必要がなく、新薬の開発競争で優位に立てます。したがって、現在スクリーニングに供する化合物群（化合物ライブラリーとよぶ）の質と量の向上には、製薬会社は大きく投資しています。

●コンピュータでコストダウン——バーチャルスクリーニング

膨大な数の化合物を含んだ化合物ライブラリーは、活性のある化合物を見つけるよいソースとなることに間違いはないでしょう。しかし現実問題として、コストという大きな負担が発生します。たとえばHTSシステムを活用したスクリーニングにかかる費用が一化合物あたり一〇〇円かかったとしましょう。そうすると、一〇万化合物のスクリーニングに一〇〇〇万円、一〇〇万化合物になると、なんと一億円もかかってしまう勘定になります。

ひとつの標的タンパク質に対して費用がこれだけかかると、かぎられた研究予算では、標的タンパク質を絞り込むか、あるいはスクリーニングにかける化合物の数に制限をかけざるを得なくなってくるでしょう。

一方、このようなライブラリー化合物のスクリーニングでヒット化合物（活性をもつ化合物）が見つかる割合は、〇・一％以下だといわれています（一〇〇万個の化合物をスクリーニングして数百個程度）。効率という面から考えると非常に悪いといわざるを得ません。もっとお金をかけずに、かつ効率よくヒット化合物を見つける方法はないものでしょうか。

このようなニーズのもと、最近期待されているのが、コンピュータを利用した化合物のスクリーニングです。この方法は、実際の化合物を使わず、コンピュータのなかで組み立てた仮想の化合物を使うので、バーチャルスクリーニング（VS）とよばれています。また、すべてのスクリーニングをコンピュータ上で処理することから、インシリコ（*in silico*）スクリーニングともよばれます（シリコはコンピュータの意）。

では、VSの流れを紹介しましょう（図5-9）。まず、薬物と標的タンパク質それぞれの三次元構造を準備します。薬物分子程度の小さな分子の立体構造は、計算で容易に作製できます。一方、タンパク質の三次元構造は、通常X線結晶構造解析で決定されたものを利用します。

標的タンパク質の構造から、薬物分子が結合する部位を指定し、その部位に対して薬物分子をひとつひとつ結合させていきます。これをコンピュータ内で操作するわけですが、結合部位の形状と性質、薬物分子の形状と性質を考慮し、両者ができるだけ相補的になるように結合シミュレーションを行います。

結合状態が決まれば、次にその薬物がどれくらいの強さで標的タンパク質に結合しているか、親和性の強さを判定します。化合物の親和性の順番が薬物活性の強さの順番にほぼ対応すると考えられるので、親和性が強いと判定されたもののみ、たとえば五〇〜一〇〇の化合物を実際の実験に使い、その薬

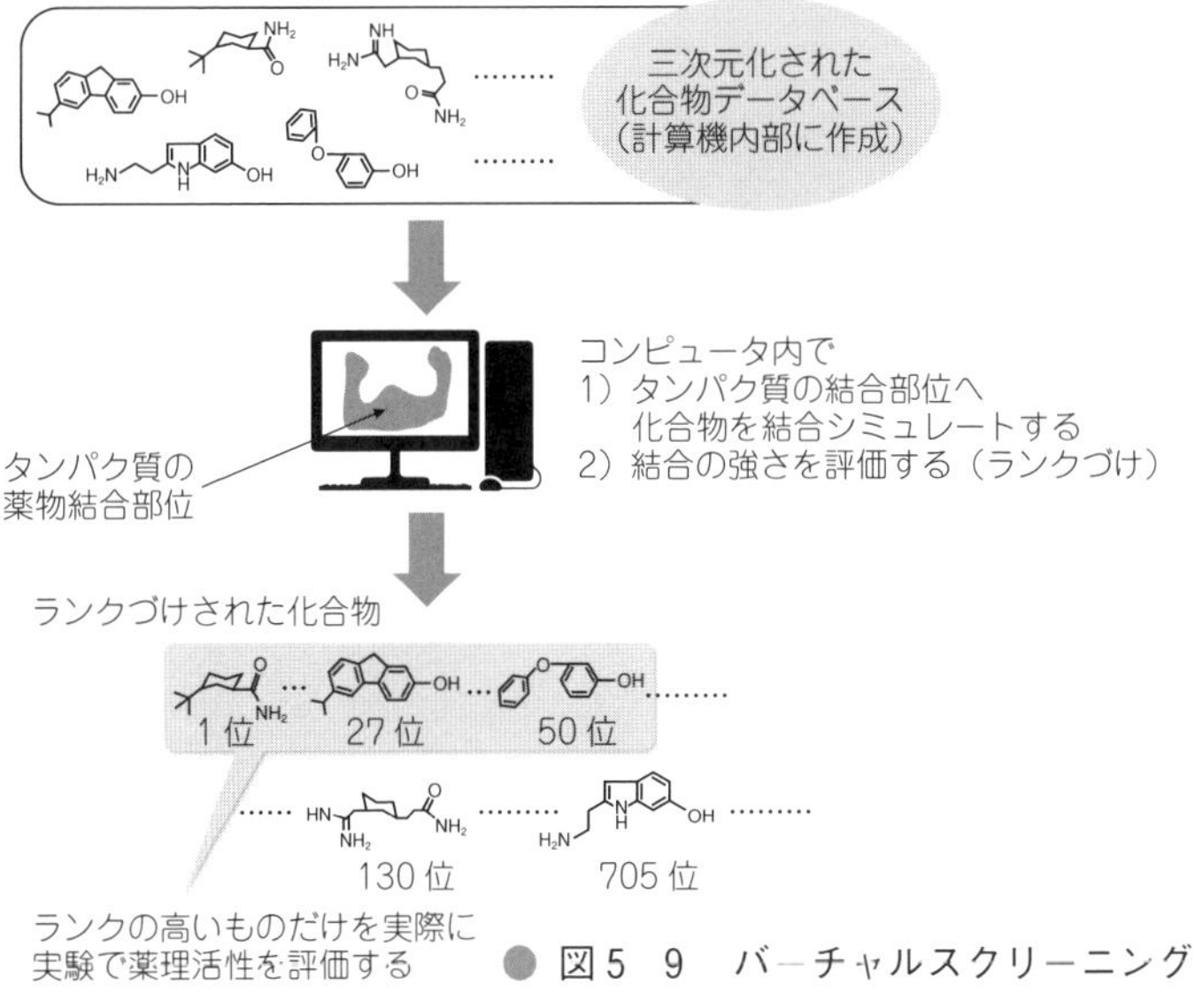

図5 9 バーチャルスクリーニング

効を確認します。

このように、薬物と標的タンパク質の三次元構造さえ与えてやれば、後はすべて専用のソフトウェアが自動的に解析をしてくれます。VSのメリットは、第一にスクリーニングに供する化合物が実化合物でなくてもよいことにあります。つまり、実在しない化合物でもスクリーニングすることができるのです。もし、VSで活性があると判定されたならばはじめて合成すればよいのです。

二番目のメリットは、スクリーニングコストです。VSで実際スクリーニングにかかる費用は、実質コンピュータの電気代だけです。ひと昔前なら大型コンピュータを使わなければできなかったVS計算ですが、近年のIT技術の進歩は目覚ましく、いまや家庭にあるパソコン（PC）程度でできます。

一般に普及しているデスクトップPCの電気代は、丸一日使ったところで多く見積もってもせいぜい一〇〇円程度だと考えられます。仮に一台のPCで一時間に一〇化合物のスクリーニングができたとすると、一日に二四〇化合物を処理することができます。したがって、一化合物あたりの電気代、すなわちスクリーニング費用は〇・五円にも満たないのです。HTSに比べ、いかにコストが低いか一目瞭然でしょう。使うPCの台数を増やせば、大規模なスクリーニングも可能です。

よいことばかりかというと、問題点がないわけではありません。いちばん大きな問題点は、計算の精度や信頼性です。計算で結合状態を予測したり、活性を予測したりする技術はかなり進歩していますが、それでも実測値の一〇倍から一〇〇倍くらいの誤差を含んでいるといわれています。ということは、本当は活性があるにもかかわらず、ないと判定したり、活性がないのにあると判定されたりするものが実は多いのです。

しかし、HTSの項でも述べたように、実際の化合物でも活性がある割合は〇・一%以下程度です。多少活性化合物を見落としたところで、大部分の非活性化合物をふるい落とし、活性化合物の密度を高めて実際のスクリーニングをするほうが効率的と考えると、それほど大きな問題ととらえなくてもよいかもしれません。事実、うまくVSを適用することにより、実際の薬理評価をする段階でのヒット率が一〇~数十%になったという報告例もあるほどです。計算の信頼度が上がれば、いつかはHTSに取って代わる技術になるかもしれません。

いまあげた例は標的タンパク質の三次元構造がわかっているケースでした。では、タンパク質構造がわかってないとVSができないかというと、そういうわけでもありません。構造活性相関の情報などから活性に必要な化学構造のグループ、すなわちファーマコホアを定義し、同じ種類のファーマコホアをもつ化合物を、仮想の化合物ライブラリーから検索することができます(図5-10)。

そのとき、それぞれのファーマコホア間の相対的な位置の情報(ファーマコホア間の距離など)がわかっていると、見つかった化合物が活性をもつ可能性は高くなります。結合シミュレーションをするわけではなく、薬物分子側の化学構造だけで判断するので、計算時間も多くかからず手軽な方法ですが、先ほどの例に比べると情報量が少ないだけに、ヒット化合物が得られる可能性も低いのが現実です。

●偶然から必然へ——デノボデザイン

ランダムスクリーニングにしてもVSにしても、スクリーニングという手法は、スクリーニングされる化合物集団のよしあしによって、得られる結果は大きく変わってきます。つまり、活性化合物が入っていない化合物ライブラリーをいくら丹念にスクリーニングしたところで、決してヒット化合物は得られません。いい換えれば、活性化合物を得るということは、偶然や幸運を期待するようなものなのです。

そこで、幸運に頼らず何とか自力で活性化合物をデザインしようとする試みがあります。そのひとつがデノボ（*de novo*）デザインとよばれる手法です。薬物受容体の薬物結合部位に強く結合する可能性のある分子を一からデザインすることから、ラテン語の〝はじめから（from new）〟という意味の〝*de novo*〟という語があてられています。

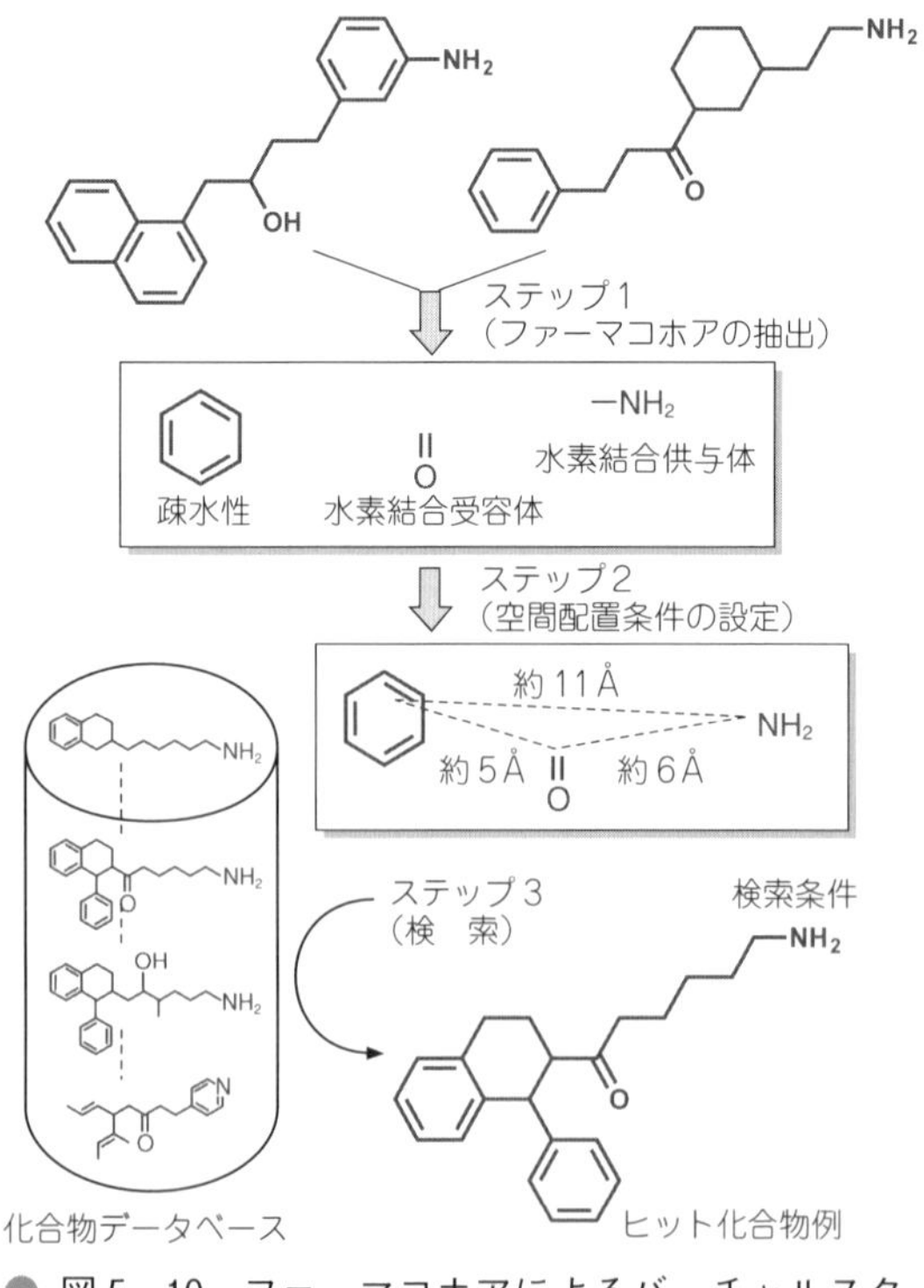

● 図5-10　ファーマコホアによるバーチャルスクリーニング

デノボデザインは、そのプロセスによって大きく二つの方法に分類されます。ひとつは、原子を一個一個つなぎ合わせて分子を構築する方法で、もうひとつは結合部位をいくつかの性質の領域に分け、各領域に安定に存在できる原子団を見つけ、最後にそれらをつなぎ合わせる方法です。これらは標的タンパク質の立体構造を使うという点からはＳＢＤＤの応用技法といえます。

最初に原子をつなぎ合わせていく方法について紹介しましょう（図5–11）。まず薬物結合部位のある一点に原子を置きます（ステップ①・タンパク質と水素結合できる位置が選ばれることが多い）。次に結合部位のなかをできるだけ埋めるように標準的な原子間の結合長や結合角を使って原子を連結していきます（ステップ②）。通常このようにしてでき上がった分子は、直鎖状あるいは分岐した形になっていることが多くなります。しかし、それでは柔軟性が高すぎるため、適当な位置を環状の構造に変換します（ステップ③）。最後に、その結合状態における最も安定なエネルギー構造を計算し、できた分子構造の妥当性を検証します（ステップ④）。

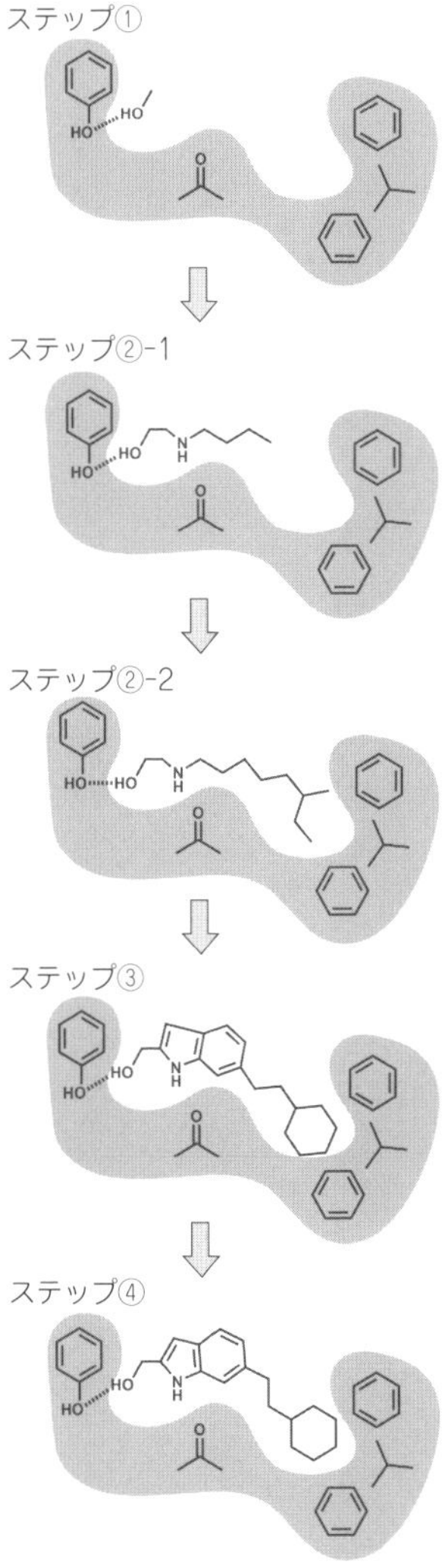

● 図5－11　原子連結による分子の構築例

次に原子団をつなぎ合わせる方法です。この方法では、薬物結合部位の空間的な性質を先に解析します。たとえば、図5‐12のように、広い疎水性の領域が右側にあり、静電的にマイナスの領域が中央に、さらに水素結合可能な部位が左側に、というように結合部位を分類します（ステップ❶）。そして、分類したそれぞれの空間の形状や性質に当てはまる適切な原子団（フラグメント）をあらかじめ用意したもののなかから選択し、安定な配置になるように置きます（ステップ❷）。この例では三か所にそれぞれひとつずつの原子団が置かれました。そのようにして配置した原子団をうまくつなぎ合わせ、最後に結合状態における最も安定なエネルギー構造を計算し、できた分子構造の妥当性を検証します（ステップ❸）。

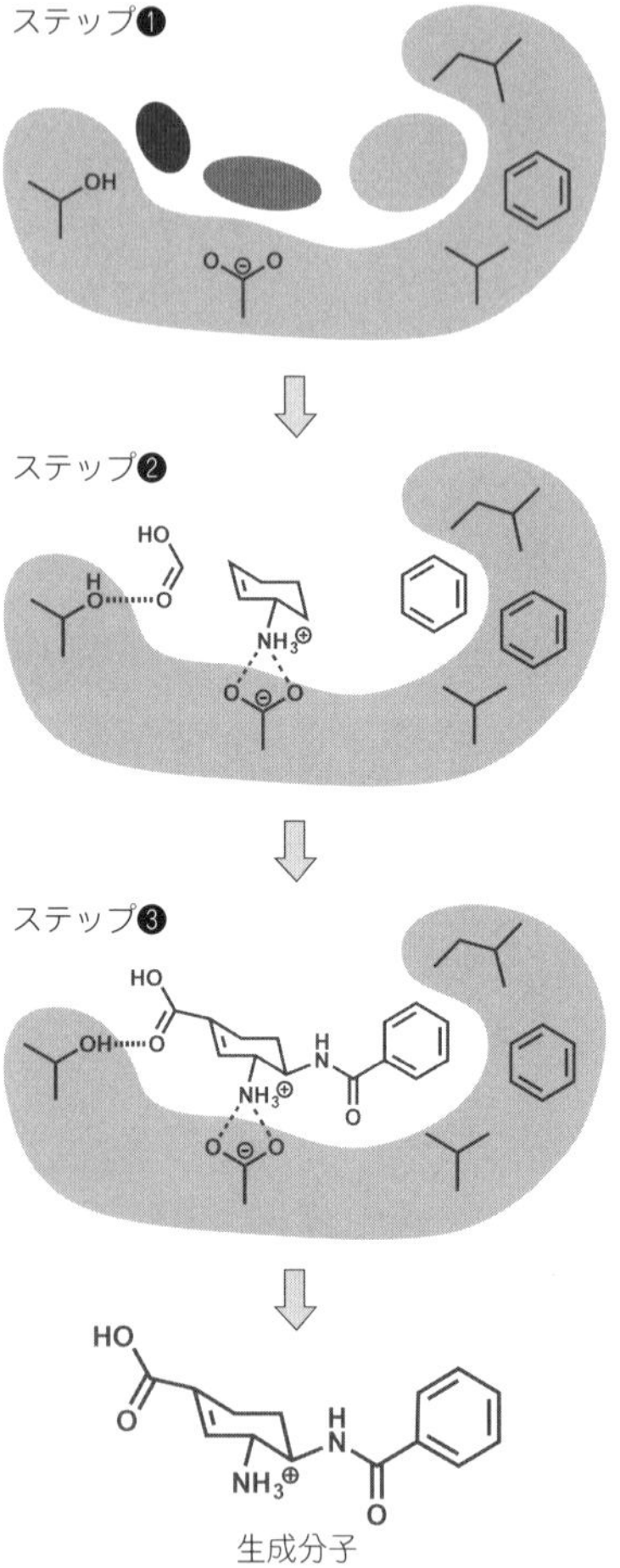

● 図5‐12　原子団連結による分子の構築例

: 疎水性部位
: 静電相互作用部位
: 水素結合部位

デノボデザインのよい点は、コンピュータが任意に原子や原子団を発生させたり、連結したりするので、人間の頭では想像がつかないような常識を打ち破った化合物を構築してくれる可能性が高いことです。ただし、この長所がそのまま短所にもなります。あまりにも突飛な構造なので、化学的な合理性が欠如しており、化学合成できないということがしばしばあるのです。いくら新規な構造を提示してくれても、合成できないようなら意味がありません。したがって、最近では化学合成を考慮した分子を生成するように工夫した方法が開発されています。また、結合部位の異なる領域に実際に結合する原子団（フラグメント）を実験により見つけて、それらをつなぎ合わせる fragment-based drug design（ＦＢＤＤ）とよばれる新しい方法も活用されるようになってきています。

以上、デノボデザインの例を二つ紹介しました。これらは、人間の思考では想像できないユニークなアイデアを創出してくれるビックリ箱です。うまく活用するには、コンピュータが提示した化合物の構造をベースに、そこに合成化学者や構造化学者らの知識と感性をミックスし、現実的な化合物にデザインしなおすことが重要になるでしょう。

5　どのような薬のデザインが求められているか

この章では薬をいかにデザインするかについて紹介してきました。また、デザインの種になる分子の探し方についても、従来法から最新のコンピュータソフトを利用する方法まで、いろいろ紹介しました。少しは薬のデザインのイメージをつかんでいただけたでしょうか？

今後、いずれの手法も使い込まれていくうちに欠点が改良されていくことでしょう。また、想像できないくらいまったく新しい別の手法が出てきて、現在の主流を覆すものになるかもしれません。

今回は分子の活性を中心に話を進めましたが、実際の創薬の現場では薬物の体内動態（吸収、分布、代謝、排泄）や毒性、また溶解度などの物性も考慮しながらデザインを行っています。

副作用のない医薬品はないといわれますが、いくら主作用が強くても、重篤な毒性があったり、体内動態が悪かったりでは患者さんに提供する医薬品にはなりえません。ひとつの化学構造に執着していると、このような問題が発生したときの対応が遅くなるため、医薬品の研究開発はできるだけ複数の異なる骨格をもつ分子を見つけておくことが望ましいといえます。化学構造の骨格が異なれば、好ましくない作用や性質を回避できる可能性があるからです。

性質の異なるさまざまな疾患標的タンパク質を相手にしなければならないため、薬のデザインにいまのところ王道はありません。また、医薬品の研究開発はギャンブルだといわれることもあるくらい、不確実性の高い領域です。数年前には二万分の一とされた新薬が世に出る確率は、いまや三万分の一といわれています。この不確実性を乗り越えるためには、思考の論理性とともに、研究者の熱い熱い情熱も忘れてはなりません。

（文／仲西 功）

6 薬をはかる、タンパク質をはかる——質量分析からオミクス科学まで

この章では、薬だけでなく、その標的であるタンパク質についても述べる。薬を使って病気と戦うにはまず相手のことをよく知らなければならない。薬が戦う相手とは、体のなかにいるタンパク質である。薬とその標的タンパク質が、いつ、どこに、どのくらい、どんな形態でいるのかを「はかる」ことについて紹介しよう。

1 はかりと薬

薬は、使い方や使用量をひとつ間違えれば、毒にもなります。東洋医学でも西洋医学でも、薬を処方する際には、だれがどこではかっても同じ量になるようにしなければいけません。したがって、はかり（天秤）と薬の関係は深く、たとえば薬事法では薬局に調剤用の天秤を備えておくことが義務づけられています。天秤のもつ「公平、公正かつ精確にものをはかる」という性質は、科学技術には必要不可欠な要素です。それでは、「はかる」ということについて、もう少し考えてみましょう。

薬を処方する際、決められた量だけ「はかりとる」には、天秤を使えばよいということになります。天秤

の原理はいたって単純で、はかりたい対象物を天秤の片方にセットし、もう片方に重さが既知の分銅をのせ、釣り合うときの分銅の重さから対象物の重さを知ることができるわけですが、この方法には限界があります。

たとえば1マイクログラム単位まで精密に重さをはかるには、それに対応した分銅が必要となりますし、1マイクログラム単位で釣り合っているかどうかを見分ける装置、すなわち1マイクログラム増えると、天秤が平衡でなくなる装置が必要になります。このような微妙な重力の変化に対応するには、電磁力が有効です。「フレミング左手の法則」ですね。電界と磁界が直交する空間では、その両方に直交する方向に電磁力が生じます。電磁力は、電界や磁界を正確かつ微細に変化させることで精密に制御できますので、この原理を利用した電子天秤を使えば、1マイクログラムの単位まではかりとることもできます。このような電子天秤は、ひとつの成分しか入っていない試料をはかるには適しています。しかし、たとえば血液のなかにどのくらい薬が溶けているか、といった情報を得るためには使うことができません。

一方、創薬においては、薬を「はかる」とは、その薬の投与量をはかりとるだけではなく、投与後、どのくらいの時間で、体のなかのどこに、どのくらいの量、どういう構造で存在しているのか、をはかる必要があります。ですので、非常に多くの夾雑物《きょうざつぶつ》のなかから、対象となる分子の量だけをはかることが求められます。すなわち、どういう成分が（定性）どれだけあるか（定量）を測定できなければなりません。いったい、そんな「究極の天秤」装置は存在するのでしょうか。

定性、すなわちどういう成分がその試料中に存在しているのかを調べるには、分光学的手法（スペクトロスコピー）がよく使われます。さまざまな特性をもつ電磁波を試料に照射し、その成分に特徴的なスペクトルを得るというもので、電磁波の波長や注目する光に応じて、紫外吸収スペクトル、蛍光スペクトル、赤外吸収スペクトル、ラマンスペクトルなどがあります。

たとえば紫外吸収スペクトルで得られるシグナルの強度は、その試料成分の濃度に比例するので、定量にも使うことができます。薬品分析の分野では、一九八〇年代まではスペクトロスコピーが全盛でした。しかし、これらの手法では、複数成分の混合試料や微量成分の定性および定量は難しく、一九八〇年代以降は分離科学との連携の時代がはじまりました。すなわち、クロマトグラフィーや電気泳動といった手法を組み合わせ、あらかじめ成分ごとに分離したものをスペクトロスコピーで定量するというものです。そして今世紀に入るころから質量分析の時代がはじまりました。質量分析計は、分離、定性、定量をすべて同時にすることができる究極の天秤として、とても注目されています。詳しくは次の節で紹介しましょう。

さて、新しい薬をつくるのに「はかる」ことが必要とされるのは、薬だけでしょうか。もちろん、薬剤のなかに含まれる不純物や分解物、体内で生じる代謝物はしっかり測定されなければなりません。それに加えて、薬が作用する相手についても調べる必要があります。相手とは、ゲノムDNAでしょうか。遺伝子でしょうか。いや、多くの場合は第4章、第5章にも出てきたタンパク質です。薬の標的となるタンパク質が体のなかのどこにどのくらい分布しているのか、疾病状態と健康な人ではどのくらい発現量がちがうのか、同じ疾病でも、人による個人差がどのくらいあるのか、など「はかる」ニーズはたくさんあります。

また、薬が効いたのかどうか、薬が効きそうかどうか、副作用が出そうかどうかなどを、あらかじめ調べるための「分子マーカー」にもタンパク質が使われることが多いため、ここでもタンパク質は「はかる」対象となります。

それでは、タンパク質を「はかる」にはどうしたらよいでしょうか。実はここでも質量分析が非常に大きな役割を果たしています。二〇世紀末の大きな発見（後述）により、タンパク質をはじめとする生体高分子も、質量分析で測定できるようになりました。

ということで、新しい薬をつくるのに重要な「はかる」ことを中心にして、薬やタンパク質をはかる現代の新しい天秤「質量分析計」の話をしましょう。

2　質量分析で何がわかるか

質量分析（マススペクトロメトリー、MSと略されることも多いですね）の測定対象は、分子や原子ではなく、イオンです。イオンは必ず電荷と質量をもっています。質量分析は、この質量を電荷数で除したもの（*m/z*、エムオーバージー）の大きさに応じて、イオンを分離したのちに検出する測定法です。得られるスペクトル（マススペクトル）の一例を示しましょう（図6–1）。

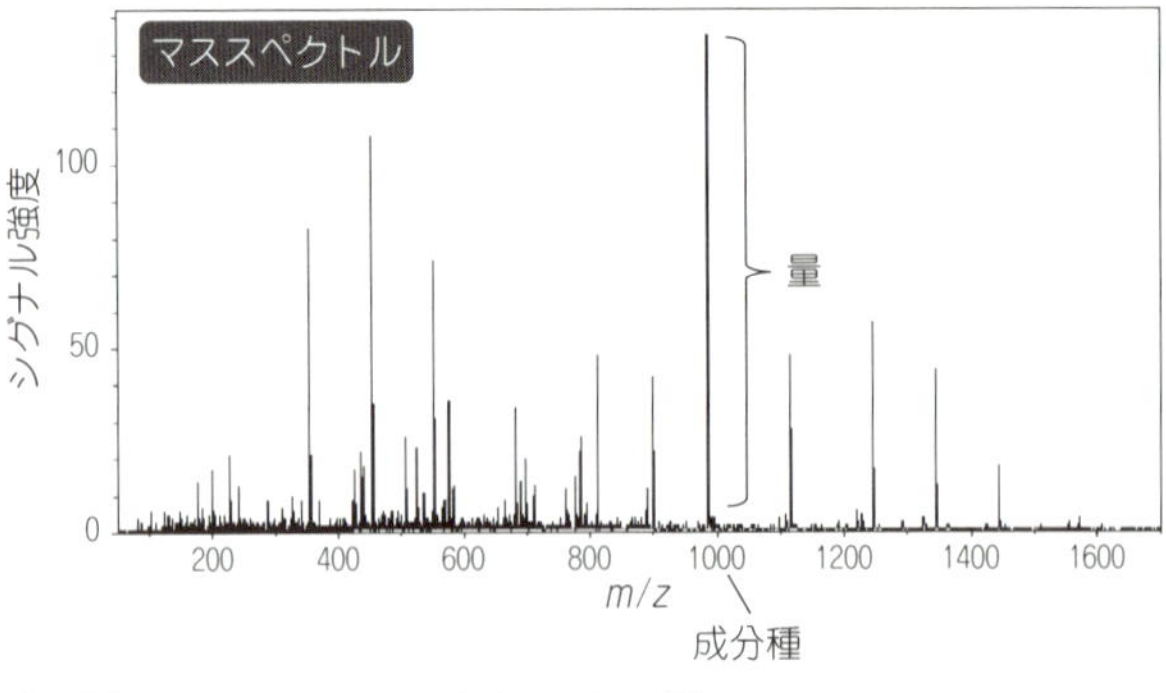

図6–1　マススペクトルの一例

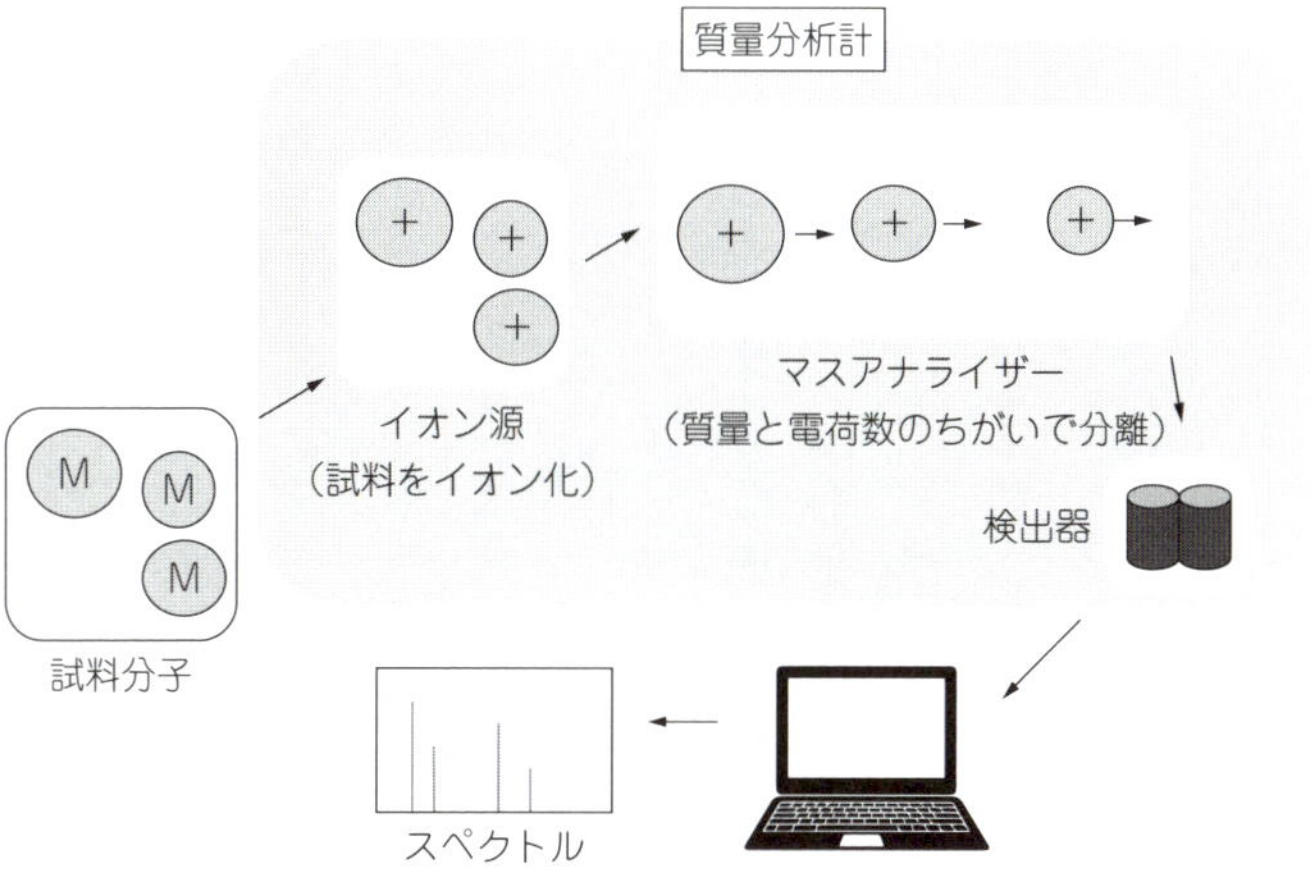

● 図6-2　質量分析の流れ

このマススペクトルをみると、m/z 990あたりに最大のピークが観測されています。すなわち、この試料中には、m/z 990のイオンが多数存在していることがわかります。それだけでなく、このスペクトルには他にも数百本のピークが認められており、試料中の数百種の成分（横軸）とそれぞれの存在量（縦軸）が同時に測定されていることがわかります。

図6-2に、質量分析の流れを示しました。質量分析計は、イオン源、マスアナライザーおよび検出器で構成されています。イオン源では、測定対象の分子はさまざまなイオン化法によってイオン化され、真空中に導入されます。薬物のような低分子はさまざまなイオン化法により、何十年も前から比較的簡単にイオン化することができましたが、タンパク質のような高分子をイオン化するのは難しく、長いあいだ質量分析の測定対象ではありませんでした。

一九八〇年代に二つのイオン化法が相次いで開発されま

した。ひとつはエレクトロスプレーイオン化法（ＥＳＩ法）、もうひとつはマトリクス支援レーザー脱離イオン化法（ＭＡＬＤＩ法）です。これらの方法を生体高分子へ適用することが可能になったため、二〇〇二年にＪ・フェン博士（アメリカ・イェール大学）と田中耕一氏（島津製作所）にノーベル化学賞が授与されています。とくにＥＳＩ法は水溶液中の試料を直接イオン化するのに適しており、水系溶媒と相性のよい生体成分の分析によく使われる逆相クロマトグラフィーと質量分析の直接接続を容易にする大気圧下でのイオン化法として、現在最もよく使われています。これらの技術開発により、薬物そのものとその標的タンパク質の両方を質量分析によって測定できるようになりました。

さて、イオン化された試料は、マスアナライザー中で、m/zのちがいに基づいて他のイオンと分離されます。この分離方式には、電子天秤と同様に電場中で加速させたイオンに直交した磁場を作用させ、その曲げられ具合でm/zを測定する磁場型、電場で加速したイオンがある一定距離を飛行するのに要する時間でm/zを測定する飛行時間型、四本の平行な電極に流した直流電圧と高周波交流電圧の組合せによって生じる電場中を透過できるイオンのm/zを測定する四重極型などがあります。m/zのほんのわずかなちがい（数～数十ｐｐｍ）を分離できる高い分解能と精度をもち、しかも走査の速いマスアナライザーが求められています。二一世紀に入って、キングドントラップ（オービトラップ）型という分解能、精度、走査速度に優れた新方式のものが市販化されるなど、マスアナライザーにおいても大きな技術進歩が現在でも続いています。

さて、質量分析では、その分離原理からm/zが同じイオンを区別することができません。ところが、たとえばタンパク質やペプチドは、その構成成分のアミノ酸組成が同じなら配列がちがっていてもm/zは同じになり

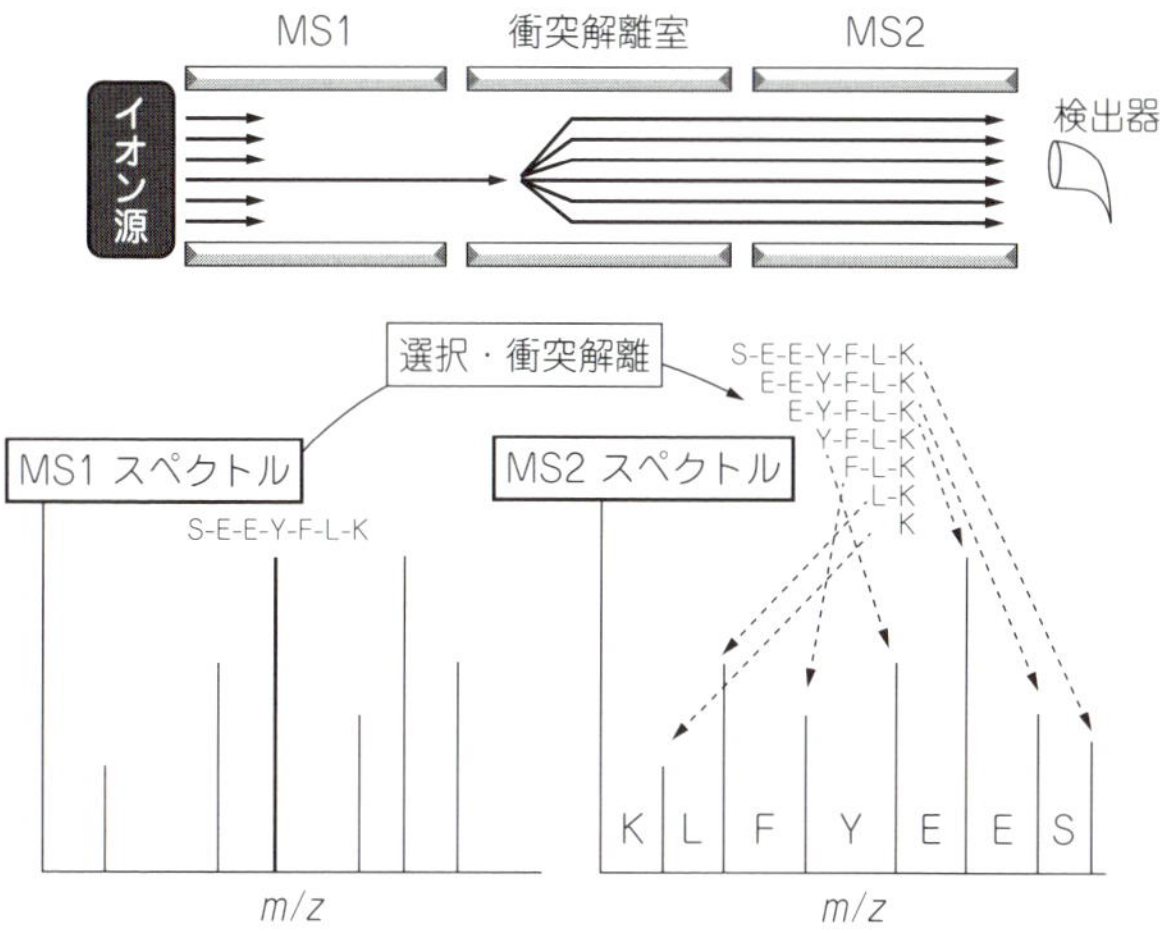

● 図6-3　タンデムMSによるアミノ酸配列決定法

ます。また、アミノ酸はメチル基ひとつだけちがう組合せ（たとえばセリンとトレオニン、アスパラギンとグルタミンなど）がたくさんあり、組成がちがっていても、*m/z*で区別できないものも多くあります。

これらを区別するには、マスアナライザーを直列に二つ並べた「タンデム質量分析」を使います。これは、二つのアナライザーのあいだで、試料イオンに不活性ガスを衝突させてイオンを構造依存的に分解させ、もともとのイオン（プリカーサーイオン）とその分解イオン（プロダクトイオン）の両方を測定するもので、これにより、同じアミノ酸組成でもその配列のちがいを区別できるようになります。それよりも重要なのは、この手法により、タンパク質のアミノ酸配列が決定できるということです。図6-3にその原理を示します。

イオン化された試料ペプチド混合物は、まずＭＳ１で測定対象となるペプチドのみを選択し、衝突解離室へ透過させます。そこでアルゴンなどの不活性ガスと衝突させ、ペプチド結合部分で選択的に開裂させ、MS2でその開裂イオン群のm/zを測定します。すべてのペプチド結合が開裂すると、ラダー状のプロダクトイオン群が生じますが、このときのそれぞれのピークのm/zの差が各アミノ酸残基に相当しますので、これでアミノ酸配列を決めることができます。なお、この手法では、分子量が同じロイシンとイソロイシンを区別することはできませんし、分解能が低いとグルタミン（m＝128.058）とリシン（m＝128.094）も区別できません。しかし、この手法でひとつのペプチドのアミノ酸配列を決定するのに必要な試料量はごく微量（通常1フェムトモル以下）で、しかも測定には1秒もかかりません。これまで利用されていたエドマン法では測定に数日を要し、必要な試料の量も千倍以上だったことを考えると、大きな技術革新（ブレークスルー）でしょう。

ただし、この手法には重大な欠点があります。それは、不活性ガスとの衝突解離反応において、いつもすべてのペプチド結合が開裂するとはかぎらないということです。したがって、ある場合には部分的な配列情報しか得られないことになります。

ここでまた大きなブレークスルーがありました。今世紀に入り、ゲノム配列決定法の技術革新が進み、ついにヒトをはじめとする多くの生物の全ゲノム配列が明らかになったことです。これにより、タンパク質の予測アミノ酸配列が入手可能となりました。この予測配列と、タンデム質量分析から得られる部分的な配列情報とを照合することで、完全なアミノ酸配列が測定により得られなくても、その部分情報からタンパク質を一義的に同定できるようになりました。

すなわち、タンデム質量分析によってペプチドの部分アミノ酸配列情報を取得し、ゲノム情報に基づくタンパク質データベース検索をすれば、そのペプチドがどのタンパク質に由来するのかを同定できるようになったということです。この技術が確立したことで、タンパク質の網羅的解析、すなわちプロテオーム解析ができるようになりました。

ある試料中にどのようなタンパク質がどのくらい含まれているかを測定するには、すべてのタンパク質をプロテアーゼでペプチドに断片化し、逆相クロマトグラフィーで分離し、エレクトロスプレーイオン化法でイオン化したのち、タンデム質量分析で、できるだけ多くのペプチドに対してその部分アミノ酸配列情報を取得し、タンパク質データベース検索を行います。これにより、タンパク質を同定します。さらに、それぞれのペプチド由来のシグナルを使って定量することもできます。今世紀に入ってからの数多くの技術開発により、LC-ESI-タンデムMSシステムを使った数時間の測定で、数千種のタンパク質の同定や定量ができるようになりました。

さて、それでは次に生体分子を網羅的に「はかる」ことに基づく創薬について紹介しましょう。

3　オミクス科学と創薬

創薬を考えるうえで、その標的となるタンパク質を避けて通ることはできません。しかし、ヒトタンパク質がいったい全部でいくつあるのか、どういうときに、どういう存在形態で、どういう組織・臓器に発現しているのか、という全体像は二〇一七年現在でも完全にはわかっていません。一方、タンパク質の設計図にあたるゲノムや遺伝子については、ヒトゲノム計画の完遂（二〇〇三年）とその後の「次世代シーケンサー」

とよばれる解析装置群の開発により、その全体像がほぼつかめてきています。

さらに、疾患要因を遺伝子多型と結びつけるGWAS（genome-wide association study）とよばれる全ゲノム関連解析が世界的に展開され、新しい薬物標的となりうるタンパク質の遺伝子が同定されました。

こうした、ゲノム情報をうまく創薬と結びつける手法をゲノム創薬といいます。薬物標的として注目されてきた酵素や受容体についても、ゲノム情報に基づいて、新しい標的タンパク質が同定されています。たとえば、Gタンパク質共役型受容体（GPCR）やリン酸化酵素キナーゼについては、それらの遺伝子に共通した配列を解析することでヒトゲノム中にいったい、いくつコードされているのか、どのような組織に発現しているのか、疾病特異的な発現プロファイルが認められているのか、などを遺伝子レベルで解析することにより、新規の薬物標的が抽出され、それらに対する創薬も積極的に行われています。

ゲノム創薬では、治療の目標となる薬物標的が最初から明確で、何を目標にして、どのようなプロファイルをもつ薬をめざせばよいのかがはっきりしているので、合理的で効率的な開発が可能になると期待されています。またゲノム創薬では、ファーマコゲノミクスという一人ひとりに対する薬物応答性とその遺伝的要因の相関に基づく研究も行われています。たとえば薬物代謝酵素の多型に基づく薬物の体内動態のちがいがあらかじめわかっていれば、それに応じた薬物治療が可能となります。個人の遺伝子情報を基盤としたゲノムバイオマーカーをそれぞれの薬剤とセットにすることで、一人ひとりに合わせた個別の薬剤や治療方法を選択できます。それは、個人ごとに最適で安全性の高い薬剤を提供する、個別化医療（テーラーメイド医療）へとつながると考えられます。

このように、ゲノムおよび遺伝子情報は創薬において非常に有用なものですが、その一方で問題点や限界もあります。たとえば、GWASなどの解析対象になるものは、遺伝的要因によって生じる疾病にかぎられます。また、ゲノム情報だけをもとに遺伝子の最終産物のタンパク質の機能まできちんと解明できるのかどうか、疾病の間接的な因子としての遺伝子の膨大な情報のなかから創薬に直接結びつくものをどのように選択するのか、という点も問題です。

このような問題を解決するために、疾病とより直接的に結びつくタンパク質や、疾病状態をより直接的に反映すると考えられる生体内低分子をゲノム規模で解析しようという動きがでてきました。ゲノム研究を意味するゲノミクスに対し、タンパク質、生体内低分子、脂質、糖のゲノム規模での研究は、それぞれプロテオミクス、メタボロミクス、リピドミクス、グライコミクスとよばれ、その総称としてオミクス科学とよばれています。なかでもプロテオミクスは、薬物の直接標的で、多くの細胞機能の直接の担い手なので、たいへん注目されています。

たとえばゲノム創薬では、タンパク質発現プロファイルは、遺伝子発現プロファイルで代用されていました。しかし、遺伝子の発現場所とタンパク質の発現場所は必ずしも一致するわけではありませんし、タンパク質の発現量も遺伝子の量だけで制御されているわけではありません。また細胞内局在なども異なります。さらに、タンパク質は可逆的に翻訳後修飾を受けたり、他のタンパク質や生体分子とダイナミックに複合体を形成したりして、機能が制御されることが知られており、このような情報はゲノムや遺伝子を調べても見つけることはできません。

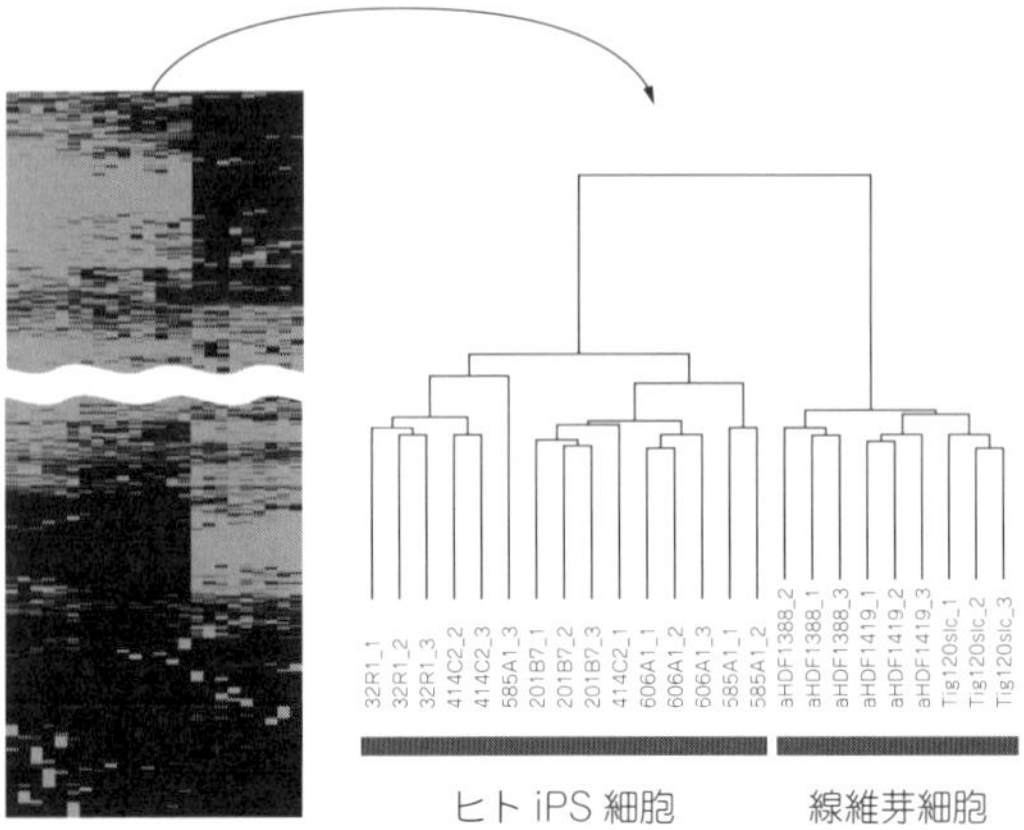

● 図6-4　ヒトiPS細胞プロテオーム解析

このように、プロテオームを直接測定する意義は明確であるにもかかわらず、いままでは、それほど創薬に利用されてきませんでした。最大の理由は解析技術の未熟さにありました。次世代シーケンサーに代表されるゲノミクス解析技術とくらべると、プロテオミクス解析技術は、その網羅性や高速性が不十分だったためです。しかしすでに述べたとおり、タンデム質量分析をはじめとする測定技術の進歩は目覚ましく、いよいよプロテオミクスをはじめとするオミクス創薬の時代がはじまりつつあります。

二〇一四年五月には、二つのグループによって独立にヒトプロテオームドラフトマップが発表され、ヒトタンパク質が、どのような組織にどのくらいの量で分布しているかが世界ではじめて示されました。筆者らもそれに先駆け、二〇一二年にヒトｉＰＳ細胞プロテオームと、その親細胞の線維芽細胞プロテオームを解析し、約一万種のタンパク質について、どういうものがｉＰＳ細胞に選択的に発現し、どういうものが発現しないのか、というプロテオームプロファイルを明らかにしました（図6-4）。

筆者らの解析例では、一回の測定（八時間）で、計二四試料を解析し、約一万種のタンパク質をカバーしました。一方、前述のヒトプロテオームドラフトマップ作製には一万六千回以上の測定結果が利用されており、さらなる効率的な測定システムの開発が望まれます。

もうひとつ、創薬と関連するプロテオーム解析の例を示しましょう。プロテオームでしか測定できない翻訳後修飾の代表例として、リン酸化修飾があります。リン酸化は細胞内シグナル伝達の担い手としてとても重要な修飾で、リン酸化酵素キナーゼおよび脱リン酸化酵素ホスファターゼにより制御されています。リン酸化の異常な亢進は、細胞ががん化する際にも高頻度で認められており、したがってキナーゼは抗がん剤の分子標的として最もメジャーな開発対象となっています。ただし、五〇〇種のキナーゼが複雑に絡み合う細胞内シグナルネットワークは、その全容をとらえることは容易ではなく、また細胞種によっても大きく異なることが知られています。

したがって、ある細胞に対する分子標的薬の作用をシグナルネットワークレベルで定量できれば、創薬において非常に有力なツールになると考えられます。筆者らが市販の分子標的薬ゲフィチニブを使って、大腸がん細胞Ｐａｎｃ-１のシグナルネットワークに対する作用をプロテオーム解析した例を図6-5に示します。

さまざまな濃度で一〇分間ゲフィチニブ処理した大腸がん細胞Ｐａｎｃ-１について、リン酸化を受けたタンパク質のみを濃縮し、無処理細胞に対する定量プロテオーム解析を行いました。その結果、ゲフィチニ

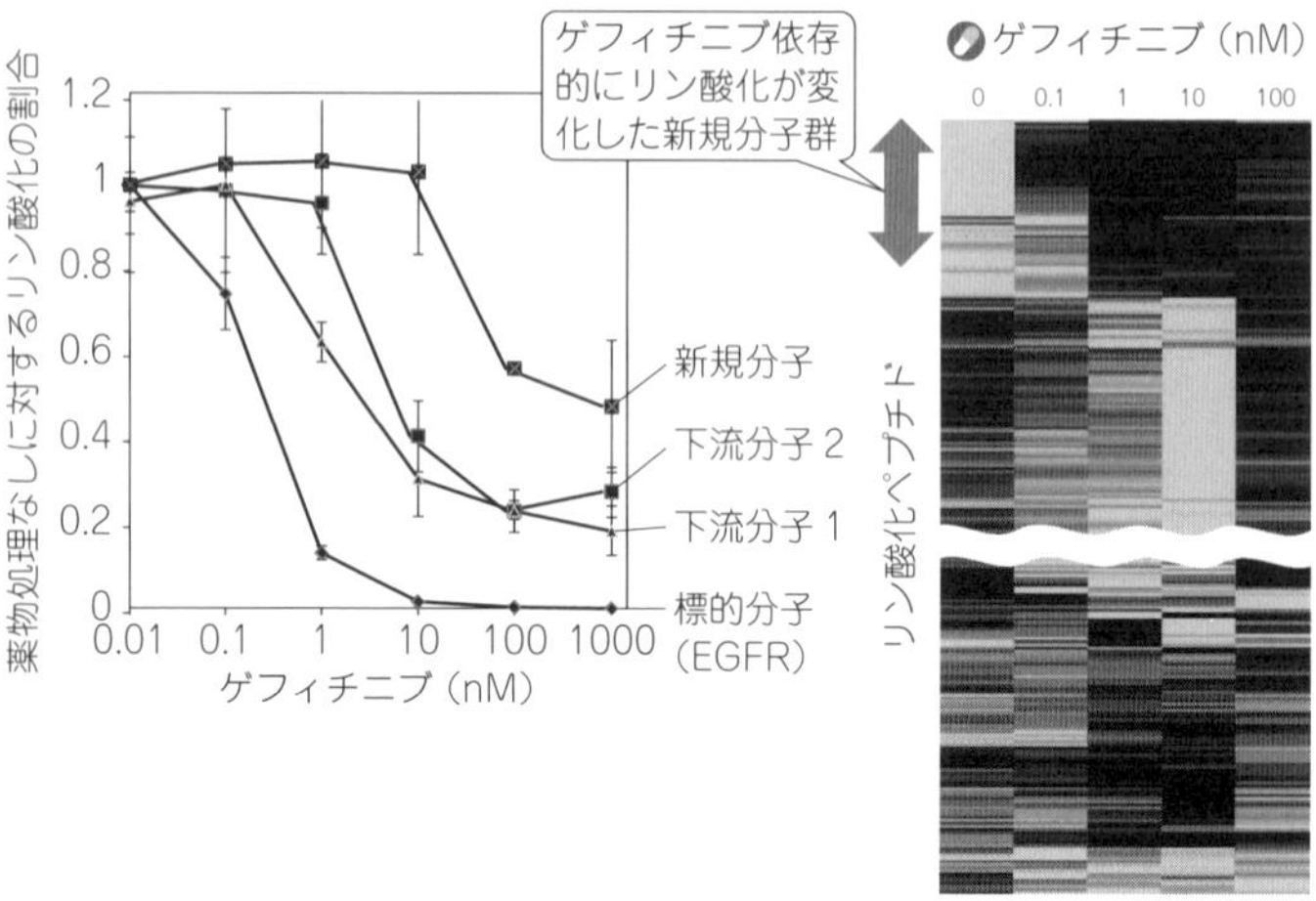

● 図6－5　リン酸化プロテオームに対するゲフィチニブの濃度依存的阻害作用解析

ブの直接の阻害標的分子ＥＧＦＲタンパク質のリン酸化は、ゲフィチニブ濃度依存的に阻害されていることがわかりました。また、同様の阻害曲線が、既知のＥＧＦＲシグナルネットワークの下流分子にも得られました。

一方、一〇〇〇種を超える分子についても同様の阻害曲線が得られており、これらの分子群は、ゲフィチニブにより直接、または間接的にリン酸化が阻害されていることが推定されます。このように、この手法は既知の作用分子だけでなく新規の作用分子を発見することも可能で、多くの細胞に対して同様に解析することにより、薬効バイオマーカーの発見や作用機序解析などにも利用できると期待されます。さらには、化合物の薬効スクリーニングシステムとしても利用可能で、作用既知の薬物とそのリン酸化プロファイルを比較することで、標的を同定することもできるでしょう。

4　オミクス科学に基づく未来の創薬

さて、質量分析を基盤とするプロテオミクスを利用して、タンパク質やその翻訳後修飾を網羅的に解析した例を示してきましたが、質量分析はメタボローム、リピドームなどにも幅広く使われており、今後ますます高性能化していくと考えられます。したがって、薬物の細胞への効果は、さまざまな生体分子の時空間における量の変化としてとらえることができるようになるでしょう。

ひとつのオミクスではなく、マルチオミクス解析もしくはシステム生物学的解析をすることにより、疾病そのものの原因究明や薬物標的分子の機能および薬効や安全性にかかわるオミクスバイオマーカーの同定などにつながり、最終的には一人ひとりの疾病の分子基盤に基づく完全シミュレーションも夢ではないかもしれません。

❖❖❖

「はかる」という非常に単純な作業が究極まで進化し、理想的には疾病にかかわるすべての分子についての時空間定量ができるようになれば、その病態を完全に理解することができるでしょう。薬によって多くの疾病を完全に制御できる時代がくるかもしれず、その鍵となるのは「究極の天秤」なのかもしれません。

（文／石濱　泰）

7 薬が効く仕組みを探求する——イオンチャネルが拓く新しい創薬

古くは経験的にしかわからなかった「薬が効く仕組み」も、近年の分子生物学の進歩によって原理的にわかるようになってきた。より効果があり、より副作用の少ない薬をつくり、また病気の仕組みを知るうえで「薬理学」が重要な役割を果たしている。

薬学のなかには、「薬理学」という研究領域があります。薬理学とは、化学物質（薬や毒）と生体（体）の相互作用を研究する学問です。これまでの薬理学はすでに使われている薬や毒を対象にして、それらが働くメカニズムを明らかにしたり、あるいはメカニズムがわかった化学物質を道具（ツール）として使ったりして、体の働きや病気の仕組みを研究してきました。

ところが、最近では体の設計図の遺伝子や化学物質の標的になるタンパク質の情報がわかってきたことを利用して、従来の薬では治せなかった病気を治療するための新しい薬をつくろうとする研究がはじまっています。薬理学として痛みをやわらげるための研究を進めていく過程で拓かれた、新しい「イオンチャネル創薬」というチャレンジを紹介しましょう。

1　薬の作用点をどう探るか

薬にはさまざまな種類があります。ビタミン剤や風邪薬のように一般的な大衆薬から、医師にかからなければだしてもらえない強力な薬や注射剤、そして、恐ろしい覚醒剤、麻薬、さらには毒までも、広い意味では「薬」に含まれます。広い意味での「薬」とは、人間の体に作用する化学物質すべてを指していることばです。

そして、人間の体に効いている「薬」は、必ず人間の体をつくっている「何か」に作用しているわけです。この、人間が自然のなかから偶然に発見してきた薬や毒がなぜ効くのかを科学してきた学問が「薬理学」とよばれる研究領域です。

薬理学を定義すると、化学物質（薬や毒）と生体（体）の相互作用を研究する学問です。これまでの薬理学は、すでに存在する薬や毒を対象にして、それらが働くメカニズムを明らかにしたり、あるいはメカニズムがわかった化学物質をツールとして使ったりして、体の働きや病気の仕組みを研究してきました。

2　モルヒネが拓く薬理学研究

一例として、京都大学薬学部の薬理学教室で古くから研究してきたモルヒネについて紹介しましょう。モルヒネはケシの実の乳液を固めたアヘンから精製できる化学物質で、人類は古くからアヘンを経験的に痛み止めや多幸感を得る目的で使ってきました。しかしアヘンは強力な麻薬で、アヘン摂取は精神的にも肉体的にも依存性を引き起こし、薬を止められない状態にまで人間を追い込みます。一九世紀中ごろの中国（清《しん》）ではイギリスがインドからもち込んだ大量のアヘンが人々のあいだで蔓延し、その貿易赤字がもとになってアヘン戦争が勃発したのですから、人々に対する麻薬の依存症の強さが窺《うかが》えます。

さて、アヘンからモルヒネという有効成分がドイツで見つけられたのは一九世紀はじめのことです。その後、化学合成によってつくられたモルヒネの類縁体の鎮痛活性や依存性を調べるなかで、さまざまなモルヒネ誘導体が合成されました。こういった研究が進められたのは、アメリカの南北戦争で多数の兵士がモルヒネ依存症に陥ったことから、より依存性の少ない鎮痛薬を探そうという機運が生まれたためといわれています。しかし皮肉なことに、脳への移行性がよいために最も強力な鎮痛活性と依存性をもつヘロインも、一九世紀末に化学合成によってつくられ、これが蔓延することになるのです（図7−1）。

さて、モルヒネやヘロインが化学合成できるようになっても、それがなぜ痛みに効くのか、あるいは依存性があるのかはわかりません。その薬理の研究が進展したのは一九六〇年代のことでした。きっかけはモル

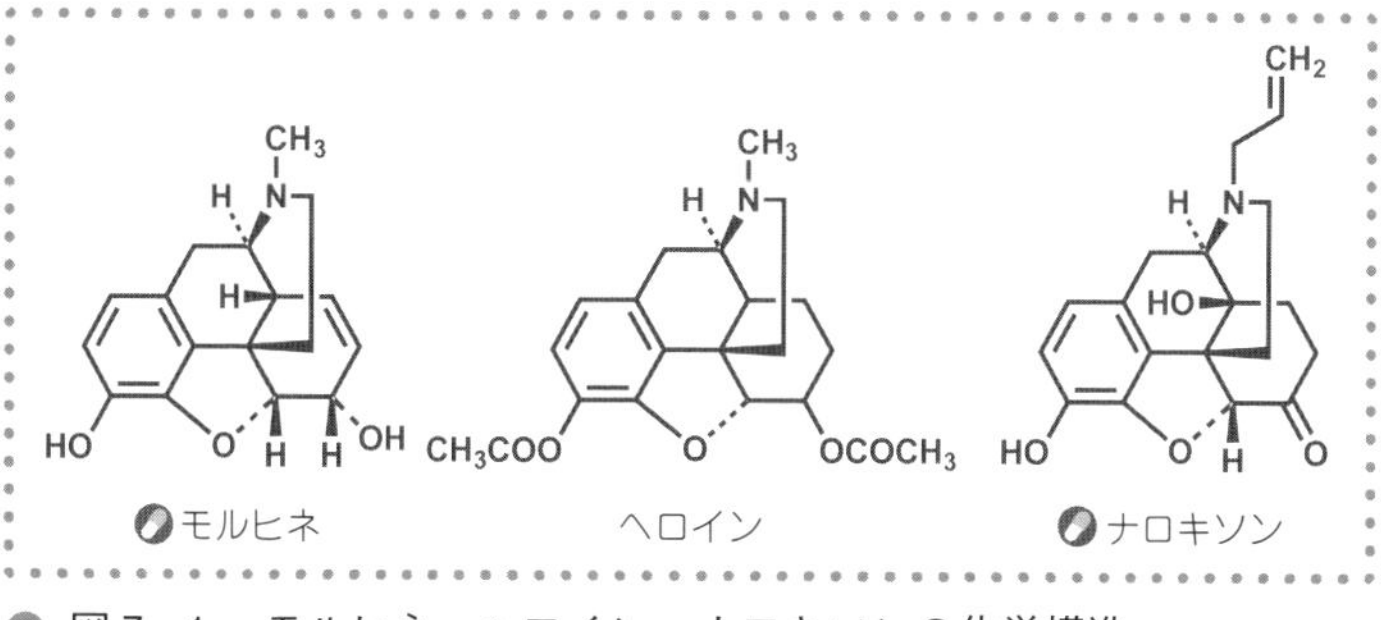

図7−1　モルヒネ，ヘロイン，ナロキソンの化学構造

ヒネに似ていながら、まったく鎮痛作用をもたない、それどころかモルヒネの作用を打ち消してしまうナロキソンという合成のアンタゴニスト（拮抗薬）が見つかったからです。薬理学では、アンタゴニストがしばしば強力な研究ツールになります。

一九七〇年代になり、ナロキソンが脳神経の細胞膜に結合したモルヒネと置き換わるようにして強固に結合してモルヒネの作用と拮抗することや、モルヒネがナロキソンと置き換わることが見いだされました。脳内にモルヒネの受容体（アヘン、opiumにちなんでオピエート受容体と最初はよばれました）があるという概念が提唱されました。つまり、モルヒネやナロキソンを〝鍵〟に、オピエート受容体を〝鍵穴〟にたとえると、モルヒネは鍵穴に挿さるだけでなく鍵を回すことができますが、ナロキソンは鍵穴には挿さるものの鍵が回らない、と理解することもできます（第5章参照）。

3　オピオイド受容体を見つける

考えてみると、体のなかにモルヒネの受容体があるのは奇妙です。モルヒネは植物由来のものですので、人間の体が植物成分のための受容体をあらかじめ用意しているはずはありません。そこで多くの科学者は体内にモルヒネに類似の成分があるにちがいないと考えました。

そして、一九七五年ごろにエンケファリンやエンドルフィンといったペプチド（アミノ酸が数個ないし数十個連なった小型のタンパク質。第4章参照）が内在性オピオイドとして発見されました。体内モルヒネというセンセーショナルな報道もされました。このころからオピエート受容体の本当の相方（リガンドといいます）は内在性オピオイドということから、体のなかでモルヒネが作用する受容体はオピオイド受容体といわれるようになりました（『オピオイド』とは『オピエートのようなもの』という意味です）。

さらに、一九九〇年代になって、DNAの塩基配列のなかにオピオイド受容体となるタンパク質を表している箇所が発見され、それが実際は少しずつ構造の異なる数種類のタンパク質（μ《ミュー》、δ《デルタ》、κ《カッパ》などと名づけられています）からなることもわかってきました。

また、構造が似ている受容体のなかに、従来知られていた内在性オピオイドが結合しないタイプの受容体があることがわかり、その受容体に対応するリガンド（ノシセプチン）が発見されるというように、現在まで研究は展開してきました。

4　遺伝子を駆使して生体や病気のメカニズムを解明する

さて、受容体が見つかったからといって、モルヒネの作用メカニズムがすべてわかったわけではありません。モルヒネが結合した細胞で、いわば鍵が回された後に、何が起こっているか、そしてそれが最終的に痛みという神経の活動に対してどう作用したのかを調べる必要があります。

そういった研究は、紹介したようなモルヒネ誘導体や単離（クローニングといいます）した遺伝子を駆使して、さまざまなレベルで調べられてきました。そのいくつかの概略を紹介しましょう。

●オピオイド受容体の活性化で何が変わるか

もともとオピオイド受容体をもっていない細胞にオピオイド受容体の遺伝子を強制的に導入することに

よって、薬が受容体を活性化した後に細胞内で起こる現象を調べることができます。このようにして、モルヒネはオピオイド受容体を活性化した後、サイクリックAMPという細胞内の情報伝達物質を減らしたり、カルシウムチャネルという細胞内にカルシウムイオンを招き入れる通路を閉じて痛みの伝達を遮断したり、あるいはカリウムチャネルを活性化して、神経の興奮を抑えたりすることがわかりました。

●モルヒネの作用する場所

ラットの脳や脊髄にごく微量のモルヒネを注射することによって、実際にどこへ注射したときに最も強い鎮痛作用が起こるかを調べることができます。また、動物の痛み反応で調べるだけでなく、どのような物質が神経から放出されてくるかをモニターすることも可能です。

これらの研究から、モルヒネのおもな作用点は脳幹にある中脳水道周囲灰白質や巨大細胞網様核といった特定の微小な神経核、あるいは脊髄後角などだとわかりました。それらの部位でもモルヒネは、神経終末にあるカルシウムチャネルを抑制する結果、痛みを伝える神経伝達物質が遊離し、さらに痛覚情報の伝達を抑制していることがわかってきました（図7－2）。

●副作用の起こるメカニズム

強い鎮痛作用をもち、かつ依存性は低いという夢の鎮痛薬の開発をめざすには、副作用のメカニズムを明らかにすることが必要です。また、モルヒネは連続服用によって作用が弱まることも知られており、これは耐性とよばれる現象です。さらに、モルヒネは実用上、便秘になったり自然に行われるはずの呼吸が行われなくなって息が苦しくなったりするなどの副作用を起こすので、薬の使用には配慮が必要です。

これらを解明するためにも、ラットなどの小型実験動物を使った研究が威力を発揮しました。これまでに、耐性の原因は、オピオイド受容体がリン酸化することで機能しにくくなることに加え、シグナル伝達分子と離れてしまうこと（脱共役といいます）によって、細胞内で情報がうまく伝わらないためだとわかってきました。また、依存性の原因はドパミンを伝達物質とする脳内報酬系が活性化されるためだともわかってきました。

しかし残念ながら、これらの有害事象や便秘や呼吸抑制といった副作用も、オピオイド受容体を介した、つまりもともと分離不可能な作用だとわかってきました。したがって、残念ながら副作用や依存性のない強力なオピオイド性鎮痛薬の誕生には至っていません。

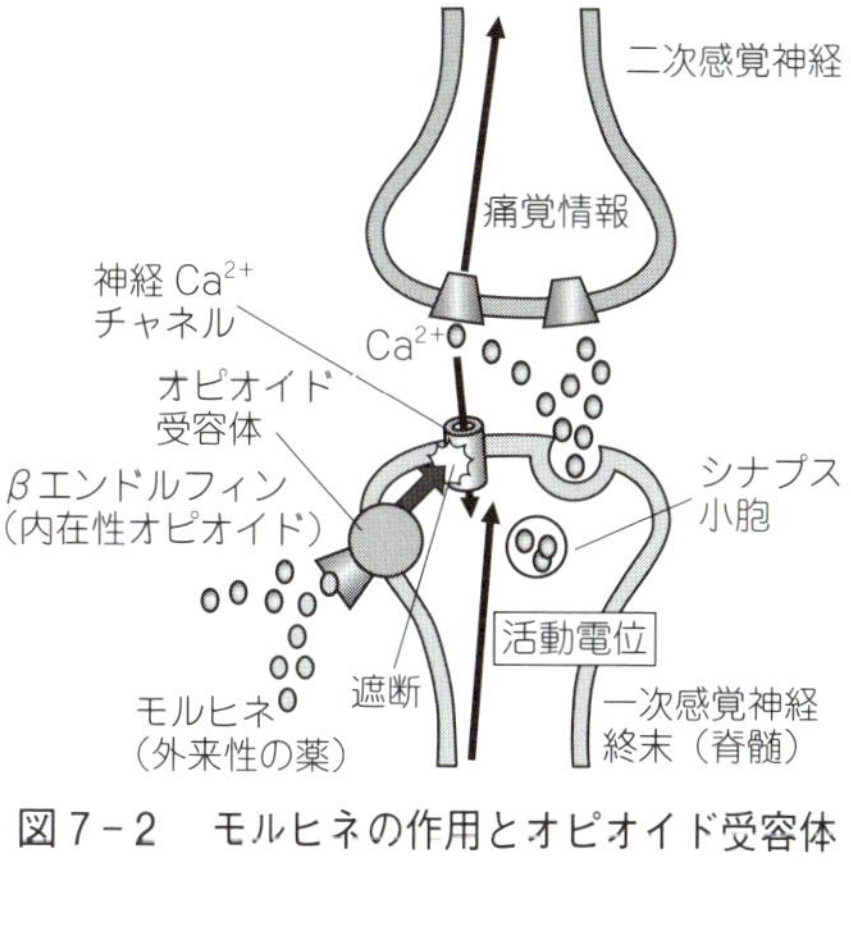

● 図7-2　モルヒネの作用とオピオイド受容体

5　作用メカニズムから薬を生みだす——新しい薬理学研究

さて、モルヒネとオピオイド受容体を例にして、薬理学の研究スタイルを紹介してきました。この例から明らかなように、これまでの薬理学はすでに存在する薬を対象にして、その作用メカニズムを調べるとともに、薬をツールとして生体や病気のメカニズムを解明してきたのです。

もっとも正確にいうと、現在使われている薬のなかで、なぜ効くのか、あるいはなぜ副作用が起こるのかが完全に解明された薬は意外と多くありません。したがって、薬理学者は現在もなお、こういった研究にチャレンジし続けています。

ところが一方、最近では体の設計図、遺伝子の情報がわかってきたことを利用して、従来の薬では治せなかった病気を治療する新しい薬をつくろうとする、新しい薬理学の研究がはじまっています。次は、そのゲノム創薬について紹介していきましょう。

●薬の作用点とその分類

さて、薬の作用点は何でしょうか？　それは多くの場合、体のなかにあるタンパク質です。タンパク質は体を構成する主要な成分で、遺伝子が設計図となり、体内でつくられたアミノ酸をつなげた構造になっています。その種類は少なくとも数万種類はあると考えられています。人間の体は六〇兆個の細胞によってつくられていて、そのすべての細胞には多くの種類のタンパク質が含まれています。薬はそういったタンパク質に結合して、その作用を発揮します。

細胞の表面は図7－3のようになっていて、細胞の内側や細胞膜

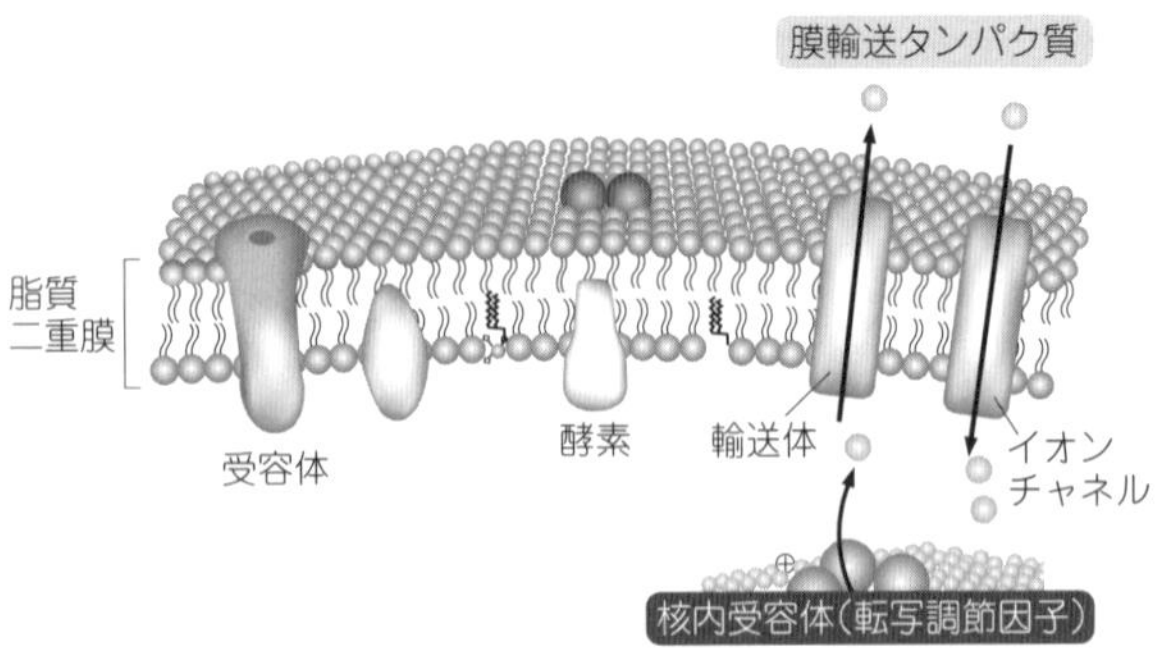

● 図7－3　細胞と薬物作用点

(脂質二重膜)には多くのタンパク質があります。これらは薬が作用するもののみ取りあげると次のように分けることができます。

(1)受容体…もともと体のなかにあるホルモンや神経伝達物質などが作用するタンパク質で、ほとんどは細胞の表面にある。

(2)酵素…化学変化の触媒となるタンパク質で、細胞の内部にあることが多い。

(3)膜輸送タンパク質…細胞膜の内外で物質の輸送・運搬をしているタンパク質なので、必ず膜にある。イオンチャネルや輸送体(トランスポーター)とよばれるタンパク質がここに含まれる。

(4)核内受容体…細胞核にあって、遺伝子からタンパク質をつくるまでの段階の調節をしている。

さて、受容体、酵素、膜輸送タンパク質、核内受容体に対して作用する薬は何種類あるでしょうか?

いままでに使われている薬を分類した統計は何種類か公表されて

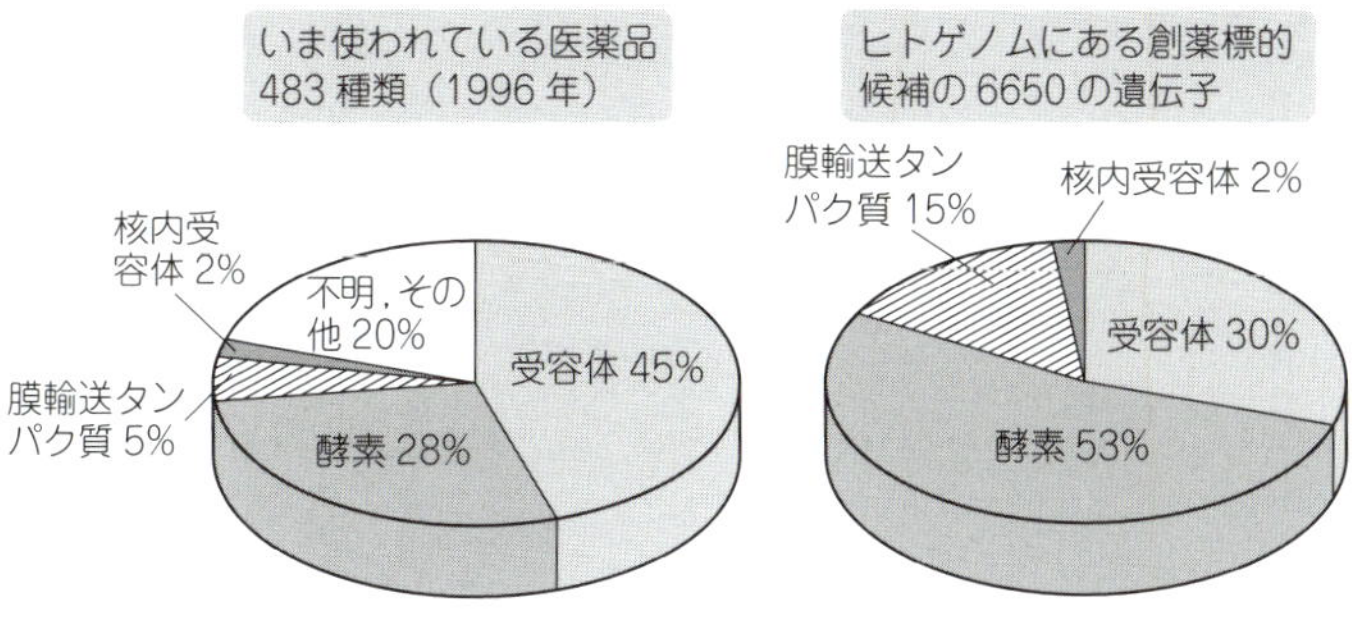

Science, **287**, 1960 (2000)　　*TIPS*, **22**, 23 (2001)

図7-4　薬の分類

いますが、図7−4の円グラフ左側に示したものはその一例で、四八三種類の薬を作用点で分類しています。これによると、受容体を標的としている薬は全体の四五％と最も多く、続いて酵素が約三〇％です。そして、作用点が不明な薬がなんと二割もあることに驚かされます。これは薬理学者がまだ挑戦し続けるべき領域です。膜輸送タンパク質や核内受容体を標的とする薬はあまり多くありません。

では次に、ヒトゲノムのなかに薬の作用点となりうるタンパク質は何種類あるでしょうか？　この疑問に対しても数多くの推計が行われています。その一例を図7−4の右側に示しました。それによると、ヒトゲノムのなかに薬の作用点となりうるタンパク質は六六五〇種類、その内訳は、受容体が三〇％、酵素が五〇％、膜輸送タンパク質は一五％程度あるようです。

この二つのグラフを比べてみると、第一にまだ多くの薬の標的が体のなかには残されていて、現在、薬物治療の手が届いていないところにも新しい薬がつくれるかもしれないことがわかります。また、そうしたときに現在、薬のシェア第一位の受容体もさることながら、酵素や膜輸送タンパク質を標的にした薬の開発（創薬）もずいぶん有望なように思えます。このような創薬の手法が「ゲノム創薬」とよばれます。

● 有望な創薬の標的――イオンチャネル

「ゲノム創薬」については、現在、多くの大学や製薬企業がチャレンジをはじめている領域です。そのなかにあって、筆者らの研究室（生体機能解析学分野）では膜輸送タンパク質、とくにイオンチャネルをゲノム創薬の標的と定めて研究を開始したところです。大学での研究がどういう着眼点からスタートされるのかという実例として、その理由について少し紹介しましょう。先の図7−4でわかるように、膜輸送タンパク

表7-1　膜輸送タンパク質に作用する代表的な薬

薬の名前	作用，適応症	作用機序
リドカイン	局所麻酔，心室性不整脈	電位依存性ナトリウムチャネル阻害
ニフェジピン	高血圧症	L型カルシウムチャネル阻害
トルブタミド	2型糖尿病	膵臓ATP感受性カリウムチャネル阻害
ニコランジル	狭心症	血管ATP感受性カリウムチャネル開口
フロセミド	利尿	ナトリウム・カリウム・塩素イオン共輸送体阻害
オメプラゾール	胃潰瘍	プロトンポンプ阻害

質に作用する薬は全体の五％と低い割合です。しかしその中身を見てみると、なかなか特徴的だとわかります。

リドカイン…歯科で抜歯の前に注射される局所麻酔薬ですが、心室性不整脈で死の危険が迫っている場合の特効薬でもあります。ナトリウムチャネル（開くことで神経細胞が興奮するゲートのようなタンパク質）を阻害することによって、神経や筋肉の興奮性を抑制します。

ニフェジピン…高血圧の薬は多数ありますが、世界中で最もよく使われているもののひとつです。血管を収縮させる役割のL型カルシウムチャネルを抑制して血管を拡張させ、速やかに血圧を低下させます。

トルブタミド…2型糖尿病は、インスリン分泌不全によって起こる高血糖が原因の病気です。この薬はインスリンを分泌する膵臓ランゲルハンス島β細胞にあるATP感受性カリウムチャネルを阻害して、インスリンの分泌を促進する薬です（ATPはアデノシン三リン酸の略。生物にとってエネルギーの貯蔵、供給、および運搬を仲介するきわめて重要な物質)。

ニコランジル…狭心症は心臓に酸素と栄養を供給する冠動脈が狭くなって胸痛が起こる病気です。この薬は血管にあるATP感受性カリウムチャネルを開いて細胞の興奮性を下げ、血管を拡張させます。

フロセミド…浮腫というのは心不全や肝硬変などさまざまな原因によって体中の臓器に水がたまっている状態を指し、重篤な状態では生命に危険が及びます。この薬は最も強力な利尿薬として有名で、一時はやせ薬として乱用されたこともありました。腎臓でナトリウムイオンを再吸収して、尿量を減らす働きをもつ共輸送体の活動を阻害することによって作用します。

オメプラゾール…胃潰瘍は胃酸分泌過剰によって起こります。この薬は胃酸を分泌しているプロトンポンプとよばれるトランスポーターを阻害することで、数々の胃酸分泌抑制薬のなかでも最も強く、直

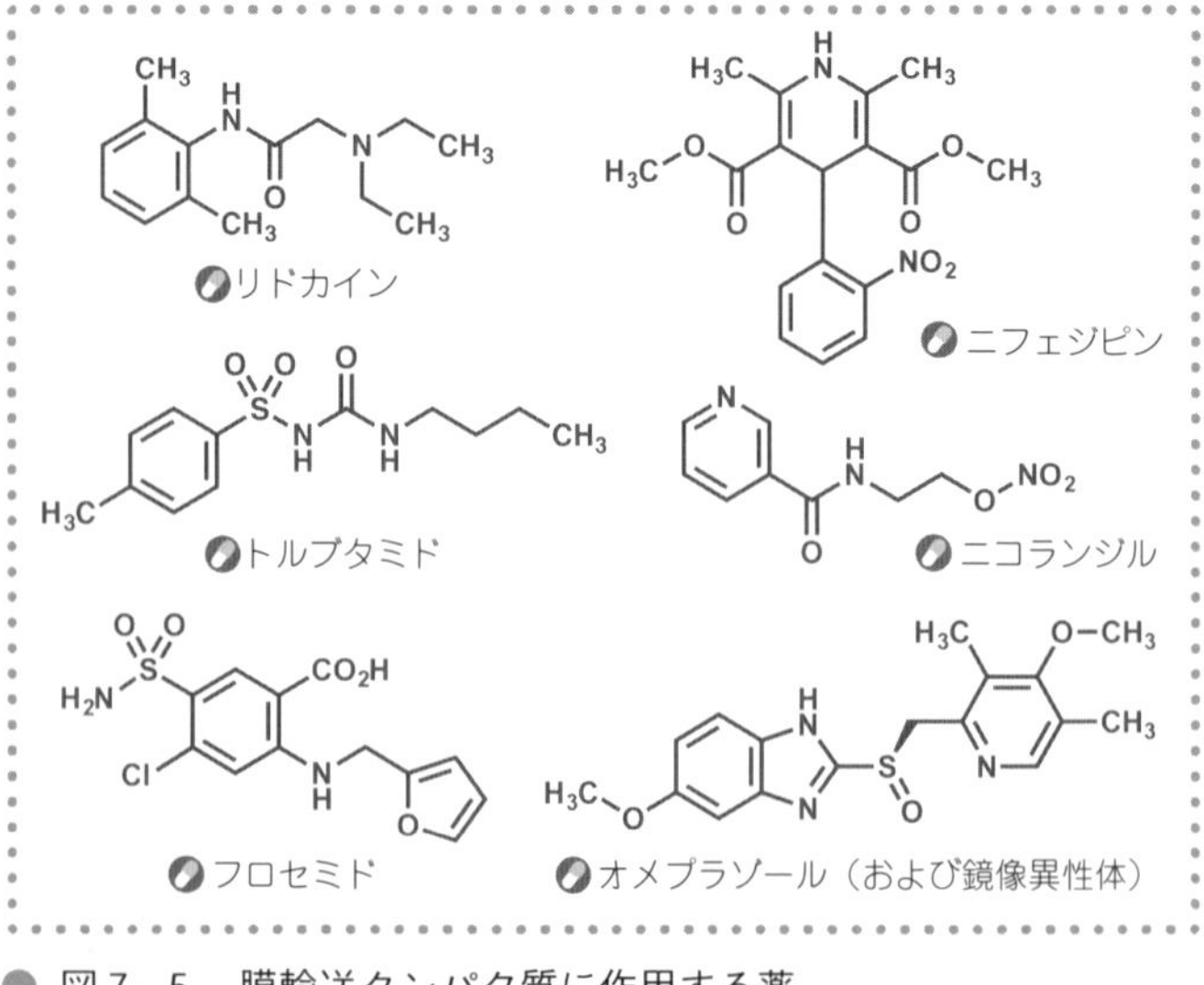

図7-5　膜輸送タンパク質に作用する薬

接的な作用を発揮します。

このようにイオンチャネルやトランスポーターを標的とする薬は作用が強力で切れがよく、実際によく使われているのです。これが膜輸送タンパク質を研究の標的として選んだひとつの理由です。

さらに図7－4で示したように、膜輸送タンパク質を標的とする薬はこれまで五％の割合しかなかったのに対して、遺伝子のなかには一五％もの割合で膜輸送タンパク質が存在します。このことは多数の標的候補が潜んでいるという可能性を示唆しています。

ただし、この考え方には逆の見方も存在します。つまり、人類の歴史のなかで偶然に見つかってきた薬が図7－4左のような分布だとするなら、それは「薬になりやすさ」を反映している、つまり膜輸送タンパク質は「薬になりづらい」標的だ、とする考え方です。これは一面で真実かもしれません。

しかし、受容体や酵素を対象とする基礎研究が進展してきたのに比べると、イオンチャネルの基礎研究は進んでいません。それが反映されている数字だと考えるほうが正しいような気がします。いずれにしても、あまり研究が進んでいないのですから、チャレンジする価値はありそうです。ここは企業での開発と大学の基礎研究がちがう点です。

● イオンチャネル薬と副作用

ところで、毒のなかにもイオンチャネルを標的とするものがあります。フグ毒として呼吸困難を起こすテトロドトキシンは、リドカインと同じ電位依存性ナトリウムチャネルの別の部位に対して、より強力に結合してチャネルを阻害します。両者の働き方はある意味では似ているといえます。

もちろん、この薬と毒を分けているのは、単に作用の強弱だけではありません。リドカインは頻繁に開いている（興奮性が高い）ナトリウムチャネルにだけ選択的に作用して有益な薬効を発揮するのに対して、テトロドトキシンはすべてのチャネルを非常に強力に阻害します。その結果、毒性が全面に出てしまうのです。このようなチャネル特有のメカニズムの理解は、薬をつくっていくうえで非常に重要です。病気の状態にある場所にだけ効く、という薬が理想でしょう。

さらに、ある種のイオンチャネルは薬の重篤な副作用にも関係しています。一九九〇年代につくられた抗アレルギー薬でテルフェナジンという薬がありました。日本では花粉症が騒がれだしたころでしたし、抗ヒスタミン薬に比べて眠気の副作用が少なかったので、病院で処方されて飲んだ方も多くいました。

しかし、非常に発生頻度は低いのですが、この薬は副作用として心室性不整脈を起こすことがあり、最悪の場合、死に至ることがわかり、自主回収されて市場から消えました。その作用メカニズムが後に研究された結果、わかったのは心臓にあるカリウムチャネルの一種が阻害される結果、重篤な不整脈を起こすということでした。現在では、この教訓からすべての薬について、必ずこのチャネルに対して作用しないことや不整脈を起こさないことを確認することが半ば義務づけられるようになりました。

ともかく、すべてのイオンチャネルが有益な創薬につながるわけではなく、数ある遺伝子のなかから創薬標的として有望なものを選択することが最も重要となります。機能が解明されていないイオンチャネルは数百種もあると予想できます。これらのなかで特異性のある組織分布を示し、構造がよく似ていれば、ある程度の機能が推測できるチャネルについて遺伝子を探しだし、その機能を調べる必要があります。最近では、実験動物や細胞での遺伝子操作あるいは遺伝子改変を利用した研究によってチャネルの機能を解析することもできます。

●新しい鎮痛薬を生みだす

先ほど紹介したモルヒネは、現在もなお、最も強力な鎮痛薬としてがん性疼痛《とうつう》や術後痛などの強烈な痛みに対して処方されています。そして、モルヒネを医薬品として使うことがＷＨＯ（世界保健機関）によって推奨されて広まった結果、モルヒネが効かないタイプの痛みがあることがわかり、それは難治性疼痛とよばれるようになりました。たとえば、ヘルペスウイルスに感染した帯状疱疹《たいじょうほうしん》の後の痛みや糖尿病による神経障害が原因となった神経因性疼痛とよばれるものが代表的です。これらを治す新しい鎮痛薬はできないものでしょうか。

残念ながらモルヒネからオピオイド受容体に至る研究結果からは、オピオイド受容体を標的とした優れた鎮痛薬の創出は難しそうです。しかし筆者らはモルヒネの研究から、痛みの発生メカニズムを多く知ることができました。そこで関与しているいくつかのイオンチャネルは、有望な標的だと考えられています。

たとえば、先に紹介したように、オピオイド受容体はカルシウムチャネルを抑制したり、カリウムチャネルを活性化したりすることによって、痛みのシグナルを抑えています。ならば直接、カルシウムチャネルを阻害する薬やカリウムチャネルを活性化する薬は、新しい鎮痛薬になるかもしれません。少なくともモルヒネとは作用点がちがうので、併せて使うことで相乗的な作用が期待できるでしょう。

リドカインのようなナトリウムチャネルを阻害する局所麻酔薬は究極の鎮痛薬ですが、触覚などの正常感覚もなくなってしまいます。しかし最近、神経因性疼痛に特異的に関与する新しいタイプのナトリウムチャネルが見いだされましたので、このタイプのナトリウムチャネルだけを選択的に阻害できたら、鎮痛薬の候補になるかもしれません。

これまでに、痛みだけではなく、皮膚とその近くにあってさまざまな感覚を感じ取っている感覚器もイオンチャネルだとわかってきました。私たちは唐辛子を食べると「辛い」という感覚を感じますが、これも度を過ぎると「痛い」という感覚になります（実は生理学では「辛い」という感覚は味覚には属さないと教えます）。

この唐辛子の成分、カプサイシンが結合することで神経を興奮させる受容体（ＴＲＰＶ１）が見つかり、これがナトリウムチャネルの一種だとわかりました。おもしろいことに、このチャネルは人間が熱いと感じる程度の熱によっても開くことがわかり、英語で「ｈｏｔ」と表現される「辛い」と「熱い」が実際に同じ感覚だと科学的に証明されました。こういった感覚の受容器もまた、新たな鎮痛薬の作用点の候補になりますので、研究が精力的に重ねられています。

●イオンチャネル創薬でクリアすべき課題

イオンチャネル創薬の対象として痛みの例をだしましたが、他のさまざまな疾患においてもイオンチャネルやトランスポーターの関与が疑われ、創薬標的としての検証が進んでいます。しかし、イオンチャネルを標的にした阻害薬や開口薬が、仮によい薬になるだろうとわかってても簡単にはつくることはできません。また、実際に製薬企業のゲノム薬の現場において、イオンチャネルのような膜輸送タンパク質はあまり重要な創薬標的として一般に認識されていません。これはなぜでしょう？　これには二つの大きな理由があると考えられます。

ひとつは、酵素や受容体には内在性リガンドが存在し、それらをシード化合物（出発点）とした誘導体や阻害薬の設計が可能です。それに対して、膜輸送タンパク質の多くには天然の高親和性リガンドが存在しないためです。カプサイシン受容体（ナトリウムチャネルの一種）のような例は数少なく例外的です。いわゆるシード化合物が天然に存在しなければ、天然の生理活性物質を手がかりにして薬をつくってきたこれまでの手法が通用しません。まずはランダムスクリーニングをしなければ、シード化合物にすらたどり着けない可能性があります。

もうひとつは、酵素や受容体では基質の化学変化や結合といった要素は純粋に化学的性質で決まるものなので、フラスコ内の実験やコンピュータシミュレーションでリガンドの生物活性を予測したり、高速にスクリーニング（HTS）したりできます。それに対して、膜輸送タンパク質は物質の膜輸送が舞台となるため、生きた細胞を使わなければ測定できません。これはスクリーニングするうえで非常に手間がかかることを意味します。どうやら、イオンチャネル創薬を実現するためには、これまでには不可能だった数の実験（スクリーニング）を実行して、天文学的な数の化合物ライブラリーから〝砂金〟を見つけなければならないのかもしれません。

ともあれ、不可能だと決めつけるのは早すぎます。次はイオンチャネル創薬の実験技術について紹介しましょう。

● 細胞での膜輸送を測る

細胞というのは、通常数十マイクロメートルまでの大きさですので、顕微鏡がないと見ることすらできません。その小さな細胞の外側から内側へ（あるいは逆に内から外へ）、ある物質が通ったかどうかを定量するには、まず細胞が正常に「生きている」必要があります。人間は体温三六度前後で、血液が酸素と栄養分を常に供給していますので、その状態を人工的につくって細胞を生かす必要があります。これが「培養」です。培養は微生物などが混入しないように無菌操作する必要があります。ここまででもけっこう、たいへんです。

さて、膜輸送を測る方法は三種類あります。

（1）放射性元素で輸送される対象物質を標識する方法
（2）光学プローブを使って、対象物質の増減をモニターする方法
（3）膜輸送に伴う電流を測定する方法

最初の方法は、トリチウム（^{3}H）、炭素14（^{14}C）などの放射性元素を使って、輸送される有機化合物の骨格にある水素や炭素原子を放射性元素に置換したり、あるいはやりとりされるイオンそのものを放射性元素として導入したりします（^{22}Naや^{45}Caなど）。細胞にこれらが輸送された後に細胞を分離すれば簡単に移動した量がわかります。これは最も基本的な方法ですが、放射性元素を使うことの法令上の制限や、厳密には蓄積量しかわからないという欠点があります。

光学プローブというのは、特定のイオンや物質と高い親和性をもって結合し、この結合によって光の吸収波長曲線が変化するような有機化合物です。有名な例として、細胞内でカルシウムイオンに結合して蛍光波長のシフトが起こるＦｕｒａ-２という化合物があります。この化合物が細胞内にあると、細胞内のカルシウムイオン濃度の増減によって、蛍光波長の吸収度合いも変化します。

このようなプローブをあらかじめ細胞に入れておくことで、細胞内のカルシウムイオン濃度を間接的に知ることができます。先の放射性元素の場合と同じく、蓄積量しか測定できませんが、最もＨＴＳには向いており、最近ではスクリーニング法として一般的になりました。

最後の手法は、電気生理学ともよばれ、神経細胞などの興奮現象を電気的に検出する生理学の技術です。一九八〇年代から遺伝子クローニング技術と電気生理学が合わさり、イオンチャネル遺伝子を別の細胞に強制的に発現させて、その働きを調べる方法が確立しました。先に紹介したオピオイド受容体の細胞内メカニズムの研究でも、この手法が活躍しました。経時的にイオン電流を測定できるので、最も詳細な解析ができますが、技術的に難しく職人芸が要求され、データが取りにくいのが欠点です。

●電気生理学的に測定する

筆者らがよく使う電気生理学的実験を二種類、紹介しましょう。ひとつ目はアフリカツメガエル卵母細胞翻訳系とよばれる実験です。これは一九七〇年ごろにイギリスではじめて報告された方法で、イオンチャネルの研究へ応用されたのは一九八〇年代になってからですが、現在もさまざまに改良されて使われています。

この実験では南アフリカ原産で、「アフリカ」と名前がついているわりにはとても暑さに弱いカエルの、メスのお腹にある卵母細胞を使います。卵母細胞というのは、減数分裂をする直前の卵細胞で、直径が一ミリメートルほどと巨大なので、ひとつひとつの細胞をピペットで簡単に扱えます。また、エネルギー源となる卵黄を含んでいますので、食塩水のような簡単な組成の溶液中で一〜二週間は生き続けられます。

さらにこの細胞は受精と分裂に備えて細胞のなかに大量のリボソーム（タンパク質合成装置）をもっており、細胞にタンパク質合成の鋳型となるｍＲＮＡを注入すると、その外来性遺伝子の情報に従ってタンパク質を生合成し、膜タンパク質の場合には細胞膜に挿入するところまで自動的にしてくれます。つまり遺伝子を導入する細胞としては扱いやすい性質をもっています。

こうして人工的に発現させたイオンチャネルの電流は、細胞に二本のガラス電極を刺すことでリアルタイムに測定できます。この細胞は巨大なため、普通の動物細胞の一〇〇倍から一〇〇〇倍もの大きな電流が流れるので、トランスポーターのように流れる電流が小さい（輸送能力の低い）輸送体の活動もとらえることが可能です。

もうひとつの実験法は、動物細胞にパッチクランプ法とよばれる方法を適用して、ヒトと同じサイズの細胞から微弱な電流を記録するものです。この方法にもガラス電極を使います。ガラス電極というのは一〜二ミリメートルほどの太さのガラス管を専用の機械で溶かして細く引き、管内に電気を流すイオン溶液を詰めたものです。

パッチクランプ法の場合には、その先端を少し、ぽってりとした形につくりあげ、細胞の表面に吸い当て

（パッチを形成し）、多くの場合では次に圧力操作でパッチ膜を破ります。うまくゆくと、ひとつの細胞とガラス電極が電気的には一体となり、ひとつの細胞全体を流れる電流が記録できるというものです（図7-6）。これを発明したドイツのネーアー博士とザクマン博士が一九九一年にノーベル生理学医学賞を受賞したことでも有名な方法です。

これらの方法は実験の難易度が高く、数多くの化合物を評価することができないものの、精密にチャネル活動の特性を調べることができます。ただ、技術的には非常に難しく、熟練の技が必要です。しかし最近では、これらの実験のうち、測定部分をロボット化した機械が開発されはじめています。筆者らもこの電気生理学的な測定方法を大学での研究で活用するとともに、民間企業と協力して自動化やロボット化を推進しています。

筆者らの目標のひとつは、こういった難易度の高い研究方法をより使いやすく一般的にすることなので、それは最終的にチャネル創薬の活性化につながると信じています。

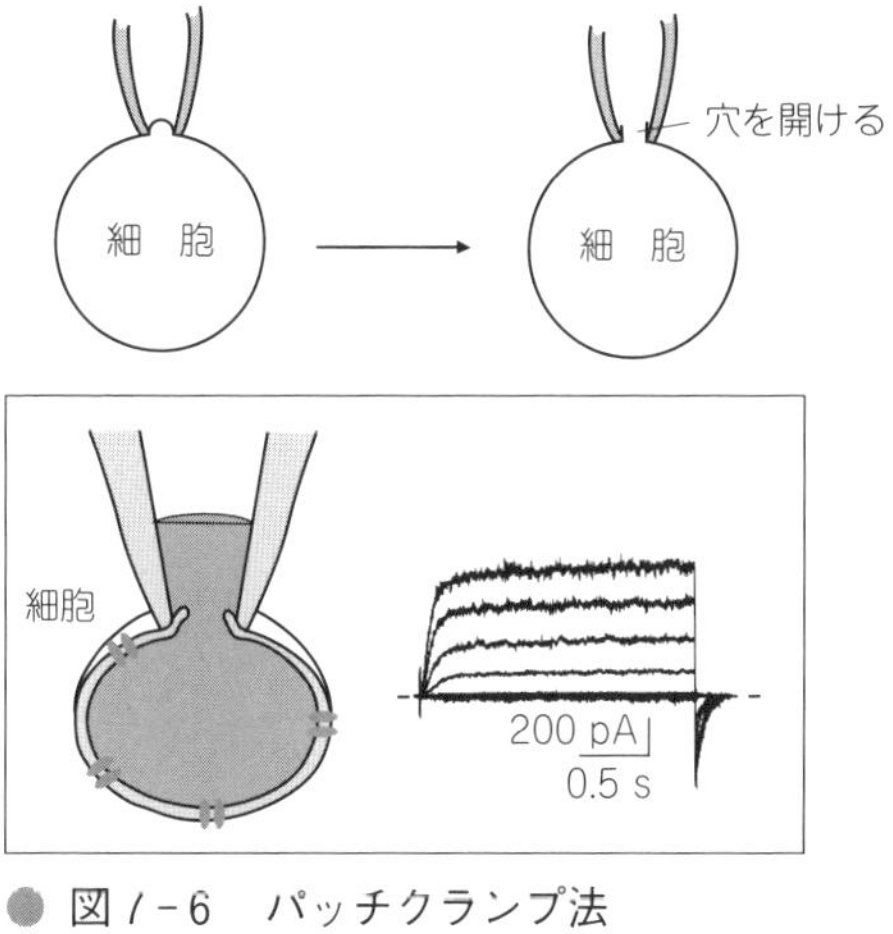

図7-6　パッチクランプ法

6　イオンチャネル創薬が目指す道

とはいうものの、イオンチャネル創薬はまだ実現していません。現在までにいくつか有望な「候補」は生まれているものの、まだ薬が市販されているわけではないのです。したがって、ここで紹介したのは「これから」の話で、本当にそううまく実現するかどうかは時間が経たないとわかりません。

筆者らは大学で研究をするにあたって、興味に走るだけでなく、人類や社会の幸せに貢献できる研究をしたいと考えています。人間が病気や痛みのような苦しみや、あるいは薬の副作用に遭わずに安寧に生きられるよう、科学の力をもって問題を解決したいのです。

そして、研究費に税金を使わせてもらう以上、企業とはひと味ちがった二歩も三歩も先を見た研究をしたいと思います。イオンチャネルという、創薬の対象としては評価の低い標的に対しても、その評価が低い原因を改善するような地道な研究を「急がば回れ」で研究してゆくことで、将来はきっと優れた薬が生まれてくることを信じながら、日々、研究を続けています。

（文／金子周司）

8 体のなかを診る薬——放射性化合物を薬として使う

研究者がつくる「くすり」は多様であるが、本章では、放射線を放出する微量な物質を「くすり」として応用する研究について紹介する。放射性医薬品とよばれるこの「くすり」は、現在、がんやアルツハイマー型認知症などの早期診断や治療法の開発に欠かせないものとなっている。

1　生きたままで、生体を見る

みなさんは自分の体のなかを自分で見てみたいと思ったことはありませんか？　手や足などは簡単に見ることができます。自分の顔も鏡に映せば見えます。背中だって合わせ鏡をすれば見えるでしょう。口のなかも鏡に映せば、のどのあたりまでは見ることができます。さらにその奥はどうでしょうか？　最近では、内視鏡なども発達してきており、大きな苦痛なく、食道、胃、大腸の様子まで見ることができるようになっています。

ここまでの話はすべて身の回りの空気が触れるところ、あるいは吸いこんだ空気が通るところの話でした。それでは、自分の体のさらに奥はどうでしょうか？　手のひらを見ると太い血管がうっすらと見えますが、細かな状態はそのままでは見ることができません。心臓も鼓動を感じることはできますが、心臓が動いている様子を見ることはできません。最近では、X線造影、磁気共鳴画像（MRI）、超音波画像など、いろいろな医療を目的とした画像診断技術が大きな発展をとげ、ヒトの組織や臓器、全身に分布しているさまざまな生体内物質を画像化（イメージング）できるようになってきました。

「百聞は一見にしかず」、英語でも「Seeing is believing」ということわざがあるように、ヒトが生きたままの状態で組織・臓器の形や動き、それを構成する細胞の性質、さらに細かな細胞内外の生体内物質を可視化できれば、他のいろいろな方法で間接的にそれらの性状を確認するよりも、直接的に生体内物質の機能を理解できるでしょう。

たとえば、血液検査でがんの疑いがもたれたとしても、がんが体のどこにあるのかわかりませんし、そのがん細胞はどのような特徴をもっているかなどもわかりません。このような生体の情報を得るにはどうしたらよいでしょうか。

身体を切開して確認することもできるでしょうが、それは身体への負担（侵襲性）が大きすぎて現実的ではありません。一方で、がんを体外より生体イメージングできれば、がんの早期診断につながり、がんが体内のどこにあるかを知ることができます。さらに、がん細胞の特性を知ることで、適切な治療方法を選び、決定できるため、生体イメージングは、がんの治療にも非常に有用性が高いといえるでしょう。

ライフサイエンスの分野では、ヒトの身体のなかの物質をヒトが生きたままの状態で可視化する生体イメージングに加えて、脳、肝臓、心臓などの臓器レベルでのイメージング、臓器を構成する細胞レベル、さらには、細胞内に存在するタンパク質一分子レベルなど、それぞれの階層を対象にしたイメージング技術があります（図8-1）。とくに、細胞から組織・臓器およびマウスなどの小動物までの微視的なイメージングの場合、現在最も利用されているのが蛍光を利用した「蛍光イメージング」です。

一方で、蛍光イメージングよりも巨視的で、ヒトの全身の深部までをイメージングする場合に利用されるのが、放射性化合物を利用するPET（positron emission tomography）およびSPECT（single photon emission computed tomography）とよばれるイメージング技術です。

ヒト全身のイメージングですぐに頭に浮かぶのが、X線による検査ではないでしょうか。このイメージング法は、体外からX線を照射して、体内の各臓器のX線の透過性のちがいから、臓器の形状形状をイメージングします（形態イメージング）。この形態イメージングでは、臓器の形は可視化できますが、タンパク質の活性や発現を分子レベルで可視化することはできません。この生体内分子の働きを可視化するイメージングを「機能イメージング」といいます。

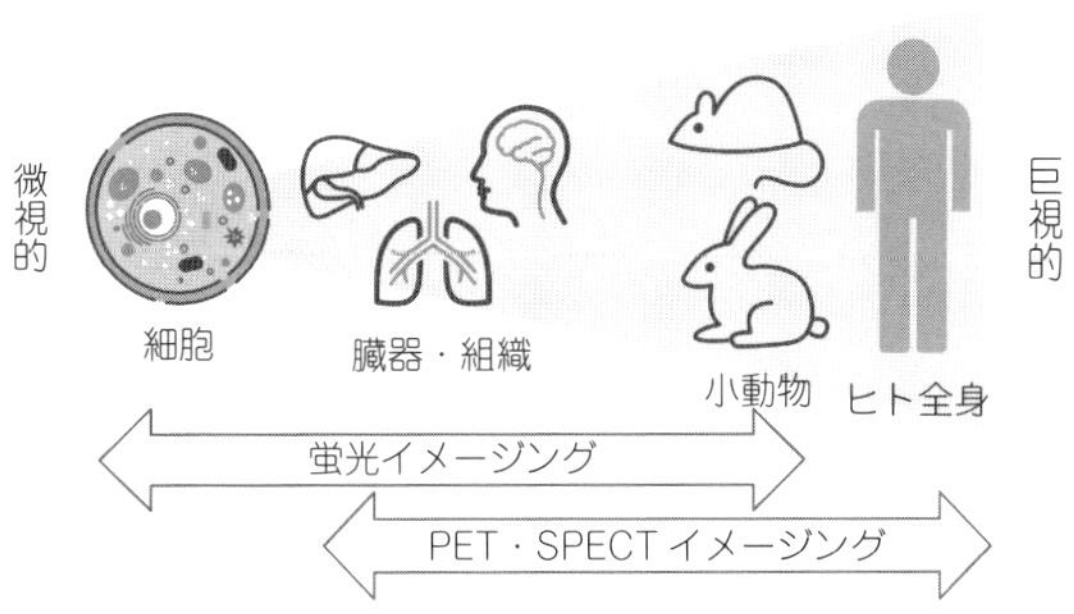

図8-1　細胞からヒト全身までのイメージング対象とそのイメージング技術

ヒトの全身の「機能イメージング」を可能にするイメージング技術が、放射性化合物を薬として応用するPET・SPECTイメージングなのです（図8−1）。

それではなぜ、PETやSPECTイメージングで、ヒト全身の機能イメージングが可能となるのでしょうか？　放射線は透過力が非常に大きく、ヒトの体内も通過します。したがって、ヒトに投与した、放射線を放出する化合物（放射性化合物）が、体内の見たい分子（標的分子）にだけ特異的に結合すれば、生体内の標的分子に結合した放射性化合物から放出される放射線を、体外からその放射線を検出することによって、生体内の標的分子の生体イメージングが可能となります。この原理を医療応用した分野が核医学で、放射性医薬品は医療画像診断分野の発展に大きく貢献してきました。

この章では、放射性化合物を使ったPETやSPECTによる生体イメージングについて、がんおよびアルツハイマー型認知症への実用例を示しつつ、紹介していきましょう。

2　がんの生体イメージング

最近の統計によると、日本国民の半分ががんに罹患し、そのうちの三分の一はがんで死亡するという、がんは恐ろしい「国民病」となっています。がんの診断には、いろいろなものがありますが、生体イメージングは現在のがんの臨床画像診断に大きな役割を果たしています。

がんのイメージング技術にもさまざまな方法があります。これらの画像診断技術のなかでも、最もがんが小さな段階で生体イメージングできるといわれている技術がPETです。がんのPETイメージングは、がんによく集まる性質をもつ、放射性核種が組み込まれた化合物（放射性薬剤）を生体に投与し、がんに集まった放射性薬剤から放出される放射線を体外から検出、画像化することを基本原理としています。

現在、がんのPET検査に最も使われている薬が、[^{18}F]FDG（[^{18}F]-2-フルオロデオキシグルコース）という放射性化合物です。この薬は、ブドウ糖（D-グルコース）の2位のヒドロキシ基が放射性核種の^{18}Fで置き代えられただけの、とてもシンプルな化学構造をもつ放射性医薬品です（図8-2）。がん細胞は自らの増殖のため、正常細胞よりもD-グルコースを非常に多く取り込むことが知られています。がん細胞は、D-グルコースと[^{18}F]FDGのちがいを認識できず、[^{18}F]FDGもD-グルコースと同じように、細胞内にたくさん取り込んでいきます。図8-3に示すように、血液中に存在するD-グルコースはグルコーストランスポーター（GLUT）によって細胞内に取り込まれ、その後、分解系に乗っていきますが、[^{18}F]FDGは6位がリン酸化された[^{18}F]FDG-6-リン酸化体で、それ以降、がん細胞の分解系に乗っていきません。したがって、[^{18}F]FDGは、どんどんがん細胞に取り込まれていき、正常細胞と比べて、[^{18}F]FDGの取り込み量に大きな差が生じることになります。がん細胞にたまった[^{18}F]FDGは放射線を放出するので、この放射線を体外より検出することによって、がんを選択的にイメージングできるわけです（図8-4）。

現在、[^{18}F]FDGはPET用の放射性医薬品のなかで最も利用されている薬で、がんの臨床研究および臨床診断に非常に大きく貢献しています。しかし、[^{18}F]

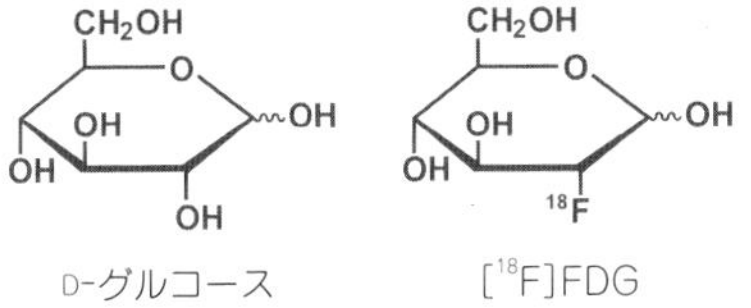

図8-2　D-グルコースと[^{18}F]FDGの化学構造

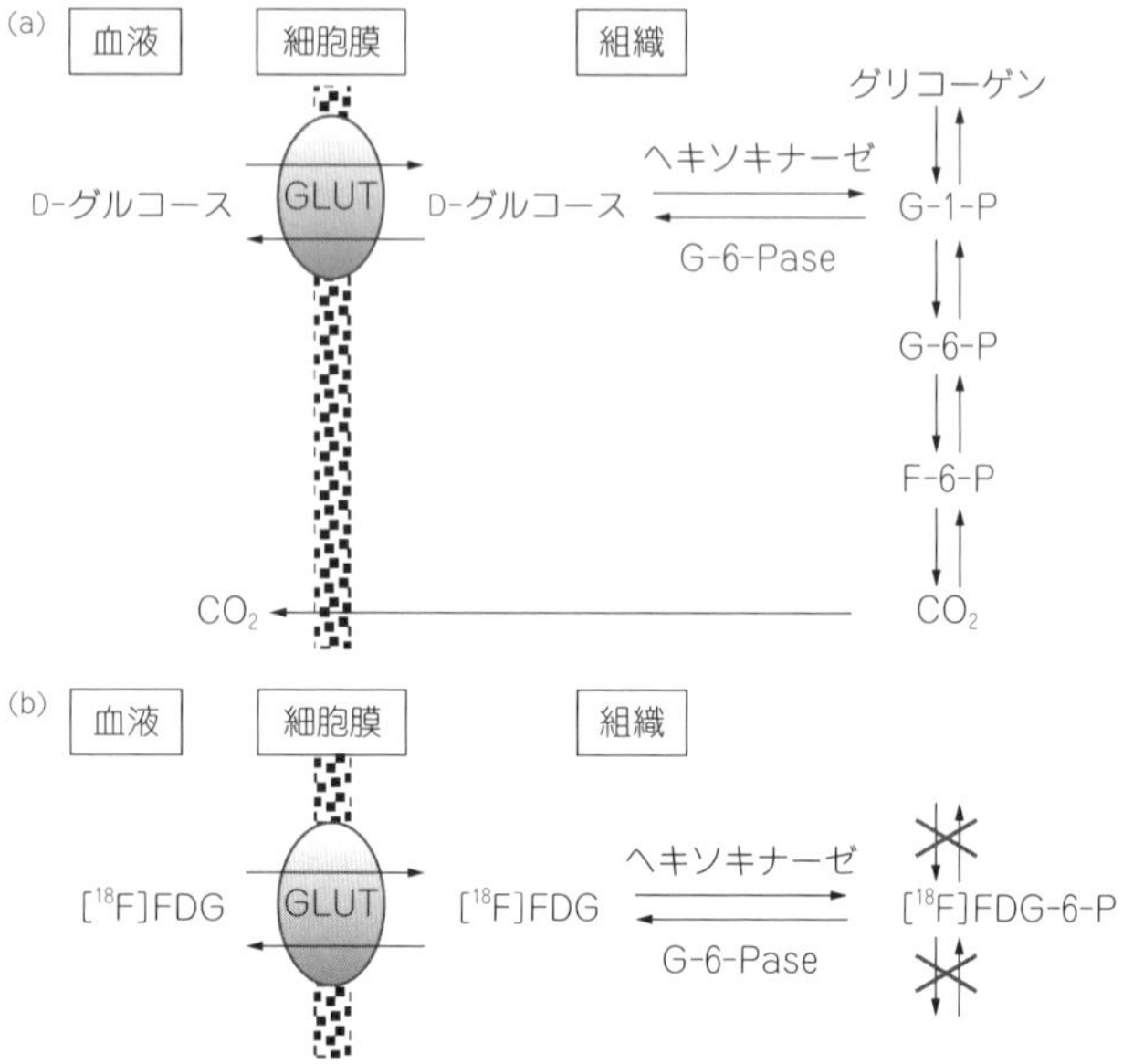

● 図 8 - 3　生体におけるグルコースと [^{18}F]FDGの代謝挙動

GLUT：グルコーストランスポーター，G- 6 -Pase：グルコース- 6 -ホスファターゼ，G- 1 -P：グルコース- 1 -リン酸，G- 6 -P：グルコース- 6 -リン酸，F- 6 -P：フルクトース- 6 -リン酸，[^{18}F]FDG- 6 -P：[^{18}F]FDG- 6 -リン酸．

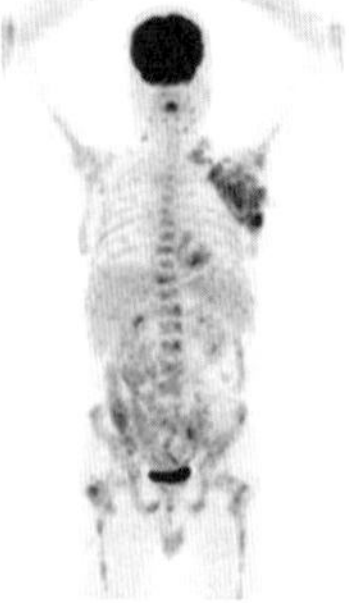

● 図 8 - 4　[^{18}F]FDGを悪性リンパ腫患者（49歳男性）に投与後の全身PET画像

I. Karapolat, G. Oncel, K. Kumanlıoğlu, *Mol. Imaging Radionucl Ther.*, **22**(1), 18 (2013) より転載.

FDGはすべてのがんを選択的にイメージングできるわけではありません。脳や心臓は生理的にブドウ糖の代謝が活発な臓器で、脳腫瘍をイメージングすることは難しいことが知られています。また、食道や胃の早期がんの検出も難しいといわれています。[18F]FDGは炎症部位にも集積することから、偽陽性を招く可能性もあります。このような、[18F]FDGの欠点を克服した新たな放射性薬剤の開発研究が現在も活発に続けられています。さらに、CT、MRI、超音波、内視鏡など、他の画像診断と組み合わせることで、がんの診断精度を向上させる試みが臨床現場で行われています。

3 アルツハイマー型認知症の生体イメージング

がんと同じように、高齢化社会の到来にともなう認知症の罹患者の急激な増加は、みなさんよくご存知のことでしょう。しかし、認知症に対する有効な診断法や治療法は存在しないことから、その開発が強く望まれています。認知症を細かく分類すると、アルツハイマー型認知症、脳血管性認知症、レビー小体型認知症などに分けられますが、全体の約六割を占め、最も患者数の多い認知症がアルツハイマー型認知症です。アルツハイマー型認知症の原因はいまだ詳細にはわかっていませんが、アルツハイマー型認知症患者が亡くなった後の死後脳を詳細に分析すると、二種類のタンパク質のかたまりが確認されます。

ひとつが、βアミロイドとよばれるアミノ酸四〇個あるいは四二個が集合し、凝集体とよばれる固まりを形成したものです。もうひとつが、神経細胞の骨格を担うタンパク質のひとつ、タウタンパク質の凝集体です。βアミロイド凝集体の何らかの働きによって、タウタンパク質の過剰なリン酸化が起こり、細胞内に過剰リン酸化タウタンパク質凝集体が蓄積すると考えられています。

この二つのタンパク質の凝集体は、アルツハイマー型認知症の発症過程において、脳の萎縮、記憶低下、臨床症状よりも早い段階から脳内に蓄積してくることが知られており（図8−5）、現在この二大病理像を体外からイメージングするための放射性薬剤が活発に開発されています。

βアミロイドタンパク質の凝集体の脳への沈着は、アルツハイマー型認知症の発症過程の最も早い段階からはじまるため、このβアミロイド凝集体をイメージングできれば、アルツハイマー型認知症の早期診断につながると考えられます。二〇〇〇年初頭よりはじまった開発研究によって、二〇〇四年に放射性核種^{11}Cを分子内に含む、[^{11}C]PIBを使って、脳内βアミロイドタンパク質のイメージングの成功が報告されて以来、[^{11}C]PIBは現在のゴール

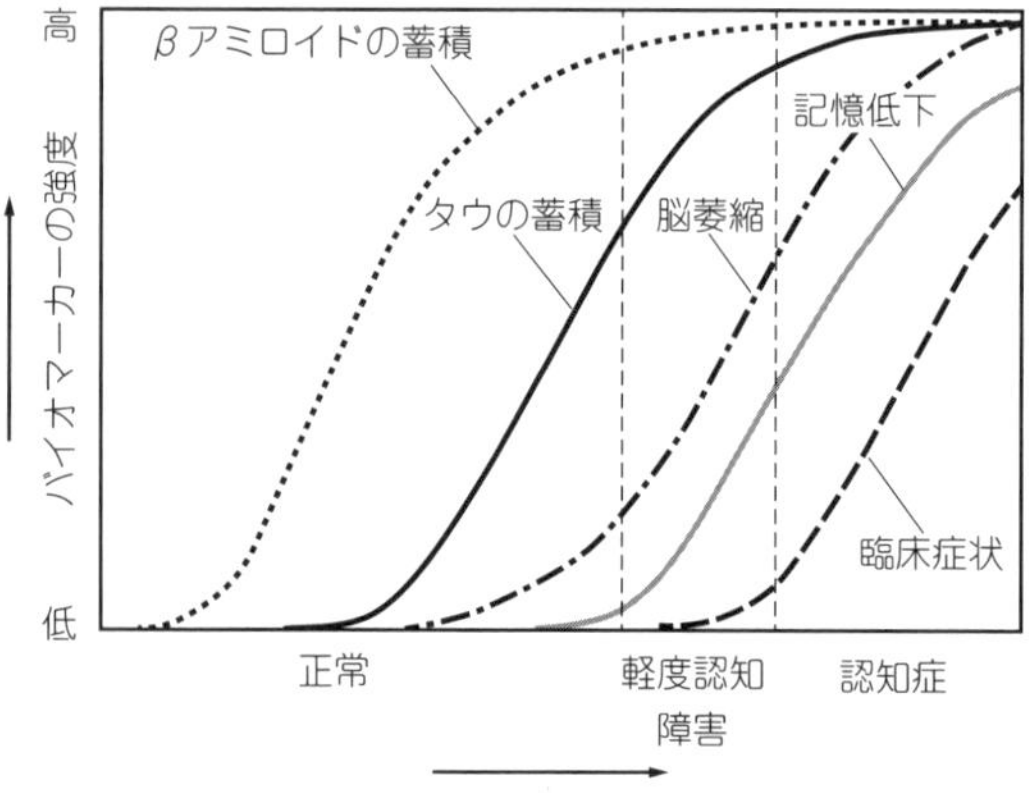

● 図8−5　アルツハイマー型認知症の発症過程と各バイオマーカーとの関係

C. R. Jack, et al, “Hypothetical model of dynamic biomarkers of the Alzheimer’s pathological cascade,” *Lancet Neurol.*, **9**, 119 (2010) を改変.

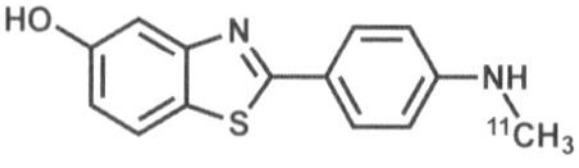

● 図8−6　[^{11}C]PIBの化学構造

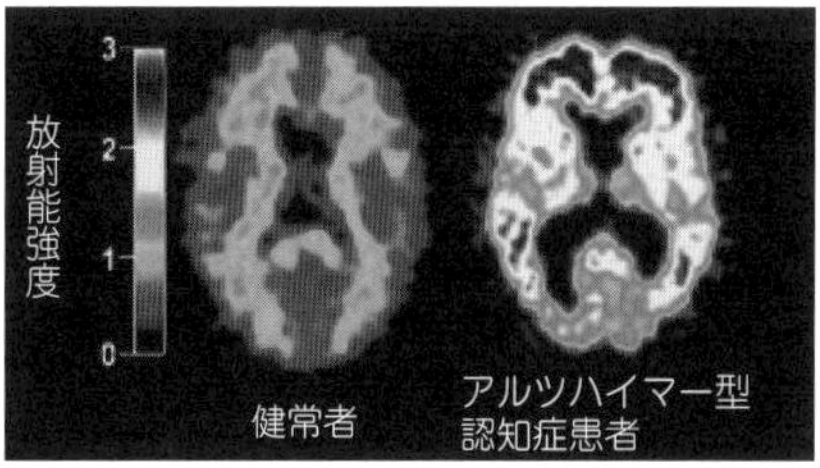

図8-7　$[^{11}C]$PIBを健常者およびアルツハイマー型認知症患者に投与後のPET画像
W. E. Klunk, et al, "Imaging Brain Amyloid in Alzheimer's Disease with Pittsburgh Compound-B," *Ann. Neurol.*, **55**, 306 (2004) より改変し転載.

ドスタンダードとなっています（図8-6）。

図8-7に示したように、$[^{11}C]$PIBをアルツハイマー型認知症患者と健常者に投与して脳部位をPET解析すると、健常者に比べてアルツハイマー型認知症患者の脳には、βアミロイド凝集体の蓄積を反映した非常に高い放射能集積が観察されます。βアミロイドタンパク質凝集体の生体イメージングは、「アミロイドイメージング」とよばれており、これまでに多くの臨床研究が実施されてきました。その結果、アルツハイマー型認知症の早期診断への可能性が示されつつある一方で、認知機能は正常にもかかわらず、βアミロイドタンパク質の蓄積が観察される被験者（偽陽性）も多く確認されています。

現在では、アミロイドイメージングでβアミロイドの蓄積が観察されない場合は、アルツハイマー型認知症ではない、といういわゆる、アルツハイマー型認知症の除外診断にのみ使用されるようになっています。アミロイドイメージングにおける多くの偽陽性群の存在が確認されたことから、アミロイドイメージングのみでアルツハイマー型認知症を確定するのは困難だということが一般的に認められつつあり、アルツハイマー型認知症脳内におけるもうひとつの病理学的変化であるタウタンパク質凝集体を標的とした「タウイメージング」が最近注目されています。

タウタンパク質凝集体の蓄積は、アルツハイマー型認知症の臨床症状と非常に高い相関があることが知られており、タウイメージングはアルツハイマー型認知症の早期診断に加え、アルツハイマー型認知症の進行の程度を知るのに役立つだろうと期待され、現在、その臨床研究が精力的に進められています。「アミロイドイメージング」および「タウイメージング」は、アルツハイマー型認知症の原因タンパク質だと考えられているβアミロイドおよびタウを生体イメージングできることから、これらの原因物質を標的とした治療薬の開発にも応用が期待されています。

近い将来、これらのイメージング技術を活用した、アルツハイマー型認知症の新しい診断および治療法が開発されるのも夢ではないでしょう。

4　標的分子に合わせて、イメージング手法を選ぶ

このように、放射性化合物を薬として利用するPET・SPECTイメージングは、現在、がんやアルツハイマー型認知症の早期診断、治療薬の効果判定、新薬の開発支援などに役立っていることがおわかりでしょう。この他にも、本章では紹介できませんでしたが、脳や心臓、肝臓、腎臓などの機能診断、動脈硬化、糖尿病などの疾患を対象とした生体イメージング技術とそれに利用する放射性薬剤が現在活発に開発されています（筆者もそのひとりです）。

放射性薬剤の長所ばかりを述べてきましたが、短所もあります。放射線を大量に浴びた場合、放射線被ばくを引き起こす原因ともなりかねません。したがって、放射性薬品を利用した核医学検査では、リスクとベ

ネフィットを十分に配慮することを心がけるべきでしょう。

一方、蛍光を検出素子として使う蛍光イメージングでは、このような放射線被ばくを心配する必要がありません。また、放射性核種は管理区域内で使用しなければなりませんが、蛍光イメージングにはその必要がありませんので、放射線被ばくや汎用性の観点からは、蛍光イメージングは核医学イメージングに比べ大きな利点をもっていると考えられます。しかし、蛍光は生体の透過性が低いため、生体深部の物質をイメージングすることは困難だという、放射線を使ったイメージングに比べての欠点もあります。

よく核医学イメージングと蛍光イメージングはどちらがよいのか、ということを聞かれますが、結局のところ、どちらのイメージング法が優れている、劣っているという考えは間違いで、いずれのイメージング法にも長所と短所があるので、用途に応じて適切に使用することが重要でしょう。

また、イメージング対象の標的分子の性質にあわせて、互いの短所を補うように使用することもたいへん重要です。生体内にはさまざまな疾患に関連する、いまだ生体イメージングできていない多様な生体内物質が存在します。今後もこれらを標的分子とした放射性薬剤の開発と、それを利用した生体イメージング技術が、病態解明研究や臨床診断研究に応用されることを期待したいと思います。

（文／小野正博）

9 生体リズムと現代病——時計遺伝子を活用して治療する

病気の治療には、どんな薬をだけでなく、いつ投与するのかが重要だ。また、長期間の不規則な生活習慣は、徐々に身体に障害を与え、ついには、さまざまな疾病を発症させる一因となる。現在、生体リズムという時間の概念をとりいれた治療薬の開発がはじまっている。

夜になると眠たくなり、朝になると目が覚めるのは、私たちの体に体内時計があるからです。体内時計とは、24時間周期で繰り返される地球の環境変化に適応するために生命が進化の過程で獲得した、時間の管理システムです。

周囲の環境が朝‐昼‐晩と劇的に変化しますから、それを予期して体内の生理的な状態を変化させるのは、環境への適応という意味でとても合理的です。脳の睡眠や覚醒もさることながら、体のなかのホルモンや体温、血圧、エネルギー代謝の状態も一日のうちで大きく変化します。見かけは同じ一人の人間でも、昼と夜とでは体のなかは別人だといってもいいほどちがうのです。

勘のよい方なら、もうお気づきでしょう。病気の症状や薬の効き方も一日のうちで変化します。病気が発症しやすい時間帯や薬の効きやすい時間帯があるのです。

体のなかの時間の調整役として機能する体内時計が不規則な生活習慣などによって乱されると、それが原因でさまざまな病気が発症することもわかっています。

体内時計の時間を整えるという新たな薬を開発しようとする試みもはじまっています。この章では、体内時計がつくる時間に着目した病気の理解と創薬について紹介しましょう。

1　体内時計はリズムを生みだす遺伝子プログラム

近年の体内時計研究の飛躍的な進展により、体内時計がリズムを生みだす基本的な仕組みがわかってきました。時計遺伝子とよばれる遺伝子の発現の周期的な変化が鍵をにぎります。図9－1にそのからくりを示しました。

時計遺伝子のなかでも*PER*とよばれる振動子の動きが重要です。ヒトの場合、朝方から昼間にかけて転写の正の制御因子CLOCKとBMAL1が*PER*の転写を活性化します。その結果として、増えたPERタンパク質は夕方から夜にかけて今度は転写の負の制御因子CRYを連れて核へと移り、そこで自らの転写にブレーキをかけるのです。ときがたって朝になると、このブレーキが切れて*PER*の転写が再び活性化され、次のサイクルがはじまります。

この自分で自分を制御する自己制御型のフィードバックによって生みだされる*PER*の発現の繰り返しが、24時間リズムを生みだす時計の正体です。このようなフィードバックループによる振動の構造は、ヒトだけでなく実験動物のマウスや昆虫、カビ、植物、バクテリアにも存在することが証明されました。信じられないかもしれませんが、数十億年前の原始地球で、すでにこの時計システムは存在していたのです。この時計は、糖やタンパク質や脂肪、ヌクレオチドといった、生物をかたちづくる基本的な代謝経路と密接な関連をもっています。そう、この時間システムは、地球に現れた生命体の基本原理だったのです。

2　ヒトの時計遺伝子

ヒトの体内時計遺伝子の発見は、医療にも重要な意味をもちました。これによってリズムというそれまでは無形の謎に包まれていた存在が、時計遺伝子の発現変動という物質の変化としてとらえられるようになり、日常診療などで感じられていた昼夜リズムが時計遺伝子という実体をともなったかたちで科学の俎上に載るようになったのです。

いつも夜になるとすぐに眠くなり、夜なべができず寝入ってしまい、早く目がさめてしまう家族が見つかっていますが、これはヒトの時計遺伝子「*PER2* 遺伝子」に変異が入っているためで、この物的証拠に

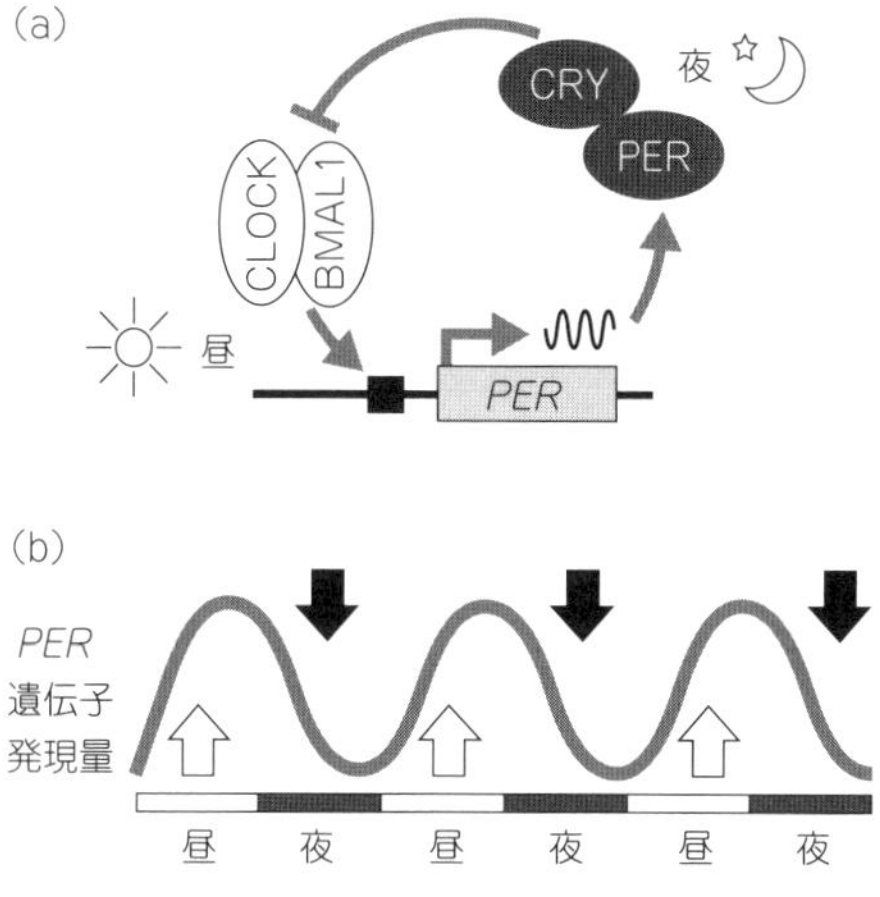

● 図9-1　自己制御型のフィードバックループ(a)により生みだされる*PER*遺伝子の発現変動(b)が約24時間周期の生体リズムを生みだす

よってこれが自分勝手な個人の性向の問題ではないことが証明されたのです。

ヒトの生活パターンには朝型と夜型とがありますが、アメリカとイギリスで一〇万人規模の全ゲノム関連解析が行われ、朝型に最も相関する遺伝子として *RGS16* がみつけられました。*RGS16* とは、脳内の中枢時計器官で働く遺伝子で、ヒトでの発見よりも前に筆者らがマウスを使った実験から目覚まし遺伝子として見つけていたものです。

いつ寝ていつ起きるかは、意志で決められる部分も確かにあります。しかし、体内時計とはゲノムに書き込まれた遺伝形質で、意志とは関係ないところで一日の変動を生みだす仕組みだということに注意が必要です（図9-2）。

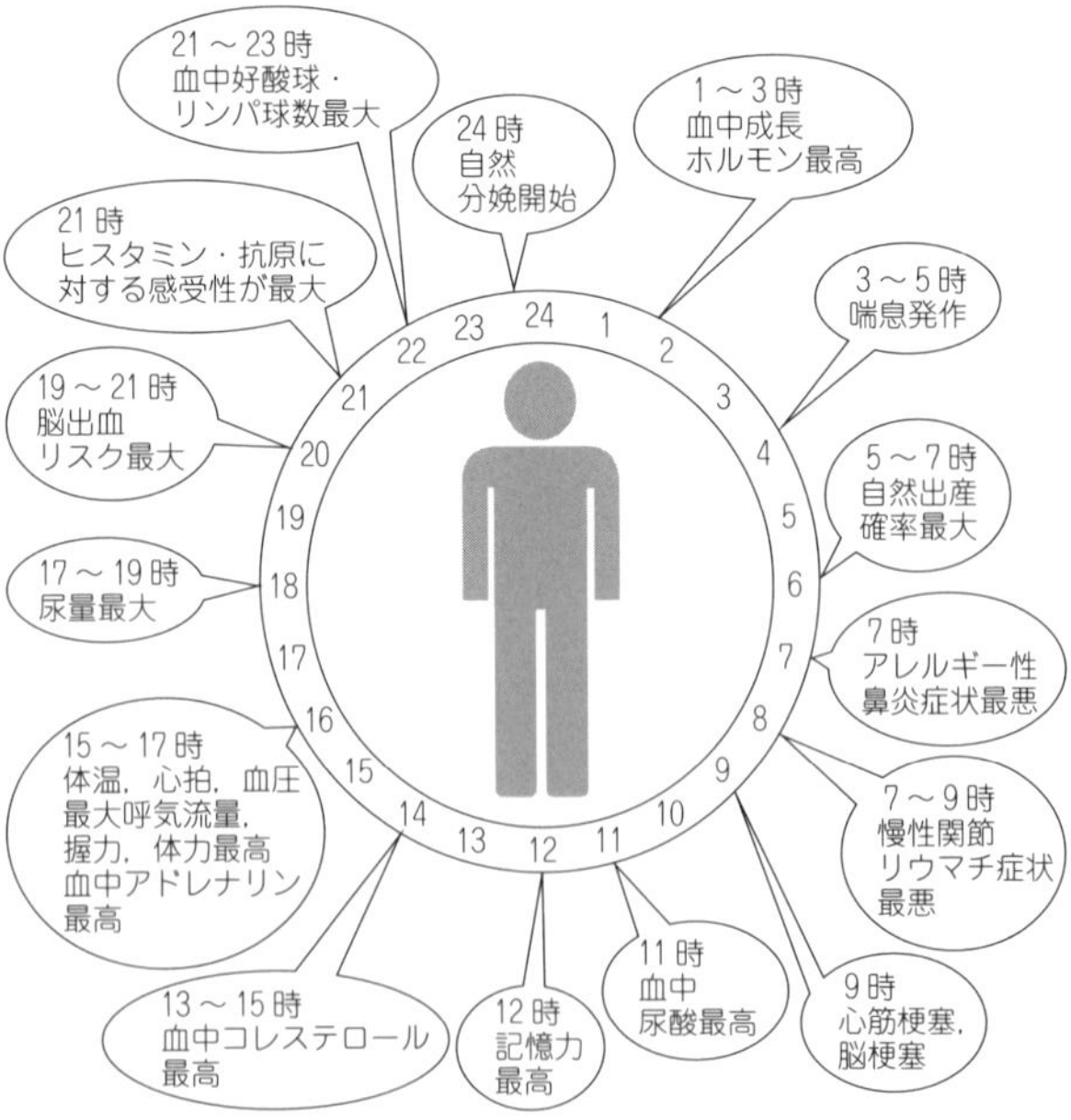

● 図9-2　生理現象や病気などの統計的に起こりやすい時間帯

知らず知らずのうちに起こるこのような体内の変化を、知らなかったで済ますのではなく、積極的に治療に活かそうとするのが次に紹介する時間薬物治療学です。

3 病気のリズムと薬の効き方のリズム

体内時計の時刻によって病状が悪化しやすい時間帯があらかじめわかる病気の場合、それをもとに投薬の時間を最適化することができるはずです。これが時間薬物治療学の考え方です。実際、すでに添付文書などに至適投薬時刻が明記されている代表的な医薬品に、気管支喘息治療薬、降圧薬、脂質異常症治療薬、副腎皮質ホルモン、利尿薬、消化性潰瘍治療薬、睡眠薬などがあります。

不眠を訴える人が夜間に睡眠導入薬を服用するのは当然のことですが、他の病気に対しても体内時計の時刻を考慮すると効果的な場合があるのです。

一例をあげましょう。一日のなかでも早朝から午前中は、心血管疾患の〝魔の時間帯〟ともよばれ、心筋梗塞や狭心症、くも膜下出血、脳梗塞が最も頻発する時間帯にあたることが、大規模な臨床調査によって明らかにされています（図9-2）。

複数の要因がありますが、早朝に急激な血圧上昇がみられる高血圧症には、とりわけ注意が必要です。高血圧症の場合、基本的には長時間作用型の降圧薬を使用することで良好な血圧コントロールを目指しますが、それでも早朝高血圧が持続する場合には、時間治療の考え方が適用されます。すなわち、早朝は体内時計の自律的な働きによって血圧を高めようとする神経やホルモンが活性化されますが、それらを抑えるための薬として交感神経α1受容体遮断薬やレニン・アンギオテンシン系阻害薬を投与することが就寝前に行われるのです。これにより、早朝の血圧上昇を抑制する（最大の薬物効果）と同時に、他の時間帯の過度の降圧を避ける（最小の副作用）ことができると期待されるのです。

抗がん剤の投与にも時間治療が適応される場合があります。抗がん剤は細胞の増殖を抑えるものですが、標的のがん細胞だけでなく健康な細胞にまで作用が及ぶため、副作用を軽減することが重要です。副作用の標的となる骨髄細胞は、体内時計の働きによって夜間の休息期に増殖が低下します。ですから、この時間を狙って抗がん剤（たとえば細胞のＤＮＡ合成を阻害するフルオロウラシルなど）を投与すれば、副作用の毒性が低減できると期待されているのです。実際に、このような時間治療によって大腸がんの治療成績が向上したという報告が、多くの臨床機関でなされています。

夜間、早朝に起こる緊急疾患として、気管支喘息の発作があります。炎症により気道の狭窄《きょうさく》が起こり、急性期の喘鳴《ぜいめい》（喘息）発作時には呼気時優位に狭窄音が聴こえます。この喘息発作には近年、β2刺激薬やステロイド吸入剤が利用されていますが、夜間発作の予防や軽減のため長年使用されている薬として、テオフィリン徐放製剤があります。テオフィリンは、ホスホジエステラーゼを阻害し、細胞内ｃＡＭＰ濃度を増大させる働きがあります。これが気管支平滑筋のアドレナリンβ受容体を介する作用を強め、気管支平滑筋を弛緩させ、症状が改善します。しかし、テオフィリンの有効血中薬物濃度は一ミリリットル当たり八～一五マイクログラムと狭く、この値を超えると悪心や嘔吐、頭痛などの副作用が表れ、また薬の投与量が少なくて、血液中の薬物濃度が低すぎると、喘息の症状を抑えることができません。そこで、これらの問題をできるだけ回避するために、少しずつゆっくり溶けだすように開発された医薬品がテオフィリン徐放製剤です。この薬は夜間の喘息症状のコントロールに適しています。

4 生体リズムの関与する疾患のパラダイムシフト

いままでは病気を治すために正常な体内時計の時刻をうまく使おうという話をしてきましたが、ここからは体内時計の機能そのものが損なわれた場合のことを考えます。昼夜交代制勤務や不規則な生活で体内時計が乱れると、いったいどうなるでしょう。

体内時計の機能が損なわれることで最も顕著に表れる症状といえば、なんといっても睡眠覚醒障害です。しかし、それだけなのでしょうか。体内時計の不全による影響はもっと広範だということが最近の研究からわかってきました。ヒトを含む哺乳動物に共通する時計遺伝子の存在が明るみになって以降、人工的に時計遺伝子を欠損させた生体リズム異常マウスが誕生しました（図9−3）。それがきっかけで病態検索が進んだ結果、いまや生体リズムの異常は睡眠障害のみならず、そこから一歩進んで高血圧や糖尿病、肥満、発癌、関節炎などといったこれまで想定されてきた疾病よりももっと

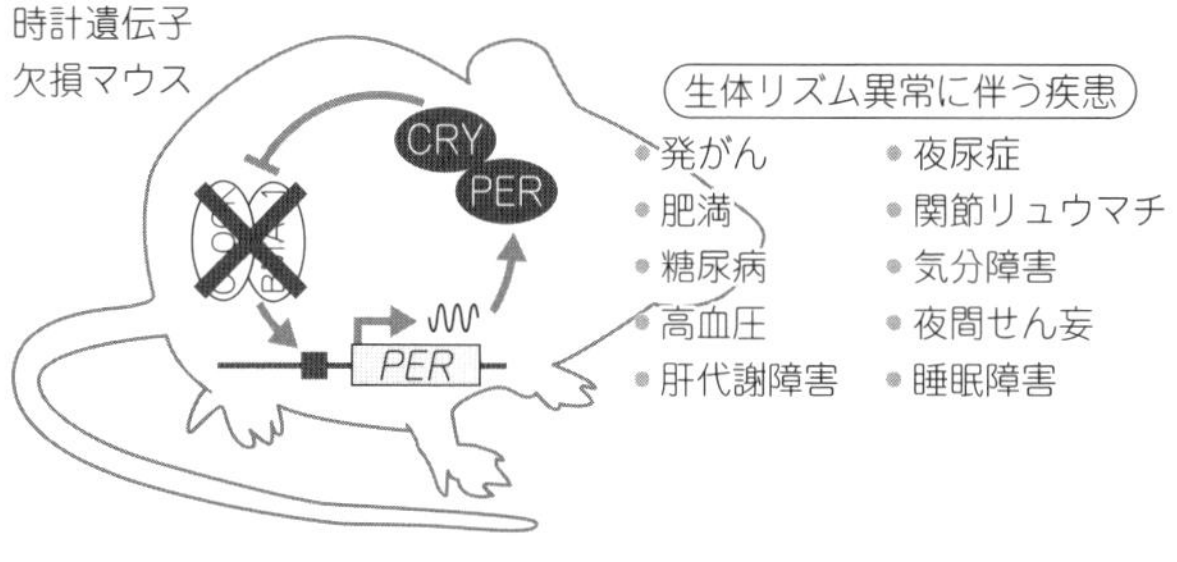

● 図9−3　生体リズム異常と疾病の関係
遺伝子改変技術を使って時計遺伝子を欠損させたマウスを解析することによって，生体リズム異常によって生じる疾病の全体像が明らかとなった．

身近な病気にまで深く関与することがわかったのです。

これをリズム疾患のパラダイムシフトとよぶと少し大げさかもしれませんが、生体リズムの異常は現代社会にみられる多くの生活習慣病の根底に潜む共通の病因のひとつとして理解されるようになっているのです。

5 臨床への橋渡し――ベンチからベッドサイドへ

トランスレーショナルリサーチという言葉を耳にしたことはありますか? これは研究室の実験台（ベンチ）のうえで得られた基礎研究の成果を、ヒトの診断や治療に役立つ技術にまで発展させて臨床（ベッドサイド）へ届けようとする研究のことです（図9－4）。

たとえば、実験動物を利用した研究の成果によって新たな疾患メカニズムがわかったとしても、それを実際の新薬や治療法の開発につなげるには乗り越えるべきハードルがいくつもあります。生体リズム異常マウスを使った疾患研究はまだはじまったばかりで新薬が創成される段階には至っていませんが、ヒトの新たな病気の理解に貢献しはじめています。

代表例として、ヒトの原因不明の難治性疾患、特発性アルドステロン症について紹介しましょう。これはアルドステロンというホルモンが体内で過剰に産生されて高血圧症になってしまう病気ですが、時計遺伝子の欠損したマウスを使った筆者らの研究によって、それまで謎とされていた原因のひとつが体内時計に制御されるアルドステロン合成律速酵素の過剰な発現にあることがわかりました。

重要なことに、臨床応用が進められた結果、マウスで見つかったこの原因酵素は実際にヒトの特発性アルドステロン症の患部においても過剰な発現を示すことが示されました。つまり、時計遺伝子からはじまった基礎研究の成果がこれまで原因不明だったヒトの難治性疾患に対する治療薬の開発につながる可能性がでてきたのです。

大学における薬学研究の役割のひとつは、ベンチでの基礎研究によってベッドサイドでは見つけにくい疾患の分子メカニズムや新たな創薬標的分子を見つけだすことにありますが、それが決してすべてではありません。ベンチのうえで得られた知見をベッドサイドへ薬として届けることが薬学人の夢で、トランスレーショナルリサーチは、とても重要な課題なのです。

6　体内時計を標的とした創薬

生体リズムの異常と疾病の関係が多くの研究者によって見いだされるなか、生体リズムを新たな創薬の場としてとらえる研究がはじまろうとしています。なかでも脳内の中枢時計機構に作用する薬、すなわち睡眠覚醒リズム障害の治療を目的とした中枢リズム調整薬の開発は、その重要性から多くの関心が寄せられています。

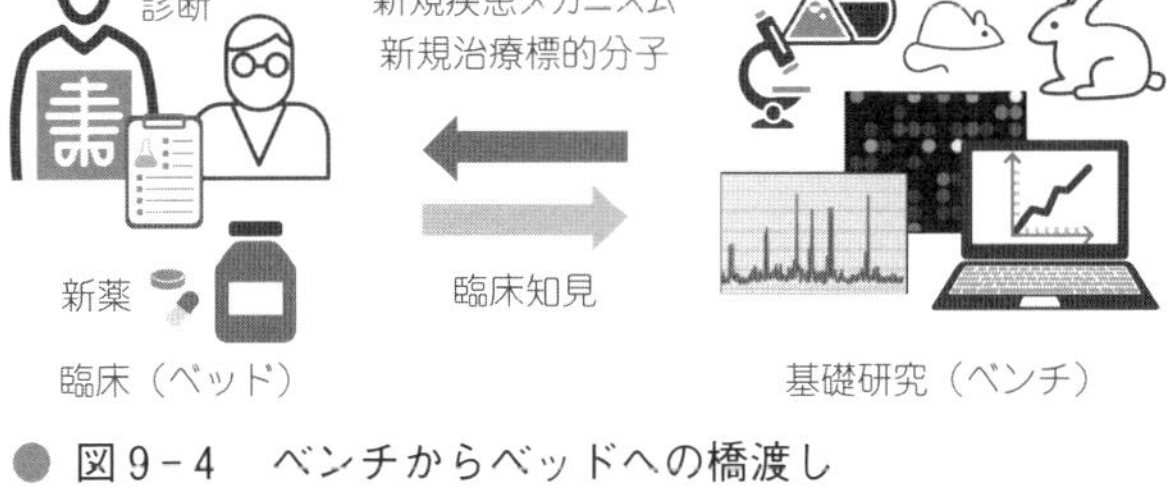

● 図9-4　ベンチからベッドへの橋渡し

ヒトを含む哺乳類の場合、全身の多様な生理機能のリズムを統率する時計のセンターが脳内の視交叉上核《しこうさじょうかく》とよばれる神経核にあります。したがって、この神経核に作用する薬が有望といえます（図9-5）。

二〇一〇年に武田薬品工業株式会社から上市されたメラトニン受容体作動薬のラメルテオンは、そのひとつです。メラトニンはヒトの睡眠覚醒サイクルを司るホルモンで、一日のうちでも夜間に分泌量が高まりますが、夜間に光を浴びると分泌量が減ってしまうという性質があります。また、加齢によっても分泌量は減ります。ラメルテオンは、視交叉上核に存在するメラトニン受容体を活性化することにより、加齢や夜間の光暴露によるメラトニン分泌量の減少を補って、自然な眠りをうながす導眠薬として上市されました。

ラメルテオンは生体リズムの中枢を狙った創薬によって睡眠覚醒サイクルへの薬理的な操作が可能だと示しています。今後、さらなる生体リズム調整薬の開発に向け

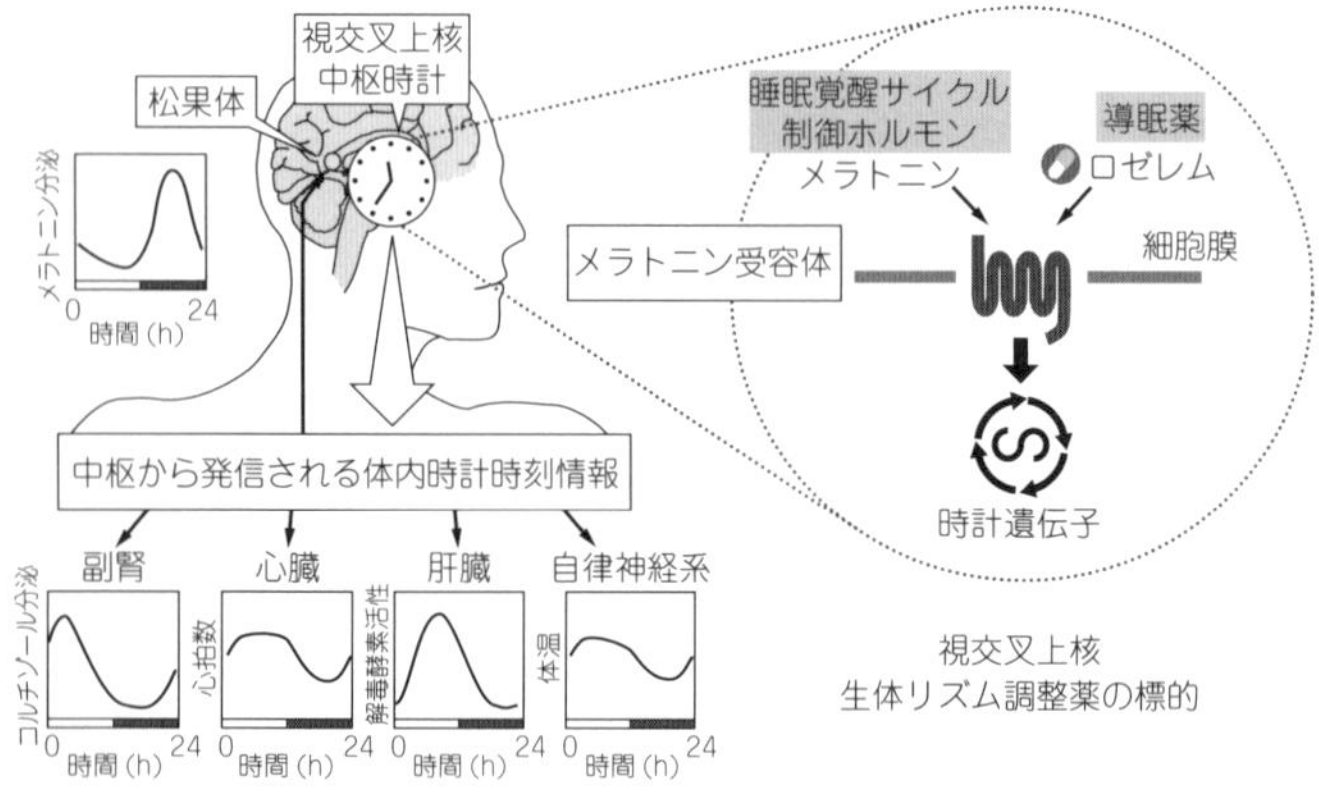

● 図9-5　生体リズム調整薬の標的
視交叉上核は体内時計の最高位中枢器官である．視交叉上核に存在する機能分子は睡眠覚醒リズム障害に対する治療薬の標的となりうる．

て、中枢時計機構を狙った研究が活発化すると予想されます。

すでにマウスの視交叉上核を使った基礎研究の成果から、先述の目覚まし遺伝子（*RGS16*）や、時差ぼけの解消に効く受容体（V1a/V1b）、さらには活動リズムの周期を決めるオーファン受容体（Ｇｐｒ176）の存在が明らかになってきました。これらは、今後の創薬研究の対象となるでしょう。

7　生体リズムをうまく取り入れた創薬への期待

体内時計はそもそも地球の自転にともなう環境変化に適応するために生命が獲得した遺伝形質です。生命は太古の昔から地球の自転とともにあったのです。ところが、その常識が科学の進歩した現代の文明社会では通じないのです。人々は夜でも自由に電気をつかえ、ジェット機に乗れば地球の裏側まで飛んで行けるようになりました。生命史上前例のない劇的な環境変化が訪れたのです。

時差ぼけや昼夜交代勤務、深夜まで続くテレビやインターネット娯楽、利便性の高い煌々たる照明下の24時間営業店の利用によって、私たち現代人の生体リズムは知らず知らずのうち乱されており、これが不眠症や生活習慣病といった現代病を引き起こす一因となっているのです。

そのため、体内時計による健康の促進やその障害による疾病の理解は、今後ますます重要となるでしょう。体内時計の時刻を人為的にあやつることができるようになれば、従来の方法とは異なる時間治療が実現できると考えられます。不眠症治療や生体リズム障害に起因する生活習慣病の改善に向けて、従来にはない新しい作用機序の薬物治療法が開発されることを期待しましょう。


（文／土居雅夫・岡村　均）

10 体をめぐる薬の動きをあやつる——DDSでめざす効果的な投薬

研究者が努力の末に見つけだした薬も、薬が作用する場所まで届かなくては意味がない。薬を届けたい場所にだけ届き、かつ余計なところには行かせないために、ドラッグデリバリーシステム（DDS）という研究が進んでいる。

この章では、DDS（ドラッグデリバリーシステム、薬物送達システム）という、体のなかでの薬の動きをあやつれるハイテクノロジーについて話をしましょう。

どんな薬でも投与した後、体のなかをめぐって目的の作用点に到達してはじめて効果が得られます。到達しても有効な濃度に達しなかったり必要な時間濃度を保てなかったりすると、効果は期待できません。また、目的以外のところに行ってしまった場合は無効になるばかりでなく、ときとして副作用の原因にもなることがあります。DDSは薬の体内動態を思いのままにあやつることで最高の治療効果を得ようとするもので、使用の難しいがんの薬や普通に投与したのでは十分な効果の期待できないバイオ医薬品などにすでに応用され、実用化されています。

さらに、いまだ医薬品化されていない遺伝子を薬にするための技術としても期待されています。DDSの研究は薬学研究のなかでもさまざまな薬物治療を改善するとともに、新たな治療法の確立に向けて今後大きく発展することが期待されている分野のひとつです。

1　医薬品になるために越えるべきハードル

薬または薬物というのは、薬理作用とよばれる病気の予防や治療に役に立つ作用を体に与える化学物質の総称です。薬にはさまざまなものがありますが、そのつくり方も千差万別です。合成という技術を使って人工的につくる方法（第2章参照）、植物など天然物に含まれている有効成分を集めてつくる方法、バイオテクノロジーを使って大腸菌や細胞につくらせる方法などがあります。また、最近ではゲノム創薬というヒトのゲノム情報に基づいてつくりだす新しい考え方に基づいた薬や、遺伝子治療に使われる遺伝子医薬品とよばれるものも開発されつつあります。

このようにいろいろな方法や考え方でつくりだされた化学物質は、まず試験管内でその作用が調べられます。ここで有効性があることがわかると薬の候補物質となりますが、この時点では、たとえその作用がいくら優れていても本当の「医薬品」になるかどうかはわかりません。試験管内の効果は、酵素や受容体（レセプター）などの標的分子や、これらの標的分子をもっている細胞を使って直接の作用を見ただけなのです。

試験管内と同じことがヒトの体のなかで起これば作用が期待できますが、約六〇兆個という細胞からできている人体の外からこの化学物質を投与しても同じことが起こる保証はありません。投与したものが体のなかで標的分子に遭遇するという最終ゴールに到達するまでには、たくさんのプロセスと乗り越えなければならないハードルがあるのです。

最初のハードルは、ヒトにちゃんと投与できる「かたち」にできるのか、試験管内と同じ効果が得られるような形にできるのかということです。これを「剤形」といいます。錠剤やカプセル剤、注射剤などさまざまな剤形が使われますが、薬物が適当な剤形と組み合わせられてはじめて「医薬品」という名前がつくのです。いくら画期的な新薬が発見・発明されても、ヒトに投与可能で有効性を引きだせる剤形にできないと、せっかく見つかった宝石が原石のまま放っておかれて値打ちのないものになってしまうのです。

2 標的へどのように到達させるか

めでたく適当な剤形が決まっても、ヒトで治療効果が得られるためには、投与したときに薬物が体のなかを移動しながら目的の作用点に十分な濃度で到達して、しかもしかるべき時間それが続く必要があります。こうした体のなかの薬の動きのことを「体内動態」とよびます。吸収、分布、代謝、排泄の四つのプロセスがあります。

「吸収」は、投与した薬が体のなかに入ることを指します。飲んだ薬が消化管から吸収されて循環血液中に入ることなどがこれに相当します。「分布」は、吸収された薬が血液に乗って体中をめぐりながら、標的あるいはそれ以外の臓器に広がっていく過程のことです。「代謝」は薬が体内の酵素によって働かない状態にされること、「排泄」は尿などで体外にだされることで、代謝と排泄をあわせて「消失」とよぶこともあります。

これら体内動態の四つの過程のうち、治療効果に大きな影響を与えるのは吸収と分布です。まず体内に入ってこないと話ははじまりませんし、血液中に入ってきた後はそれがいかに効率的に標的に到達するかによって効果が左右されるのです。

そしてこれらは、どのような剤形でどこから投与するか（投与経路）によって大きく異なってきます。錠剤かカプセル剤として経口投与するか、注射剤で静脈内に投与するか、貼り薬にして皮膚から吸収させるかなど、その方法によって薬はまったく異なる体内動態を示すことになります。それによって、効果が得られるかどうかが決まってくるのです。

現在使われている医薬品の大部分は、古くからある錠剤などの剤形で期待される効果が得られます。口から飲んだ薬が消化管で吸収されて体内の目的の場所でうまく作用するのです。しかしこの場合にも、吸収された薬は血液のなかを流れながら、目的以外のいろいろな場所に体中まんべんなく分布していることを忘れてはいけません。薬はくまなく全身に広がりますが、それが副作用の原因にならないだけなのです。

このように特別な工夫をしなくてもいい薬は錠剤のような普通の剤形を選んでも何の支障もありませんが、そうでない薬もいくつかあります。代表的な例が、がんの薬です。抗がん剤は、がん細胞をやっつけるための薬で、その働きは細胞にダメージを与える〝毒〟みたいなものです。がん細胞に分布した抗がん剤はもちろんがん細胞を殺すという期待した作用を示しますが、骨髄細胞や消化管の細胞などのように、がん細胞と同じように増殖している状態の細胞に分布した際にも同じ作用を示すのです。そのため、大事な正常細胞まで死んでしまうという副作用が現れ、治療が続けられなくなってしまいます。

このような薬の場合には、標的だけに選択的に分布させなくては理想的な治療が行えません。普通の剤形ではこれを実現することはむずかしく、特別な技術が必要です。こうした問題を解決するための技術として期待されているのが、ＤＤＳなのです。ＤＤＳの研究にはいろいろな目的がありますが、そのうち最も活発に研究されているものがターゲティング（標的指向化）です。文字通り、標的を薬で狙い撃つという意味です。抗がん剤をがん細胞だけに集中させる試みなどがこれにあたります。

ターゲティング以外にも、コントロールドリリース（放出制御）とよばれるＤＤＳが活発に研究されており、実用化の面ではこちらのほうがより進んでいます。製剤から薬物をゆっくりとだすように工夫されたＤＤＳです。「なーんだ、それだけか。全然ハイテクでなく、ローテクじゃん」と思うかもしれませんが、これがとても役に立つＤＤＳなのです（コラム①参照）。

薬が副作用もなく効果を示すためには、製剤として薬物を投与したときの血中濃度を適当なレベルに、しかも適当な時間保たなくてはなりません。濃度が低すぎると効かないし、高すぎても悪影響が出るので、程よいところにしばらく保つことが必要なのです。普通の飲み薬ではなかなかそうはいかないので、「一日三回食後服用」となっているのです。これだと、もし飲み忘れたらうまく効かないかもしれません。コントロールドリリース製剤ならばこういう心配もなくなるわけです。コントロールドリリース製剤には飲み薬のほか、貼り薬などの外用剤、注射剤など多くのものが商品化されています。これらも身近なＤＤＳなのです。あなたもお世話になったことがあるかもしれません。

コラム① 半年に一回の投与で済むがん治療薬

注射用のコントロールドリリース製剤で、日本の武田薬品工業株式会社が開発したリュープリン（一般名：リュープロレリン塩酸塩）というDDSのヒット商品があります（世界約八〇か国で販売、二〇一三年度売上高は千二百四十三億円）。性腺刺激ホルモン放出ホルモン（LH-RH）誘導体を合成高分子でつくったマイクロカプセルというキャリアーに封入したもので、前立腺がんの治療薬として使われます。一回の投与で一か月（四週間）あるいは三か月（一二週間）もの長い期間にわたって薬物が徐々に放出され効果が続くという高性能DDSです。最近では、なんと六か月（半年）も持続する製剤も開発されており、欧米で販売されています。

有効成分のLH-RH誘導体は、普通に投与したときには性腺の機能を促す作用をもっていますが、持続的に投与すると受容体のダウンレギュレーション（細胞膜上の受容体数が減少すること）という現象を引き起こし、性腺機能抑制作用というまったく逆の作用が現れてきます。この作用を、コントロールドリリースというDDS技術でうまく引きだすことに成功したので、世界中で使われる前立腺がんの治療薬になったのです。

3　DDSで薬の標的を狙い撃ち——ターゲティング

薬を標的だけに選択的に送り込むDDS、それがターゲティングです。このターゲティングを実現する方法にはいろいろありますが、最も広く研究されているのが標的を見分けることができる薬の「運び屋（キャリアー）」を利用する方法です。

それでは次に「ミサイル」と「ステルス戦闘機」を薬の運び屋として使った抗がん剤のターゲティングの例を中心に話をすることにしましょう。

●がんを狙い撃つ〝ミサイル療法〟

がん細胞の表面には正常細胞とは異なるがん細胞特有の抗原（がん抗原）が存在します。抗体は抗原を特異的に認識できる分子で、抗がん剤とがん抗原を認識する能力をもった抗体を結合させたものをつくれば、がん細胞だけを狙い撃ちできることになります。これを〝ミサイル療法〟とよびますが、ターゲティングの手法で最も有用と考えられるＤＤＳ技術のひとつです（図10－1）。実はこのアイデアが現実のものとなるのには、その着想から一〇〇年もかかっているのです。

一八五四年ドイツで生まれたＰ・エールリッヒは、一九世紀末から二〇世紀初頭に免疫学発展の基礎を築いた有名な病理・細菌・免疫学者です。〝エールリッヒの側鎖説〟とよばれる学説を提唱するなど、多くの研究業績をあげました。一九〇八年には免疫に関する業績によりノーベル生理学医学賞を授与されています（コラム②参照）。

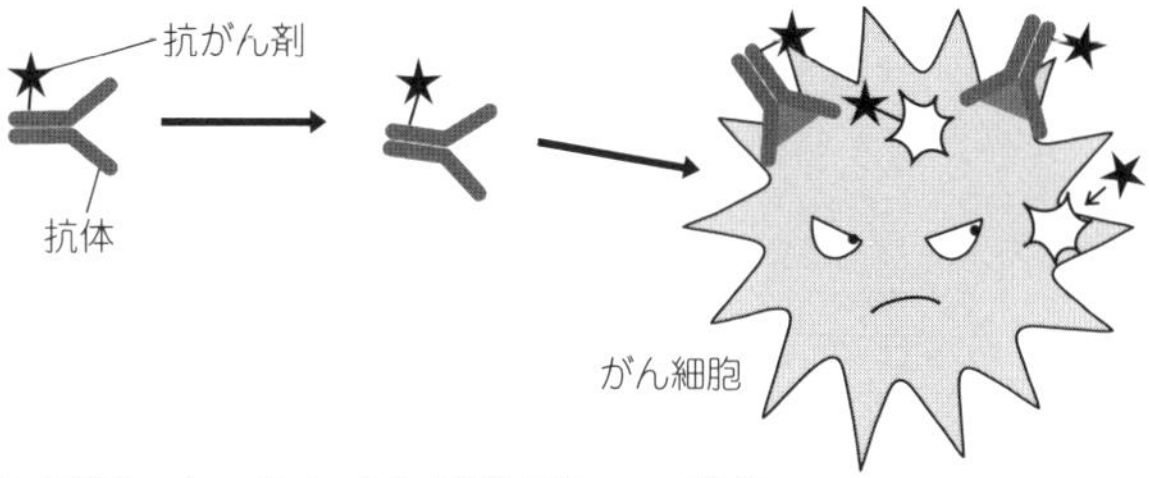

● 図10－1　ミサイルが敵をやっつける

コラム② エールリッヒと日本人

エールリッヒは、有名な細菌学者コッホの弟子ですが、実は日本人研究者と非常に縁の深い人物です。破傷風菌の研究などで有名な北里柴三郎もコッホの弟子ですから、エールリッヒは兄弟弟子ということになります。赤痢菌発見で有名な志賀潔はエールリッヒの弟子でしたが、一九〇四年エールリッヒとともに、トリパノソーマ感染症に有効なトリパンロートを発見しています。また、一九一〇年には秦佐八郎がエールリッヒとともに梅毒の特効薬サルバルサンを発見しています。一〇〇年程前に、日本人とドイツ人が力をあわせてスゴイ研究をしていたのですね。

有名な「エールリッヒの側鎖説」は、彼が提唱した当時には十分説明がつかない点もありましたが、その後の研究で明らかになった免疫の多様性により説明できることがわかりました。一九八七年には抗体の多様性を遺伝学的に解明した業績で利根川進博士にノーベル生理学医学賞が与えられていますが、エールリッヒの時代の謎を何十年もかかって解いたのも日本人ということになるのかもしれませんね。

エールリッヒの側鎖説はいまでは教科書にも載っている有名な学説ですが、当時の知識では十分説明がつかないので受け入れられない時期もあったようです。この学説では、細胞の表面にはいろいろなものと結合する受容体（側鎖）というものがあって、毒素など外から異物がやってくると細胞から体液中に放出されて異物と結合して体を守るという考え方です。この放出される遊離の側鎖は抗体にあたるもので、いわゆる抗原抗体反応による多種多様な異物に対する防御機構を生体が備えているという学説だったのです。

これは、その後の研究で明らかにされる「クローン選択説」を予言した鋭いものでしたが、この説ではあらかじめ膨大な種類の物質に対応する側鎖が準備されてなければならないことになり、この点が不明でした。いまでは、もちろんこうした免疫の多様性は十分に説明されています。エールリッヒは本質を見抜くすばらしい学者だったにちがいありません。二〇〇四年九月にはドイツ・ニュルンベルクにおいてエールリッヒの生誕一五〇周年を記念した世界エールリッヒ会議が開催され、世界中から一〇〇〇人以上の研究者が集まり、彼を偲びました。彼は一九〇六年に発行された著書のなかで次のようなことを述べています。

「ある特定の臓器に親和性をもつ抗体(を使えば)……治療に有効な物質をその臓器に届けるための運び屋として利用できるかもしれない」

エールリッヒは、現在ではDDS技術として当たり前のように考えられている、抗体を薬の運搬体として使う〝ミサイル療法〟をDDSのまだ影も形もない一〇〇年以上も前に予言していたのです。しかし、このエールリッヒの先見の明があったにもかかわらず、ミサイル療法へはまだまだ長い道のりがありました。

ひとつのブレークスルーは、モノクローナル抗体とよばれる単一抗体の大量調製法の発明でした。昔から抗体をつくりたいときには、動物に抗原を投与し、これによって体内のBリンパ球が防御反応としてつくった抗体を、その動物の血清から取りだす方法が取られていました。しかしこの方法では、投与した抗原のいろいろな部分を認識してしまう、微細構造が異なる抗体ができてしまい、不均一なものしかつくることができません。これをポリクローナル抗体とよびます。そのうえ、動物を大量に使わなければターゲティングに利用するのに十分な量をつくるのは難しかったのです。

この問題を解決したのが、ドイツの免疫学者G・J・F・ケーラーとイギリスの免疫学者C・ミルスタインでした。彼らは、マウスに抗原を注射したあと、抗体をつくるBリンパ球を取りだし、際限なく増殖するミエローマというがん細胞を融合させる方法を一九七五年に考案しました。融合させた細胞をハイブリドーマといいますが、目的とする抗原だけに結合する抗体をつくる一種類のハイブリドーマ（単一クローン）だけを選別します。

この方法を使えば、モノクローナル抗体とよばれる均一な抗体がつくれるのです。しかもハイブリドーマはいくらでも増え続けるので、これを培養して増殖させれば培養液から大量にモノクローナル抗体がとれるようになったのです。ケーラーとミルスタインはこの業績によって一九八四年ノーベル生理学医学賞を受賞しています。

この技術が確立され、モノクローナル抗体が容易に使えるようになったことを背景に、一九八〇年代は世界中で〝ミサイル療法〟の研究が爆発的な勢いで行われました。薬物や毒素、放射性物質などを詰めた弾頭を搭載し、がん細胞に向けて〝発射〟すれば、正常な細胞を傷つけることなくがんだけを消滅させることができる。誰もがそう期待していました。

しかしながら、この期待はあっさりと裏切られてしまいました。マウスの細胞を使ってつくったマウス型のモノクローナル抗体だったので、患者に投与した時には異物としてみなされます。皮肉なことにその投与されたモノクローナル抗体を排除しようとする抗体がヒトの体内でつくられてしまい、これがモノクローナル抗体を撃ち落として効力をなくしたり、アレルギー反応を引き起こしたりしたのです。そのため、研究の勢いは衰えていきました。

しかしその後、地道な研究を進めた人たちもいました。こうした研究者の努力の結果、初期のマウス抗体の欠点が改善されたマウスとヒトのキメラ抗体や、ヒト化抗体が開発されました（図10－2）。このことがモノクローナル抗体を薬にしようという勢いを吹き返させたのです。

そしていまでは多くの抗体医薬が商品化されています（表10－1）。このように、さまざまな研究者の努力の結晶としてエールリッヒの予言から約一〇〇年のときを超えて、人類はモノクローナル抗体という医薬品の恩恵を受けるに至ったのです。

しかしながら、現在商品化されているものは抗体単独で使用して効果が期待できるものが大部分です。いわば弾頭を積んでいない空のミサイルそのものを、病巣を攻撃する手段として使っているわけです。現在のところ、がん細胞を攻撃する毒素を結合させたものが三種類と、放射性物質イットリウム90（^{90}Y）を結合させたイブリツモマブ、合計四つだけが弾頭を搭載してがんを狙う目的で開発されています。

抗体医薬はがんだけでなくいろいろな病気の治療薬として期待されていますが、薬のキャリアーとして十分利用されているとはいえません。エールリッヒの

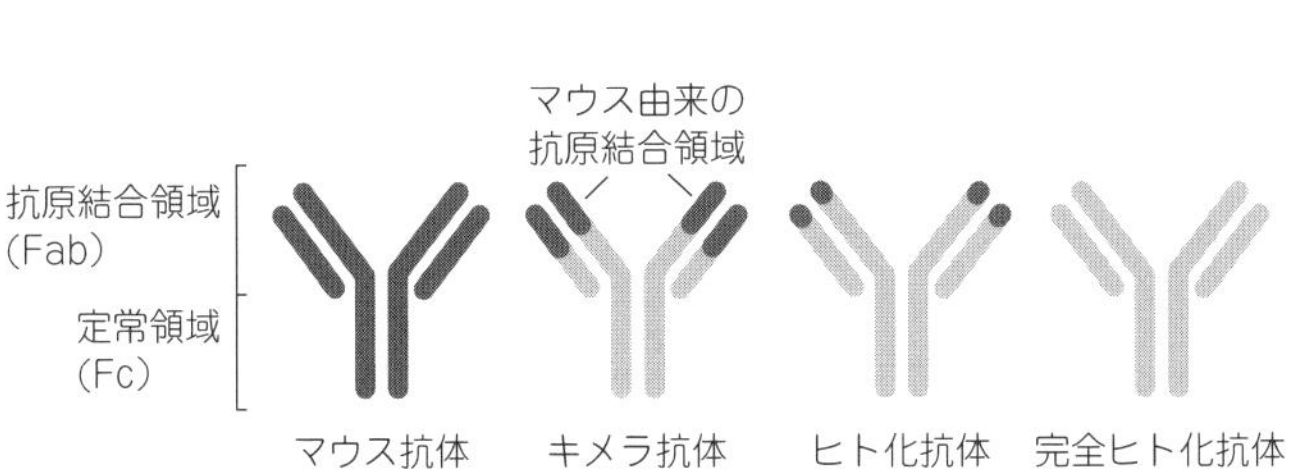

図10－2　モノクローナル抗体の種類

● 表10－1　日本で販売されているモノクローナル抗体

承認年	タイプ	一般名	商品名	適応	標的分子
●がん					
2001年	キメラ	リツキシマブ	リツキサン	B細胞性非ホジキンリンパ腫	CD20
2001年	ヒト化	トラスツズマブ	ハーセプチン	転移性乳がん	HER2
2005年	ヒト化（カリケアマイシン修飾）	ゲムツズマブオゾガマイシン	マイロターグ	急性骨髄性白血病	CD3
2007年	ヒト化	ベバシズマブ	アバスチン	結腸・直腸がん	VEGF
2008年	マウス（^{90}Y標識）	イブリツモマブチウキセタン	ゼヴァリンイットリウム	B細胞性非ホジキンリンパ腫	CD20
2008年	キメラ	セツキシマブ	アービタックス	結腸・直腸がん	EGFR
2010年	ヒト	パニツムマブ	ベクティビックス	結腸・直腸がん	EGFR
2012年	ヒト化（糖鎖改変）	モガムリズマブ	ポテリジオ	成人T細胞白血病リンパ腫	CCR4
2013年	ヒト化	ペルツズマブ	パージェタ	乳がん	HER2
2013年	ヒト	オファツムマブ	アーゼラ	慢性リンパ性白血病	CD20
2013年	ヒト化（メイタンシン修飾）	トラスツズマブエムタンシン	カドサイラ	転移性乳がん	HER2
2014年	キメラ（MMAE修飾）	ブレンツキシマブベドチン	アドセトリス	ホジキンリンパ腫，全身性未分化大細胞リンパ腫	CD30
●免疫					
1991年	マウス	ムロモナブ-CD3	オルソクローンOKT	腎移植後の急性拒絶反応	CD3
2002年	キメラ	インフリキシマブ	レミケード	関節リウマチ	TNF-α
2002年	キメラ	バシリキシマブ	シムレクト	腎移植後の急性拒絶反応	CD25
2002年	ヒト化	パリビズマブ	シナジス	RSウイルス感染	RSV protein F
2005年	ヒト化	トシリズマブ	アクテムラ	関節リウマチ	IL-6R
2008年	ヒト	アダリムマブ	ヒュミラ	関節リウマチ	TNF-α
2009年	ヒト化	オマリズマブ	ゾレア	気管支喘息	IgE
2010年	ヒト化	エクリズマブ	ソリリス	発作性夜間ヘモグロビン尿症	補体C5
2011年	ヒト	ウステキヌマブ	ステラーラ	乾癬	IL-12/IL-23
2011年	ヒト	ゴリムマブ	シンポニー	関節リウマチ	TNF-α
2011年	ヒト	カナキヌマブ	イラリス	クリオピリン関連周期性症候群	IL-1 β
2012年	ヒト化（PEG化低分子抗体）	セルトリズマブペゴル	シムジア	関節リウマチ	TNF-α
2014年	ヒト化	ナタリズマブ	タイサブリ	多発性硬化症	α 4 integrin
●その他					
2009年	ヒト化（低分子抗体）	ラニビズマブ	ルセンティス	加齢性黄斑変性症	VEGF
2012年	ヒト	デノスマブ	ランマーク，プラリア	骨病変，骨粗鬆症	RANKL

平成26年4月4日現在．国立医薬品食品衛生研究所 生物薬品部調べより引用，一部改編．

（http://www.nihs.go.jp/dbcb/mabs.html）

夢が少し実現しただけで、まだまだＤＤＳ研究の余地があるといえます。

さて、標的を見分けることのできるモノクローナル抗体がターゲティングのための薬の運び屋として役に立つという話をしてきましたが、標的を見分けるものでないとターゲティングには使えないのでしょうか？ 答えはノーです。抗体のように特異的な認識能をもつ運搬体を使うターゲティングを、積極的な狙い撃ちという意味で能動的ターゲティングといいます。

これに対して、とりわけ標的に積極的な親和性はもたない運搬体を利用したとしても、生体が運搬体を処理する能力などをうまく利用してもターゲティングが可能です。これを体の仕組みを受け身に利用するという意味で受動的ターゲティングとよびます。

それでは、次に同じく抗がん剤を例に、受動的ターゲティングの話をすることにしましょう。

●そっと近づき、がん細胞を攻撃する

がん組織は正常組織とはずいぶんちがった特徴をもっています（図10‐3）。ひとつは正常組織に比べて血管壁の構造が非常にルーズで、大きな物質でも簡単に通り抜けられるという特徴です。もうひとつは、通常の細胞にはリンパ系とよばれる組織から物質が洗い流されるときに利用される道筋がありますが、がん組織にはリンパ系がまったくない、またはほとんど発達していないという特徴です。

この二つの特徴のため、大きな物質ががん組織のところだけに分布してそこに長時間にわたって留まることになります。これをＥＰＲ効果（enhanced permeability and retention effect）とよびます。血管透過性と組織での滞留性が大きくなっていることによる効果という意味です。

低分子（小さいサイズ）の抗がん剤は正常組織とがん組織を無差別に攻撃してしまいますが、このＥＰＲ効果の考えに基づけば、大きな物質を抗がん剤の運び屋として利用すれば、がんの組織だけに届けられるのです。これがかん組織への受動的ターゲティングの原理です。

この原理に基づいて、高分子や微粒子をキャリアーに利用した抗がん剤のＤＤＳがすでにいくつか実用化されています。日本で開発されたスマンクス（ＳＭＡＮＣＳ、一般名ジノスタチンスチマラマー）は、抗がん剤のネオカルチノスタチンをスチレン・無水マレイン酸共重合体に結合させたものを、リピオドールとよばれる油性造影剤に分散させたＤＤＳ製剤です。肝臓がんの治療薬として、一九九五年に認可されました。リピオドールが油の微粒子としてＥＰＲ効果でがん組織に長時間滞留する性質をもっているので、がん細胞が増殖している上流の血管からスマンクスを投与すると、なかに分散している抗がん剤がゆっくり放出されて長時間にわたってがん細胞を集中攻撃します。

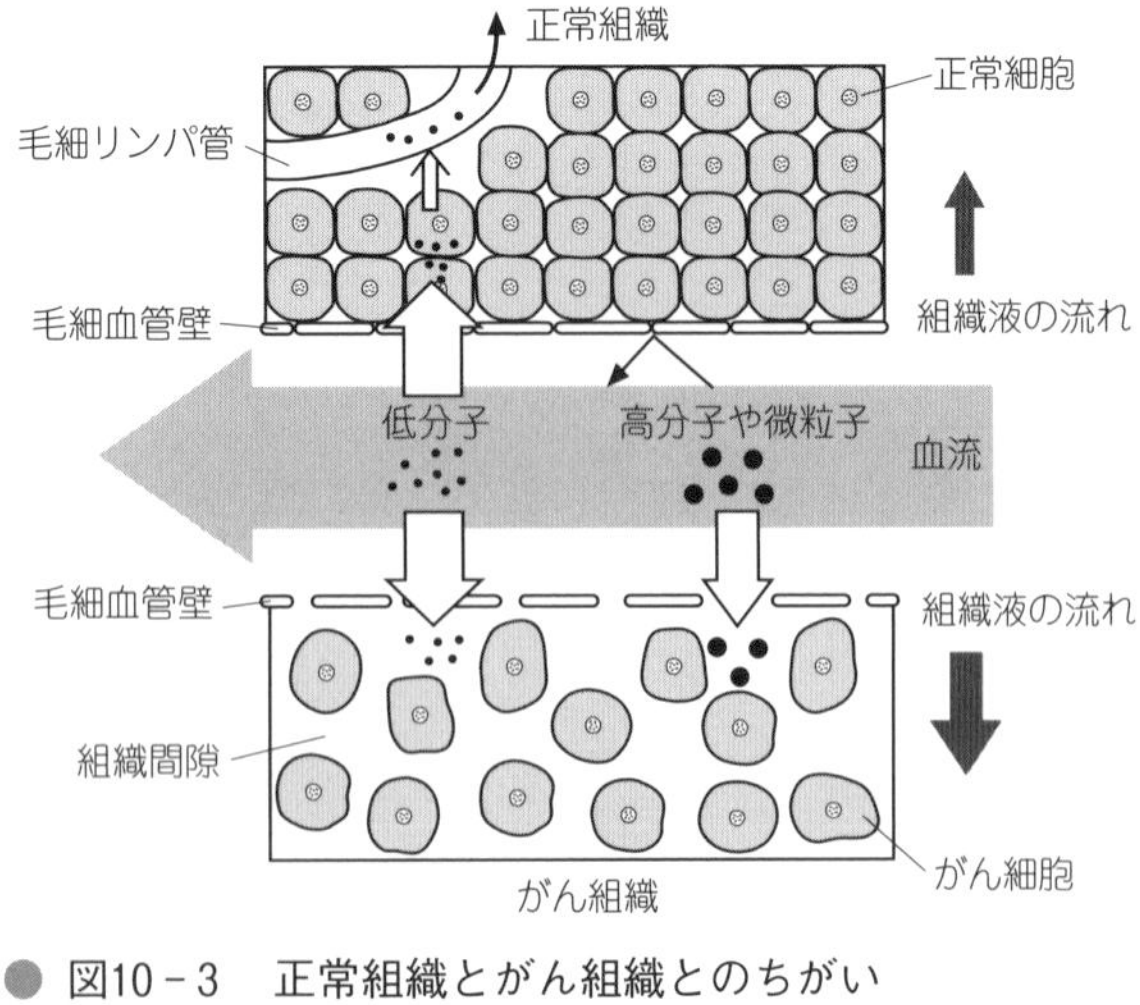

● 図10－3　正常組織とがん組織とのちがい

スマンクスはこのように局所に注射するタイプのＤＤＳですが、静脈注射で全身的に投与するタイプの受動的ターゲティング型DDSも開発されています。この場合には注射した後、長時間血液中に留まらなければ薬をがん組織に十分送達できないので、血中に滞留しやすいDDSにすることが重要です。代表例としては、リポソームとよばれる脂質を使ってつくったカプセル状の微粒子キャリアーに抗がん剤を搭載したDDSです。抗がん剤のダウノルビシンを搭載したダウノソームやドキソルビシンを搭載したドキシルが一九九五年に認可され、欧米で使用されています。ドキシルは日本でも二〇〇七年一月に認可されました。

肝臓や脾臓には古くなった細胞や外来の異物を処理する細網内皮系《さいもうないひけい》とよばれる細胞が存在します。リポソームなどの微粒子を静脈内に投与すると、この細胞が大きな異物が来たと察知して速やかに貪食《どんしょく》作用を働かせて取り込んでしまうので、血中からすぐに消え去ってしまいます。キャリアーとして使われるリポソームではそうならないように、粒子サイズや脂質組成が工夫されています。とくに、ドキシルはその表面にポリエチレングリコール（PEG）という高分子がコーティングされていて、これがキャリアーの周囲に水の層を形成させることで、貪食細胞から見つかりにくくなるという工夫がしてあります。

敵のレーダーに感知されないように機体の形を工夫したり、機体の表面に電波吸収材がコーティングしたりするステルス戦闘機というのがありますが、これになぞらえてPEGでコーティングしたリポソームを〝ステルスリポソーム〟とよびます。同じく敵に見つからないように忍び寄るという意味で〝忍者リポソーム〟とよぶこともあります。

がん組織以外でも、損傷を受けた血管や炎症が起こっている部位などは大きな物質が血管から出ていきやすかったり、貪食能をもった炎症細胞が集まったりしているので、EPR効果に似た原理で微粒子キャリアーを使って受動的ターゲティングが可能です。

一九八八年日本で承認された静脈注射用プロスタグランジンE1製剤は、リピッドマイクロスフェアーとよばれる脂肪微粒子キャリアーに薬物を封入したDDSで、パクルスやリプルという商品名で慢性動脈閉塞症や虚血性病変のターゲティング療法に長年使用されています。

また、パルミチン酸デキサメタゾンのリピッドマイクロスフェアー製剤リメタゾンも関節リウマチの治療薬として実用化されています。さらに、抗真菌剤アンフォテリシンBのリポソーム製剤アムビゾームも、同様の機構に基づいて感染による炎症部位に適用する受動的ターゲティング型DDSとして一九九〇年に認可され、欧米を中心に臨床で使われています。アムビゾームは日本でも二〇〇六年四月に医薬品としての承認を受けました。

●ナノサイズの世界とDDS

最近、ナノテクノロジーという言葉がよく使われますが、DDSもナノテクノロジーのひとつといえます。微小なものを表すときに使う〝ミクロ〟はマイクロ（μ）のことで10^{-6}（一〇〇万分の一）を、〝ナノ〟は10^{-9}（一〇億分の一）を意味します。一マイクロメートルは一メートルの一〇〇万分の一を、一ナノメートルは一メートルの一〇億分の一の大きさに相当します。体のなかの薬の動きはミクロな世界、あるいは〝ナノな世界〟の出来事で、それをあやつろうとするのがDDSです。

さて、ターゲティングの話を通じて、キャリアーの大きさ（サイズ）が体内動態にとても大きな影響を及ぼすことがわかっていただけたと思います。そこで、ここではキャリアーと体の関係をサイズで整理してみ

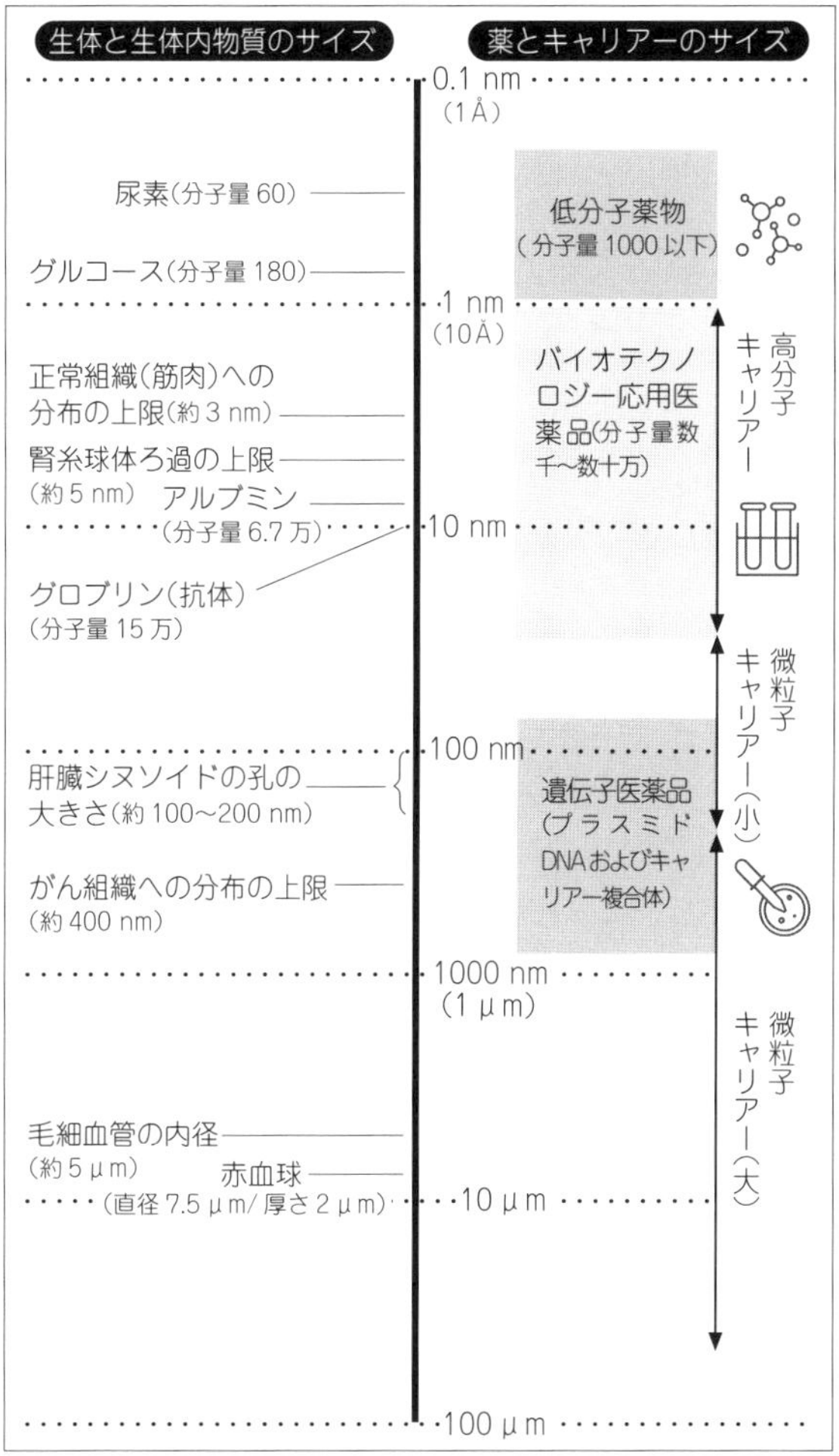

図10－4　生体と薬のサイズの比較

ましょう。図10－4は、生体や生体内物質の大きさと薬やキャリアーの大きさを比べてみたものです。

私たちの体のなかの臓器はどれも血管で結ばれています。臓器に流れ込む血管は動脈、臓器から流れ出てくる血管は静脈ですが、臓器のなかでは血管は細かく枝分れして非常に細い血管が網目状に張り巡らされています。これを毛細血管といいます。

血液の流れに乗って運ばれてきた酸素や栄養分、そして薬やキャリアーの分布も主としてこの毛細血管で起こります。がん組織では大きな物質でも簡単に分布するという説明をすでにしましたが、この毛細血管からの透過性が非常に高いということです。がんの種類や場所によってもちがいますが、マウスのがんでは約四〇〇ナノメートルのサイズのリポソームでも透過したというデータもあります。

これに対して、正常組織では臓器によっても大きく異なりますが、たとえば筋肉では血管透過性を調べるときによく使われるイヌリン（分子量五〇〇〇）という物質はほとんど通れず、約三ナノメートルくらいまでのものしか分布できません。こうしたちがいが、がん組織でEPR効果が生じる原因なのです。

毛細血管の内径はどの臓器でもだいたい五マイクロメートル前後といわれています。血液中に最も多く存在している赤血球は直径約七・五マイクロメートル、厚さ二マイクロメートルの中央がくぼんだ円板状をしており、組織に酸素を運ぶ重要な役割を果たしています。赤血球は毛細血管をギリギリ通れるか通れないかの大きさですが、柔らかいので変形して壁にぶつかりながら血管のなかを通ることができます。そのときに内部に含んでいるヘモグロビンに結合している酸素を組織に渡し、同時に組織から二酸化炭素を受け取るガス交換という仕事をしている「酸素の運び屋」です。この赤血球のサイズが血流に乗って体内を自由に動けるほぼ最大の大きさと考えてよいでしょう。

同じく血液中に存在する血清タンパクの代表的なものがアルブミン（分子量六万七〇〇〇）やグロブリン（分子量一五万）で、赤血球よりはずっと小さく数ナノメートル〜一〇ナノメートルです。体のエネルギー源として重要なブドウ糖（分子量一八〇）は一ナノメートルよりさらに小さく、通常は一〇〇億分の一メートルを表すオングストローム（Å）という単位で表される小さな物質です。

抗がん剤をはじめほとんどの薬物は分子量が数百程度の低分子物質ですから、ブドウ糖よりひと回りぐらい大きい程度のサイズです。このくらいサイズの小さい抗がん剤は、体の隅々まで広がりやすく、副作用が出てしまうのです。そこで、高分子や微粒子など、抗がん剤よりはるかに大きいものをキャリアーとして使えば、ＥＰＲ効果に基づいたがん組織への受動的ターゲティングに使えるということになります。

4　ＤＤＳの活用でバイオ医薬品が効果的に届く

● ＤＤＳが活躍するＣ型肝炎治療

Ｃ型慢性肝炎は、Ｃ型肝炎ウイルス（ＨＣＶ）の感染により肝臓の炎症が続き、細胞が壊れて肝臓の働きが悪くなる病気です。年齢とともに発症リスクが高まり、感染から二〇～三〇年で約三割の人が肝硬変になり、三〇～三五年で肝がんになることが知られています。現在日本には一〇〇万～二〇〇万人の感染者がいると推測されており、〝国民病〟とまでいわれる深刻な状況です。

最近では新しい飲み薬も開発されましたが、ＨＣＶ感染者の治療にはペグインターフェロンという注射薬が長年〝主役〟として使われてきており優れた効果が得られています。実は、これはバイオ医薬品のインターフェロンに高分子のペグ（ＰＥＧ：ポリエチレングリコール）を結合させたＤＤＳなのです。

図10–5のように、ＰＥＧと結合させることにより、血中濃度の下がり方が劇的に改善し、効果も長く続

きます。これによって、これまで週に三回注射しなくてはならなかったのが、週一回ですむほか、投与を中断しなくてはならない副作用の出現も減り、従来の治療の倍にあたる約一年の長期治療が可能になりました。

●もとから体にあるものを増やして薬にする――バイオ医薬品

インターフェロンは、本来ウイルス感染時などに生体防御の目的で生体内で産生されてくるサイトカインとよばれるタンパク質です。インターフェロン以外にも、現在では生体の恒常性（ホメオスタシス）を保ったり、外敵から体を守るためにヒトの体のなかで働いていたりする、いろいろな生理活性タンパク質がいくつも臨床で使われています。

これらは体のなかにはごく微量しか存在しないので、医薬品にするのが困難でしたが、遺伝子組換え技術が開発され、いくらでも増える大腸菌を使って大量生産が可能となったのです。これらはその製造法にちなんでバイオテクノロジー応用医薬品（バイオ医薬品）とよばれます。

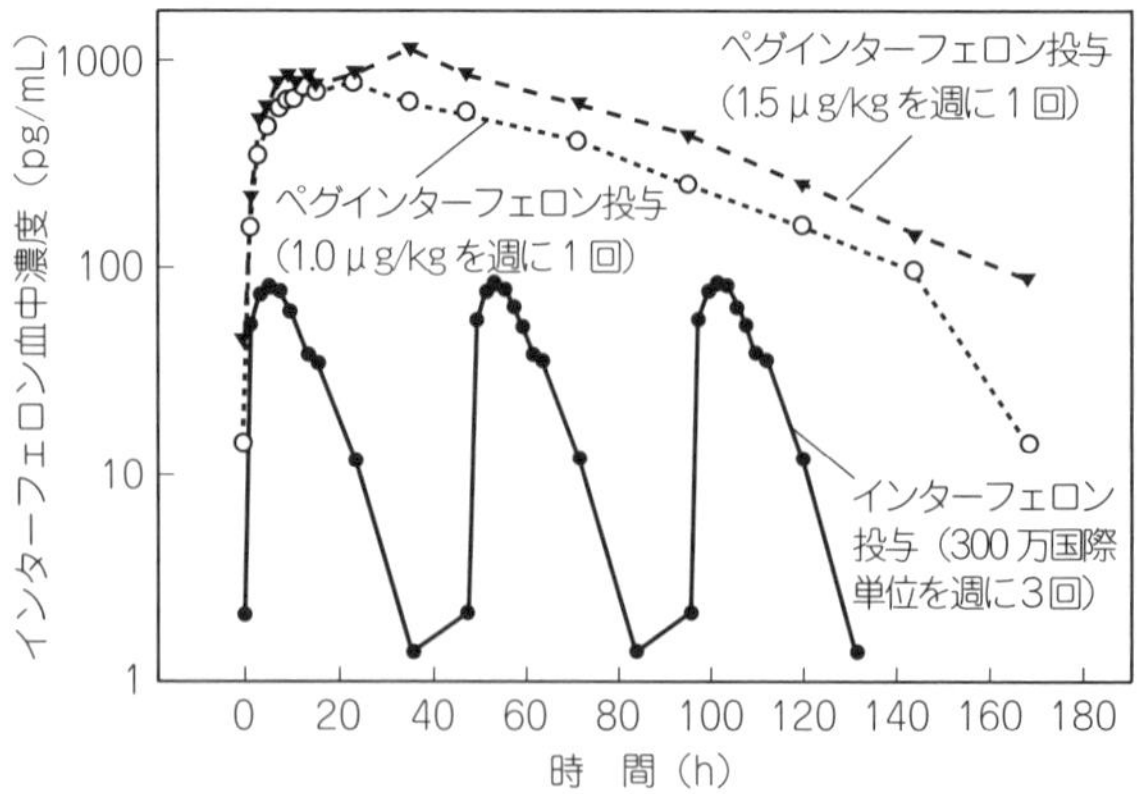

● 図10－5　インターフェロンとPEGインターフェロンの血中濃度の比較

遺伝子組換え技術で商品化した第一号バイオ医薬品はヒト・インスリンで、一九八二年にアメリカで医薬品として販売が開始されました（第1章参照）。それまでは、薬といえば合成品や生物を含めた天然物由来の成分（インスリンはブタの膵臓から抽出されていました）にかぎられていました。人類は、遺伝子組換え技術を確立することによって自分たちの体のなかで働いている生理活性タンパク質（もちろんヒト型）を、大腸菌を使って大量に製造する術を手に入れたのです。それ以降、インターフェロンβ、インターフェロンγ《ガンマ》、インターロイキンといった抗がん剤、エリスロポエチン、G-CSF、M-CSFなどの造血薬など、さまざまなタンパク質が医薬品化され現在に至っています。

●小さなバイオ医薬品を大きく変える

こうして生理活性タンパク質という新しいタイプの医薬品が使えるようにはなりましたが、まだまだその効果は十分とはいえないのが現状です。ほとんどのタンパク質は、投与してもすぐに血中から消失してしまうので、何度も注射する必要があり、改善が望まれています。またこれらのタンパク質が体内で異物として認識されることが問題になる（体内で抗体がつくられ効力を失う）こともあります。

投与したタンパク質が速やかに消えてしまうことにはいくつかの原因がありますが、最も単純明快な原因はタンパク質のサイズがあっという間に尿に出てしまうほど小さいということです。インターフェロンはα型、β型、γ型の三種類がありますが、どれも分子量は二万程度です。インスリンも約六〇〇〇、他の生理活性タンパク質もおおよそ分子量が三万以下のものがほとんどで、この程度のサイズでは腎臓で濾《ろ》過を受けるとすばやく尿として出てしまいます（図10-4参照）。

これを防ぐにはどうすればいいのでしょう？　答えは簡単。大きくすればよいのです。タンパク質に別の高分子をつけて（これをバイオコンジュゲーションといいます）見掛けの大きさをアルブミン以上にすれば、濾過を受けなくなります。

バイオコンジュゲーションにはいろいろな高分子が使われますが、最も適しているのが合成高分子のPEGです。PEGはすでに述べたようにステルスリポソームをつくるときにも表面修飾に使われる高分子です。これをタンパク質に化学的に直接結合させると、サイズがひと回り大きくなり腎臓で濾過を受けにくくなるという単純な仕組みで、血液中から消失するのを遅らせています（図10-6）。

さらにステルス効果により細網内皮系に捕食されるのを防いだり、タンパク質分解酵素の攻撃から守ったりする効果も同時に得られるので、PEG修飾には絶大な効果があります。すでに述べたように、ターゲティングは積極的に特定の臓器に分布を促すDDSのアプローチですが、分布や消失を抑えて循環血液内に薬物を滞留させておくバイオコンジュゲーションも、広い意味でのターゲティングと位置づけることができるDDSなのです。

●PEGをうまく修飾させる、絶妙なさじ加減

本節の冒頭に述べたように、いまPEG修飾インターフェロンが注目されていますが、その研究は約三〇年前にまで遡ります。一九七七年に最初の論文が発表されましたが、初期の研究ではおもに酵素が標的タンパク質でした。

PEG修飾はタンパク質を構成するアミノ酸に対して、化学的に直接結合させます。修飾の効果はもちろ

ん多くのＰＥＧをつけるほうが大きいのですが、むやみにつけすぎるとタンパク質の構造が大きく変わってしまい機能が損なわれてしまうので、適当な数のＰＥＧを結合させる必要があります。

酵素はこの化学修飾による活性の低下が比較的少なく、ＰＥＧ修飾に向いているタンパク質です。そのうえ、酵素の役割は、基質という低分子の物質の形を変えたり分解したりする触媒として働くことです。酵素がＰＥＧで少々覆われていても基質は小さいので、酵素と基質は接近が可能で反応効率は大きくは低下しません（図10-6参照）。

いろいろな酵素についての研究が盛んに行われ、アデノシンデアミナーゼ（ＡＤＡ）という酵素にＰＥＧ修飾したアダジェンという医薬品が、アメリカで一九九〇年に認可されました。先天的にこの酵素が欠損することにより起こる免疫不全症の治療薬として使われており、世界で最初のＰＥＧ化タンパク質医薬品です。一九九四年には白血

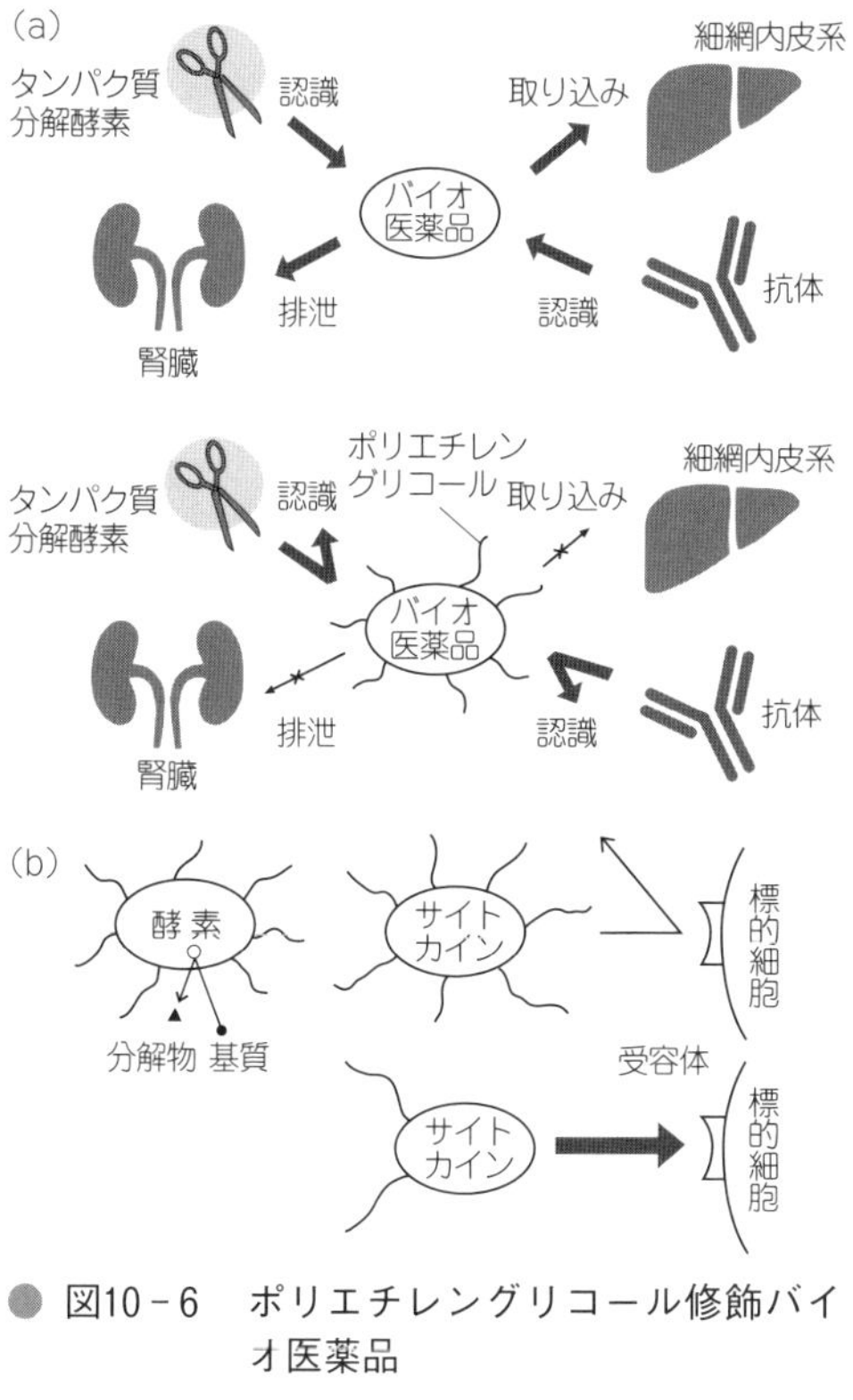

● 図10－6　ポリエチレングリコール修飾バイオ医薬品

病の治療薬としてアスパラギナーゼという酵素のＰＥＧ修飾体オンキャスパーも認可されています。後で述べますが、このアダジェンはＡＤＡ欠損疾患の遺伝子治療にも併用されているＤＤＳです（表10－2）。

ＡＤＡの場合には、分子量約五〇〇〇のＰＥＧがタンパク質一分子当たり一一～一七個もついています。ところがインターフェロンなどサイトカインとよばれる生理活性タンパク質は、少し事情がちがいます。サイトカインがその生理活性を発揮するには、受容体（レセプター）という細胞の表面にあるタンパク質に結合する必要があるので、ＰＥＧで覆いすぎると受容体に結合できなくなってしまいます（図10－6参照）。したがって、ＰＥＧインターフェロンでは分子量約一万二〇〇〇のＰＥＧがわずか一本ついているだけです。タンパク質によって

● 表10－2　世界で上市されたPEG化タンパク質医薬品

上市時期	一般名	商品名	適応
1990年	アデノシンデアミナーゼ	アダジェン	重症複合免疫不全
1994年	L-アスパラギナーゼ	オンカスパル	急性リンパ性白血病
2001年	インターフェロン-α 2b	ペグイントロン	C型肝炎
2002年	インターフェロン-α 2a	ペガシス	C型肝炎
2002年	顆粒球コロニー刺激因子	ニューラスタ	好中球減少症
2003年	ヒト成長ホルモン受容体拮抗薬	ソマバート	先端肥大症
2004年	VEGFアプタマー	マキュジェン	加齢性黄斑変性症
2007年	エリスロポエチン	ミルセラ	腎性貧血
2007年/2009年	低分子化抗TNF-α抗体	シムジア	クローン病，関節リウマチ
2010年	尿酸オキシダーゼ	クリステクサ	慢性痛風
2012年	赤血球造血刺激因子	オモンティス（旧名：ヘマタイド）	腎性貧血

菊池寛，*Drug Delivery System*，**29**（1），56（2014）より引用，一部改編．

PEG修飾の〝さじ加減〟が必要ということでしょう。

5 遺伝子を薬にして細胞に届ける——核酸医薬品への応用

●遺伝子治療とは

遺伝子治療は、遺伝子DNAを「薬」に見立てて、これを細胞にデリバリーすることで病気を治そうとするまったく新しい治療法です。これまでの方法では治療がとても難しかった先天性の遺伝病、がん、エイズなどの病気を治すための最先端医療として大きな期待が寄せられています。これまでいろいろな疾病を対象に全世界で多数の患者が臨床治験で治療を受けており、二〇一二年には家族性高カイロミクロン血症とよばれる脂質代謝異常の遺伝病を対象にした商品名グリベラ（一般名アリポジーン・チパルボベック）というウイルスを使った遺伝子治療薬が先進国ではじめて欧州で承認されました。また、二〇一五年にはがんを溶かすウイルスを利用したがんの遺伝子治療がアメリカ・欧州において、二〇一六年にはADA欠損症の遺伝子治療についても、欧州で承認されましたが、まだまだ実験的な治療にとどまっているのが現状です（コラム③参照）。DDSは、この画期的な治療法の遺伝子治療を成功させるため、遺伝子医薬品をデリバリーするためのキーテクノロジーとしても期待されているのです。

ヒトをはじめ生物の体内で起こっている生命現象のプロセスは基本的には、「DNA→mRNA→タンパク質」という〝セントラルドグマ〟とよばれる考えで表すことができます（図10-7）。セントラルドグマとは、遺伝情報はDNAからmRNA《メッセンジャー》に転写されて、さらにタンパク質に翻訳されますが、このように遺伝情報は一方向のみに流れるというものです。このなかでいちばん下流に存在し、体のなかで起こる生体の活動の中心的な役割を果たしているのがタンパク質で、医薬品の多くはこのタンパク質を標的にしています。前節で述べたバイオ医薬品は、このタンパク質自体を薬にしたものです。

遺伝子医薬品はこのタンパク質の〝もと〟となるＤＮＡが薬になったものです。ＤＮＡを投与して体のなかで遺伝子発現を起こさせて、生理活性タンパク質をつくる。すると、そのタンパク質が治療効果を発揮する、というのが遺伝子治療なのです。また、後で述べるように、セントラルドグマのなかのｍＲＮＡなどの働きを抑えるいろいろな核酸医薬品の開発が活発に進められていますが、これらも広い意味では遺伝子治療といえます。

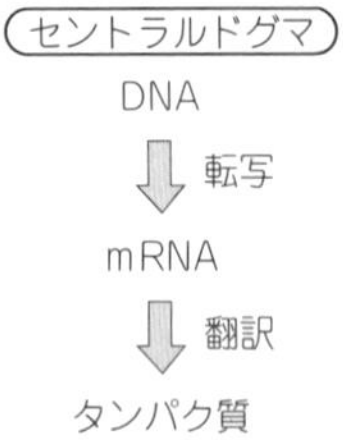

図10－7
セントラルドグマ

コラム③　世界最初の遺伝子治療でも活躍した名脇役ＤＤＳ

世界最初の遺伝子治療は一九九〇年九月にアメリカで行われました。この人類の歴史に残る最初の患者は、アデノシンデアミナーゼ（ＡＤＡ）の遺伝子が先天的に欠損しているために起こる、重度の免疫不全症という不治の病に冒された四歳の幼女でした。健康な人にはまったく無害な細菌やウイルスに対しても抵抗力がないので、無菌の状態でないと生きていけないのです。

まず彼女から血液を採取し、リンパ球を分離・培養したら、このリンパ球を、ＡＤＡの遺伝子を人工的に組み込んだレトロウイルスに感染させることで遺伝子を導入します。ちゃんと遺伝子が組み込まれていることが確認されてからリンパ球が彼女に戻されました。これが何度か繰り返された結果、遺伝子治療の効果が認められ、彼女は普通の生活ができるようになったのです。

一応この遺伝子治療は成功したと考えられていますが、彼女にはタンパク質製剤のDDSとして前節で説明した、PEG修飾したADAの投与も受けていたので、一〇〇%遺伝子の働きだけで元気になったとはいえません。この遺伝子治療では、ウイルスが〝主役〟だとしたら、DDSは〝名脇役〟とでもいったところでしょうか。

●安全に遺伝子を運ぶ――プラスミドDNA

遺伝子治療では導入させたい遺伝子を細胞のなかまで運んで、さらに核にまでデリバリーさせることが必要です。この遺伝子の運び屋を「ベクター」とよびます。現在の主流はウイルスベクターです。ウイルスは細胞に感染して自分の遺伝子を送り込むのが本業ですから、この目的に最もかなっているのは当然です。レトロウイルス、アデノウイルス、レンチウイルス、アデノ随伴ウイルスなどいろいろなタイプがあります。これらを無毒化して目的の遺伝子を組み込めば、導入効率に優れたベクターになります。

しかし、いくら無毒化したとしても、もともとはウイルスなのでやはり安全性に問題があります。一九九九年には、アメリカの臨床試験でアデノウイルスを注射された患者が亡くなるという痛ましい事故が起こってしまいました。おそらくはウイルスが引き起こした免疫反応が原因と考えられています。

またフランスでは、X連鎖重症複合免疫不全症（SCID-X1）という遺伝病の患者にレトロウイルスで治療用遺伝子を導入した細胞を投与する遺伝子治療が行われ、一一人中九人の症状がよくなるという非常によい成績が得られていましたが、二人が白血病になってしまうという事態が起こりました。そして期待されていたこの治療は、二〇〇三年には中止されてしまいました。これも、レトロウイルスの副作用と考えられています。

ウイルスベクターは確かに優れものなのですが、ウイルスを使わない、より安全なベクターで遺伝子治療ができる方法の確立が期待されています。その代表選手がプラスミドとよばれる大腸菌がつくるＤＮＡです。ウイルスの場合と同じようにこれに治療用遺伝子を組み込めば、非ウイルスベクターとして遺伝子治療に使えます。大腸菌を増やせば大量に製造することもできるので、遺伝子医薬品として「薬」にできると考えられています。

薬として使うためには、プラスミドＤＮＡを投与した場合に、その体内動態を制御して標的の細胞へターゲティングするのはもちろんのこと、その細胞のなかの核にまでデリバリーしなくては、医薬品としての価値は出てきません。そのためにはＤＤＳが必要なのです。

●電荷をあやつり、核酸を核へ運ぶ——ポリプレックスとリポプレックス

ＤＮＡは核酸なので、薬としてはかなり特殊なものです。プラスミドＤＮＡは分子量数百万もある大きな分子です。これまで紹介してきた低分子薬物（数百程度）、もっと大きい生理活性タンパク質（数万程度）やモノクローナル抗体（一五万）などに比べてもはるかに巨大なサイズですから（図10－4参照）、体のなかでの動きが大きく制限を受けるのは、容易に想像できるでしょう。また体のなかには核酸分解酵素が至る所に存在しているので、これによって簡単に分解されてバラバラになってしまいます。細胞のなか、さらにそ

の核のなかまでデリバリーするのは至難の業なのです。

ＤＮＡはリン酸基に由来するマイナス電荷を多数もつ水溶性高分子（ポリアニオン）だという特徴ももっています。また、細胞膜も同じようにマイナスに帯電していることが知られています。マイナス／マイナスで電気的に反発するので、これも細胞に取り込まれることを邪魔します。

こうした問題を解決する方法のひとつとして考えられたのが、プラスの電荷をもつ薬物キャリアーの利用です。マイナス電荷のＤＮＡとプラス電荷のキャリアーを混合すると、静電的に結合された複合体が形成されます。プラス電荷を過剰にしておくと細胞表面のマイナス電荷ともくっつきやすくなります。この複合体は数百ナノメートルという大きなサイズですが、細胞は表面にくっついた大きなものをエンドサイトーシスとよばれる機構で取り込みますので、遺伝子が細胞のなかそして一部が核まで到達して遺伝子が発現するという仕組みです。

プラス電荷をもつキャリアーとしては、カチオン性高分子（ポリカチオン）やカチオン性リポソームとがよく使われます。ポリカチオンとの複合体はポリプレックス、カチオン性リポソームとの複合体はリポプレックスとよばれており、代表的な遺伝子医薬品のＤＤＳです。複合体になることで分解酵素からの攻撃も防ぐことができるので、デリバリーするＤＮＡの安定性も改善されます。

リポプレックスについては、メラノーマというがんの遺伝子治療を目的に Allovectin とよばれる製剤が開発され、長年臨床治験が続けられてきました。製品化直前の第三相試験の段階まで進んでいましたが、目標としていた治療効果が最終的に得られなかったという理由で、残念なことに二〇一三年八月に開発が中止されてしまいました。まだまだ基礎研究の積み重ねが必要のようです。

高分子キャリアーやリポソームに、標的細胞がもつ受容体にだけ結合するリガンドや糖鎖を導入しておけば、標的細胞にさらに効率よく能動的ターゲティングすることもできます。現在、いろいろなキャリアーを利用した能動的ターゲティング型ＤＤＳの開発も精力的に進められています。

● ＲＮＡ干渉を活用したＤＤＳ

遺伝子以外にもＤＮＡやＲＮＡといった核酸を利用して遺伝子発現の過程にうまく作用させることで薬にしようとする試みが活発に進められています。最も精力的に研究が行われているのは、セントラルドグマにおけるｍＲＮＡを標的とするものです。遺伝情報は遺伝子を構成するＤＮＡの塩基配列（ＡＴＧＣの4種類、Ａ…アデニン、Ｔ…チミン、Ｇ…グアニン、Ｃ…シトシン）の組合せで暗号として刻まれています。ＡとＴおよびＧとＣは互いに結合しやすく、この組合せはワトソン・クリック型塩基対とよばれています（図10−8）。ＤＮＡは二本鎖構造をとりますが、一本のＤＮＡ鎖どうしがこの塩基対でつくられ、鎖どうしの関係を〝相補的〟といいます。ＤＮＡの遺伝情報は、ＤＮＡを鋳型としてｍＲＮＡに写し取られますが（これを転写といいます）、このとき相補的な配列をもつｍＲＮＡがつくられます。

ある遺伝子からつくられたｍＲＮＡの塩基配列に相補的な人工ＤＮＡを合成して、こうした遺伝子発現の流れのなかで作用させると、ｍＲＮＡとワトソン・クリック型塩基対の原理でくっついてしまい、ｍＲＮＡの働きがブロックされもとの遺伝子の発現が起こらなくなります。すなわち、病気の原因になる遺伝子のｍＲＮＡに相補的な配列をもたせたＤＮＡを使えば、その病気の治療につながることになります。このように特定の遺伝子発現をブロックできるＤＮＡをアンチセンスＤＮＡとよび、核酸医薬品の代表例です（図10－9）。

さらには、ＲＮＡ干渉という、二〇〇六年のノーベル生理学医学賞を受賞したホットなテーマも、ＤＤＳの対象として研究が進んでいます。これはＲＮＡどうしが邪魔をしあって働かなくなる現象で、遺伝子発現を抑制するために生物が元来もっているシステムです。このＲＮＡ干渉を引き起こすｓｉＲＮＡ（short interfering RNA）に対して、ターゲティング型ＤＤＳの開発が活発に試みられています。遺伝子の働きを抑える原理はアンチセンスＤＮＡと同じですが、活性はｓｉＲＮＡの方がはるかに高いので画期的な治療薬になるのではないかと期待されています。

アメリカのアルナイラム社は、ｓｉＲＮＡのＤＤＳ開発で世界をリードしているベンチャー企業です。ＳＮＡＬＰ（stable nucleic acid–lipid particles）とよばれる微粒子キャリアーを使って肝臓がんの原因遺伝子やアミロイドーシスという病気の原因になる肝臓に発現している遺伝子を標的にしたｓｉＲＮＡのＤＤＳなどいくつかの臨床試験を世界に先駆けて実施しています。とくに、アミロイドーシスについては臨床試験第三相まで進んでいますが、順調にいけば世界初のｓｉＲＮＡ医薬品になることが期待されています。ここで使われているＤＤＳのＳＮＡＬＰは、ｓｉＲＮＡとカチオン性の脂質との複合体、すなわちリポプレック

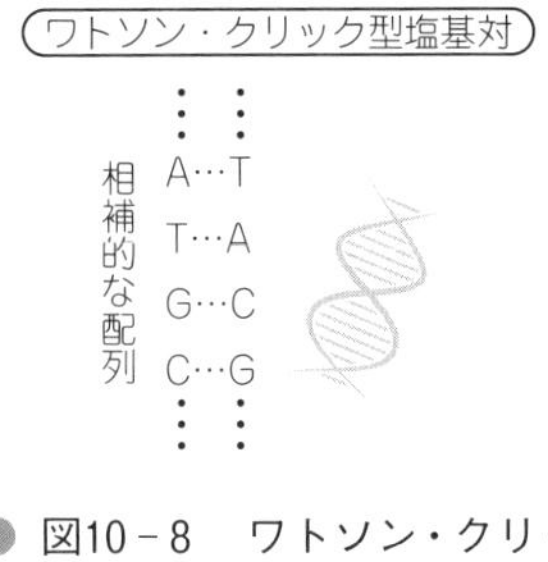

図10－8　ワトソン・クリック型塩基対

Ａ：アデニン，Ｔ：チミン，Ｇ：グアニン，Ｃ：シトシン

スですが、静脈内投与してもすぐに細網内皮系に貪食されないようにＰＥＧ（またの登場ですね）で覆われたリポプレックスにするといった工夫がされています。

このほか、遺伝子発現を抑えるわけではありませんが、特定のタンパク質に強く結合してそのタンパク質の生物活性を抑制する核酸医薬品が開発されており、アプタマーとよばれています。加齢性黄斑変性症（ＡＭＤ）とよばれる目の病気を標的疾患とする核酸（ＲＮＡ）アプタマー医薬、ペガプタニブ（商品名マクジェン）が二〇〇四年にＦＤＡに承認され、日本初の核酸医薬として二〇〇八年から販売されています。ペガプタニブはこの病気の原因になっている、血管内皮細胞成長因子（ＶＥＧＦ）というサイトカインにくっついて、その働きを抑えます。ペガプタニブは目に直接注射で投与する医薬品ですが、ＲＮＡにＰＥＧを結合させるというＤＤＳ技術が利用されています。まだまたここでもＰＥＧの登場です。ＰＥＧは核酸医薬品についてもとてもだいじなＤＤＳの素材といえそうですね。

（文／髙倉喜信）

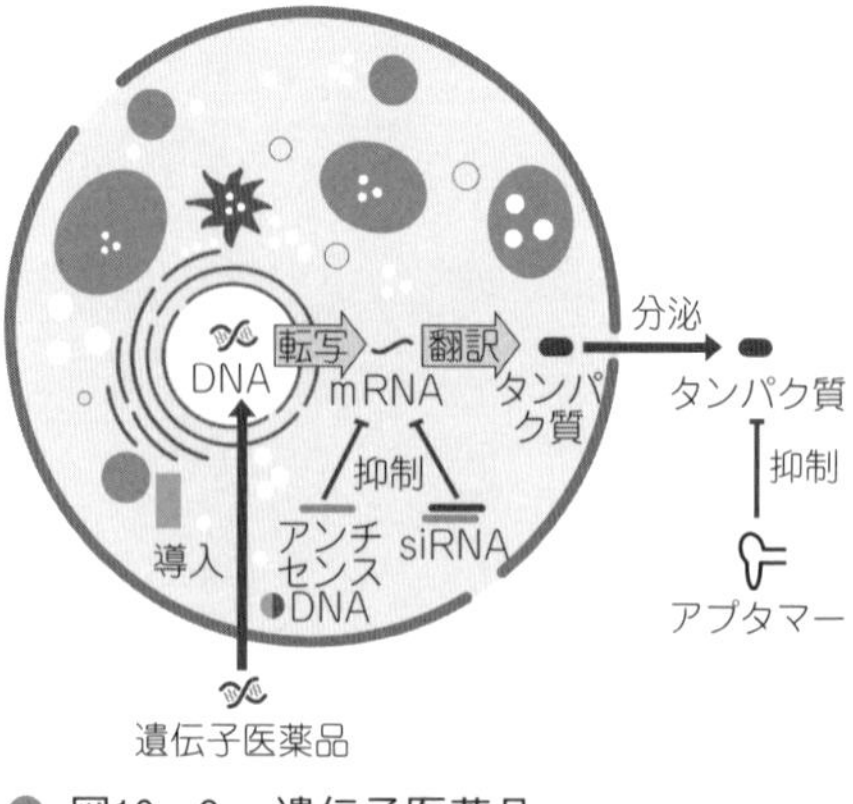

● 図10－9　遺伝子医薬品

11

生薬からの医薬品開発ものがたり——冬虫夏草からフィンゴリモドへ

温故而知新可以為師矣

京都大学薬学部での基礎研究から見つかった医薬品フィンゴリモドの開発ストーリー。冬虫夏草から免疫抑制物質を発見したことをスタートとして、大学・企業のたくさんの研究者との共同研究により、世界中の多くの患者を救うことができる医薬品となった。

多発性硬化症とは、脳や脊髄中の神経細胞の軸索を取り囲む髄鞘（ミエリン鞘）が、本来は外界から侵入した異物を破壊するはずの自己の免疫細胞（リンパ球）によって破壊されてしまう難治性の自己免疫疾患です。たとえれば家庭の電気コードのカバー（髄鞘）がペット（自己の免疫細胞）によってかじられ、電線（軸索）に流れる電気（情報伝達）が漏電するような危険な状態です。

国内の患者数は約一万五千人といわれていますが、欧米では日本よりも発症率が二〇倍以上高く、世界全体では二五〇万人程度だと見積もられています。とくに若い女性の発症頻度が高く、視神経の障害などからはじまり、再燃・寛解を繰り返しながら、四肢の麻痺へと移行します。

以前は適切な治療薬のなかったこの難病に対する薬フィンゴリモド（FTY720）をはじめて創ることに筆

者はかかわることができました。冬虫夏草《とうちゅうかそう》から免疫抑制剤の開発研究を発想したのは一九八五年（当時五四歳）ですから、二〇一七年で三〇年以上も経ちます。ロシアを皮切りに治療薬として許可されたのは七年前、二〇一〇年のことでした。続いて欧米、日本など五〇以上の国と地域で承認され、商品名イムセラ®（田辺三菱製薬株式会社）／ジレニア®（ノバルティス社）として発売されました。

日本の薬学関係の大学人が生薬から発想し、実用化された薬の例は、日本の薬学の祖とされる長井長義先生のエフェドリン以来のことではないでしょうか。医薬品創製に携わった者として、患者さんとともにこの幸運に恵まれたことを感謝しています。

人類はどのようにして薬を見つけてきたのでしょうか。アフリカのチンパンジーは病気になったとき、ふだんは食べない植物を食べ、病気を治すといわれています。人類も生きるための糧を探索しているうちに、薬に適するものを長時間かけて見つけてきたのでしょう。そのひとつに、冬虫夏草（ふゆむしなつくさともいいます）とよばれる生薬があります。古代から中国でクスリの神様と称される神農《しんのう》さんは、案外動物たちの食行動を観察していたのかもしれません。

1　冬虫夏草とは

昆虫にキノコが寄生したものを、日本では一般的に冬虫夏草と総称していますが、中国では虫草とよばれています。本来、薬用の冬虫夏草はネパールやチベット、中国の高地が産地で、日本には分布しません。冬は虫、夏は草の形をしているように見えるので冬虫夏草と名づけられたようですが、薬の名称そのものが地球上の生物や季節などすべての精気を含んでいるような気がします。その薬用冬虫夏草は、バッカクキン科の菌類、フユムシナツクサタケ（冬虫夏草菌、*Cordyceps sinensis*）がコウモリガ科の幼虫に寄生して生じたものです。

幼虫は菌に感染しても外観は変わらず生きていますが、体内では菌がゆっくり成長しています。春になると幼虫の養分を利用して菌糸が成長をはじめ、夏に地面から子実体（いわゆるキノコ）が生えます。そのときでも、地中部は幼虫の外観を保ったままなので、まさに「冬虫夏草」の姿になります（図11-1）。コウモリガの幼虫はタデ科の植物（珠芽蓼、*Polygonum viviparum*）の地下茎を食べて生育するといわれています。そのような植物-昆虫-菌類の三つの生物の条件が成立しているとき、冬虫夏草が発生します。

ネパールでは王侯の秘薬といわれ、チベットや中国でも薬用・食用に珍重されています。ちなみに、一九九三年に中国・馬軍団の女子陸上選手が、多くの金メダルを獲得し、記録を更新

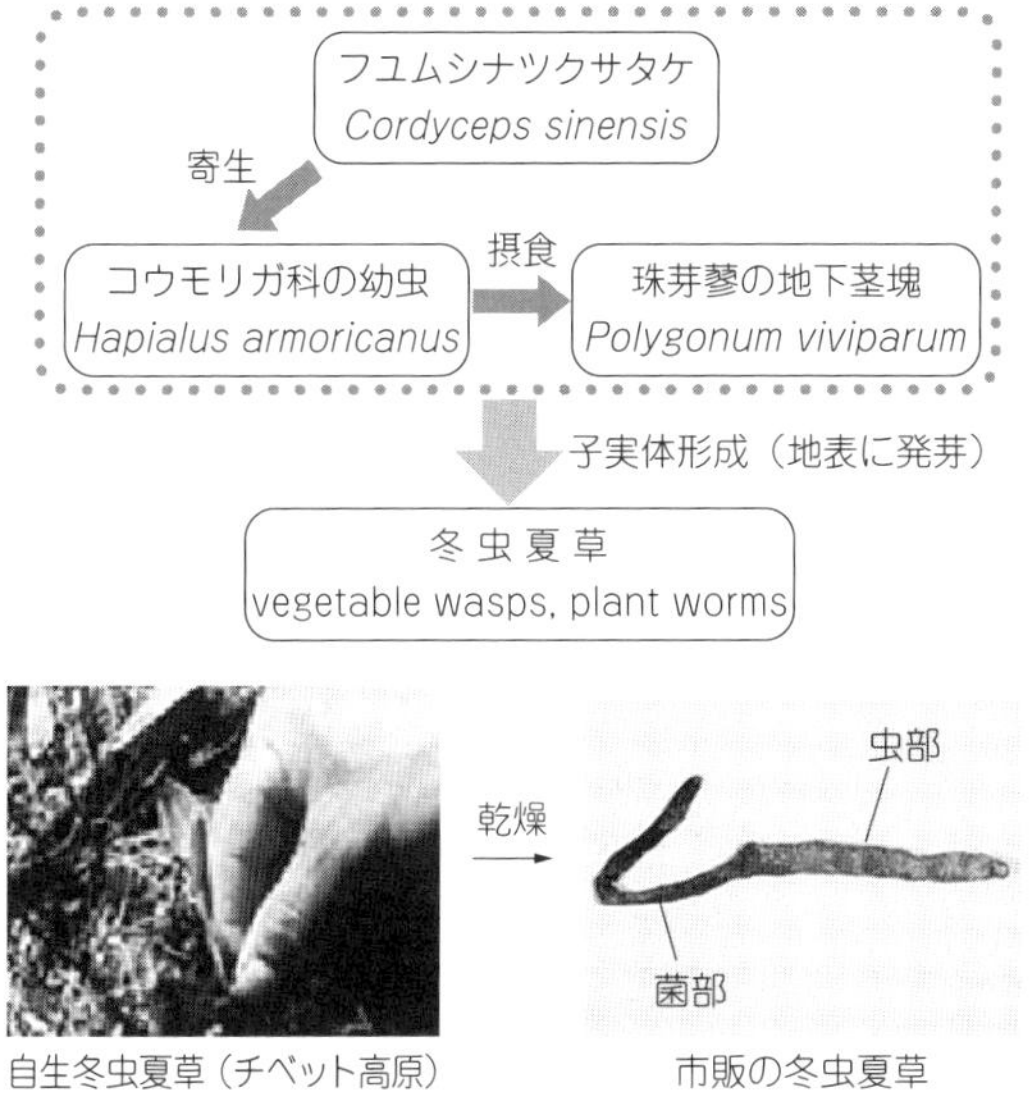

● 図11－1　冬虫夏草の発芽条件と写真

したことがありました。その強さの秘訣は、「スッポン、狗肉、冬虫夏草」入りのドリンクを飲んでいるからだと伝えられました。このようなことから冬虫夏草は、健康食品としても世界中で評価されるようになってきました。

2 冬虫夏草と陰陽五行説

冬虫夏草が中国ではじめて記録されたのは、清時代の呉儀洛の『本草従新《ほんそうじゅうしん》』（一七五七年）だといわれています。そのなかで冬虫夏草は「甘平保肺、益腎止血、化痰已労嗽、…、冬在土中自活如老蚕有毛能動、至夏則毛出土上連身倶化為草、若不取、至冬復化為虫」と記されています。これは、中国の春秋戦国時代ごろに発生した陰陽思想と五行思想が結びついて生まれた思想、「陰陽五行説」と関連しています。東洋医学では、陰陽五行説の関係性で身体のバランスを捉える考え方があります（図11-2）。

五行思想は、宇宙の森羅万象は五つの要素・素材「木」、「火」、「土」、「金」、「水」に属し、相互に関係しているという思想です。この考えは日本にも影響を与え定着し、現在で

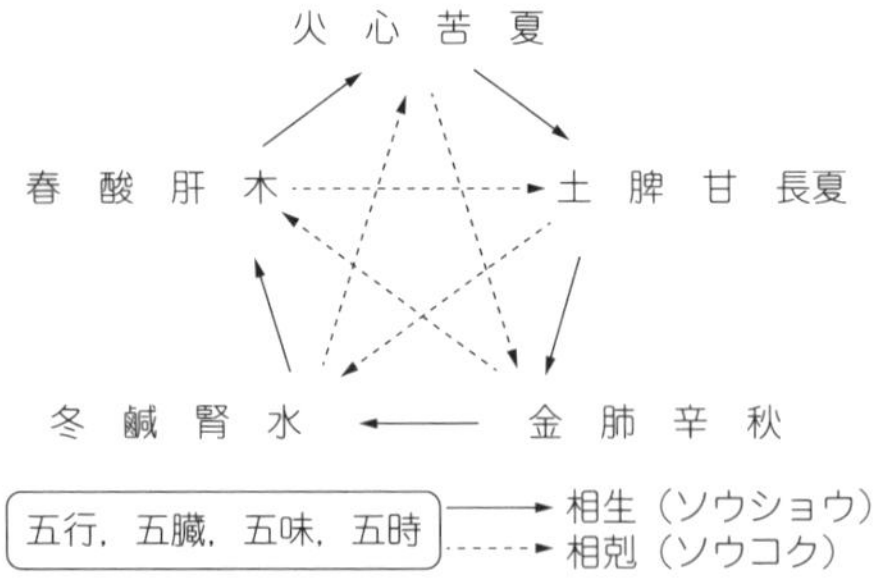

● 図11－2　五行の関係図

古代中国の自然哲学の思想．元素：木，火，土，金，水．五臓：肝，心，脾，肺，腎．五味：酸，苦，甘，辛，鹹．季節：春，夏，土用，秋，冬がそれぞれ属している．相生は相手を生かすことを意味しており，木は火を生ずる．他方，相剋は相手に勝つことを意味しており，水は火を消す．

も日常的に五色、五感、五味、五臓などが使われています。一方、陰陽思想は森羅万象を「陰」と「陽」の対立する属性をもった二つの気に分類し、万物の生成消滅といった変化を捉える思想です。冬虫夏草は五行思想では「土」に属するゆえ、味《ミ》は甘《カン》、性《セイ》（性質）は平《ヘイ》（正負もなく虚実もないという意）で、臓器は脾に入るとされます。五行の各要素のあいだには互いに関係性があり、相生《そうしょう》は相手を生かす関係を意味しています。すなわち、その方向に進めば次は肺を保ち、腎を益することになります。このようにして止血、痰を止め、咳を治すという意味です。老人にありがちな病気がこれに相当するので、冬虫夏草は不老長寿の薬といわれてきました。

陰陽から冬虫夏草をみると、冬は土中に住み、老いた蚕のようで有毛でよく動き、夏になると地上に出て草となり、もし採取されなければ、また虫となります。古来、陰陽は自然界の普遍的法則と理解されてきました。陰と陽は交感、平衡、循環していると考えるわけです。冬と草は陰、虫と夏は陽です。採取しなければ、草の陰は虫の陽に変化します。陰陽五行説を根拠にするならば、冬虫夏草は理想的な薬、食べ物でしょう。昔の中国で考えている「脾」と現代医学の「脾臓」と同じものかは不明ですが、脾臓は本題に密接に関係する免疫を担う重要な臓器です。

なお、以前は高価な天然の冬虫夏草も、最近では純粋な人工的菌培養が可能となっています。中国の研究者たちによって熱心に研究され、次のような作用が報告されています。腫瘍細胞の成長阻害、免疫機能異常の改善、腎機能の早期回復、マウスの毛の再生、運動機能効上、血糖降下、心肺機能の増強、気管支拡張、酸素欠乏抵抗作用など、さまざまです。これらの機能は、加齢とともに危険性の高くなるがん防御・免疫・

腎機能の低下や運動、心肺機能の増強に働くでしょう。心肺機能の増強は馬軍団の記録更新に寄与したのかもしれません。

3 昆虫に寄生するキノコ・虫草

すでに述べたように、中国では薬用の冬虫夏草以外のものを虫草とよびますが、虫草のひとつにセミの幼虫に寄生した蝉花《ぜんか》・金蝉花《きんぜんか》（セミタケ）が古くから知られています。一一世紀末の中国の医薬書『証類本草《しょうるいほんぞう》』に小児のひきつけ、夜泣きに有効と記されています。その菌は冬虫夏草菌と同じ科のセミタケです。この章では、これらも含めて冬虫夏草とよぶことにします。

昆虫寄生菌類はセミだけでなく、ハエ、アリ、ハチ、トンボ、ゴキブリなど多くの昆虫や、クモなどにも寄生します。いわば、菌類を含む微生物は地球上の有機物質を自然の元の状態に帰してくれる、重要な環境保全生物です。

4 どうして免疫抑制剤研究をはじめたか

免疫には、徳島大学薬学部・生物薬品化学講座を担当していたときに関心をもちました（一九七三〜一九八五年）。徳島県南部は気候が温暖で、菊のハウス栽培が盛んでした。その栽培農家の人たちに、菊の葉汁によるアレルギー性接触性皮膚炎が発生しました。熱心な農村医学の臨床医・坂東玲芳《ばんどうあきよし》先生から皮膚炎発症の原因となる物質の探索研究がもち込まれたわけです。坂東先生は自分の病院の一室を動物実験用に改装し、筆者らが分画した菊の葉汁成分から原因物質を探索するためラットを使って実験がはじまりました。その研究に対する姿勢は患者の悩みを解決したいという熱意そのもので、その態度に敬服しました。アレルギー性接触性皮膚炎は細胞性免疫反応ですから、生体移植時に生じる拒絶反応と原理的によく似ています。

また、シイタケの栽培に大きな被害を与えるトリコデルマ属の木材腐朽菌 *Trichoderma polysporum* のシイタケ成長阻害活性物質の探索研究もこの研究の発端のひとつです。免疫抑制剤として使用されるシクロスポリンAの産生菌の学名は当時 *T. polysporum* といい、筆者らが研究していたものと同じでした（後日、分類学上の見地から、シクロスポリン生産菌の学名は *Tolypocladium inflatum* に変更されました）。さらに、イサリア（*Isaria*）属の昆虫寄生菌が生産する化学物質イサリインと非常に似た構造のトリコスポリドを *T. polysporum* から見つけたことも、筆者が免疫抑制剤および冬虫夏草に関心をもったきっかけです（図11－3）。

そこで、昆虫寄生菌の完全世代のコルディセプス（*Cordyceps*）属や不完全世代の *Isaria* 属の菌類は、ひょっとすると昆虫に寄生したときにその免疫様機能を低下させているかもしれない、さらに脊椎動物の免疫拒絶反応を抑制する物質を産生しているかもしれない、と予想しました。

筆者は菌学の専門家ではありませんが、ここで菌の完全世代と不完全世代に

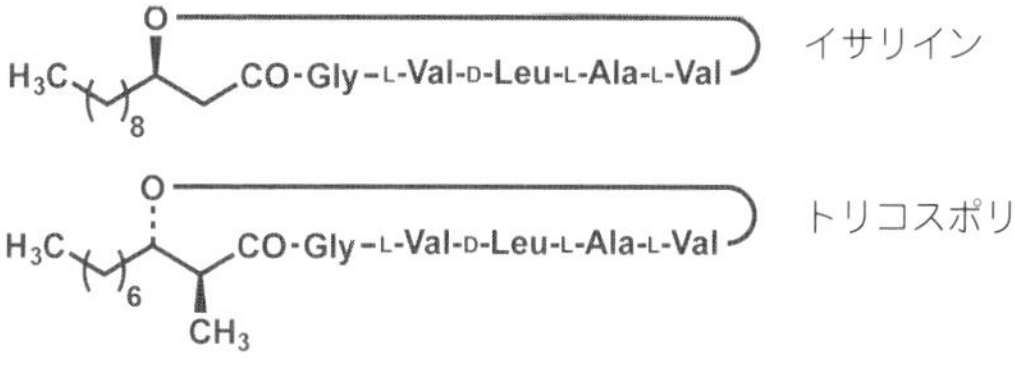

図11－3　*Isaria* 属昆虫寄生菌および *Trichoderma* 属木材腐朽菌が産生する類似天然物の化学構造

ついて簡単に説明しましょう。カビやキノコなどの菌類は細菌と区別して真菌ともよばれます。菌類は細胞壁をもつため当初は植物と見なされてきましたが、葉緑体をもたないので光合成を行わず、外から栄養を取ります（この点は動物に近いでしょう）。また、有性あるいは無性的に繁殖します。多くの場合、糸状に枝分れする栄養体で構成され、胞子を形成します。完全世代とはキノコ（子実体）を形成し胞子を放出する世代を指し、不完全世代とはキノコをつくらず菌糸の状態で増殖する世代を指します。昆虫に寄生する菌は同じ菌株でも完全世代は *Cordyceps* 属、不完全世代は *Isaria* 属のように学名が異なります。

5　ツクツクボウシタケ培養液から免疫抑制活性物質ISP-Iの分離

一九八五年に筆者は徳島大学薬学部から京都大学薬学部（薬用植物化学講座）に異動しました。そこで、新しい研究課題として「昆虫寄生菌冬虫夏草から免疫抑制活性物質の探索」を考えました。しかし、年度途中に筆者一人での異動でしたため、実験をはじめられる学部生や大学院生もいませんでした。実験化学の研究は、机の上だけではできません。台糖株式会社（現三井製糖株式会社）から派遣されていた遠山良介博士に新たなテーマとして冬虫夏草の話をしたところ「仕事のお手伝いをしましょう」といってくれました。台糖は、スエヒロタケが生産する多糖シゾフィランを医薬品として製造している企業です。これは子宮頸がんの放射線療法で、効果を増強させる作用を示します。キノコの培養はお得意ですから、ありがたい話でした。次に、免疫抑制活性試験をしてくれる会社をいろいろ探したところ、吉富製薬株式会社（現田辺三菱製薬株式会社）が興味を示してくれました。当時、京都大学薬学部の3年先輩の萩原孝亮博士が副社長を務められており、免疫研究に力を入れるべく新進気鋭の千葉健治博士らと体制を整えていた時期でした。

入手できるだけの昆虫寄生菌を集めて検討した結果、アメリカのATCC社（American Type Culture Collection）から購入したツクツクボウシに寄生する菌、ツクツクボウシタケ（*Isaria sinclairii*）の培養液から免疫抑制活性を示す化合物ISP-I（別名：ミリオシン）が見つかりました。

ATCC社は、一九二五年にアメリカに設立された世界最大の生物資源バンクです。細胞株は三、四〇〇種以上、微生物株（酵母、カビ、原虫含む）は約七万二千種類、遺伝子株は約八〇〇万種類を保存・分譲しており、世界中のバイオ研究者が恩恵を受けています。

免疫抑制活性試験には、マウスの混合リンパ球反応（MLR：mouse allogenic mixed lymphocyte reaction）を使いました（図11-4）。遺伝的に一致した一卵性双生児でないかぎり、同種の動物だとしても個体がちがえばリンパ球は互いに相手を他者として認識します。

AとBの異なった系統のマウスの脾臓から取りだしたリンパ球を混合して培養すると、互いに相手を非自己と認識しリンパ球は活性化され、細胞傷害性T細胞（CTL）に変化し相手を攻撃します。これが免疫拒

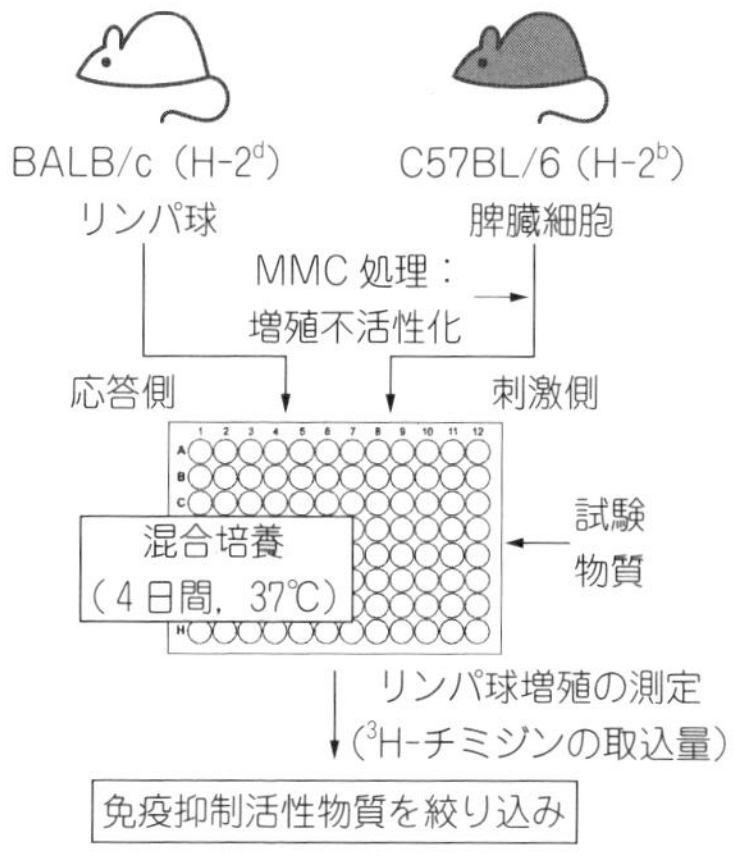

図11－4　マウス混合リンパ球反応（MLR）によるスクリーニング

絶反応です。このとき、Aのリンパ球をあらかじめ核酸合成阻害剤で処理して細胞増殖できない状態にしたもの（刺激側）と、薬剤未処理で増殖可能なBのリンパ球（応答側）を混合して培養します。また培養液には、免疫抑制活性を調べたい化合物（もしくはエキス）と放射性同位体で標識した核酸成分を入れておきます。化合物に免疫抑制活性がない場合、免疫反応が起こり応答側のCTLは増殖します。このとき、CTL内に同位体で標識した核酸が取り込まれます。しかし、化合物が免疫反応を抑制すると応答側のCTLは増殖しないので、同位体で標識された成分は取り込まれません。細胞に取り込まれた放射性物質を計測することで、試験した化合物が免疫反応を抑制したか増強したかが判断できるわけです。

このMLR評価法を利用して、ツクツクボウシタケ培養液から免疫抑制活性成分を探索しました。培養液を、イオン交換クロマトグラフィーで分画したところ、メタノール溶出液にだけ免疫抑制活性を示しました。この実験から活性物質は水と油の中間的な極性をもつと考えられました。次に、メタノール溶出液を濃縮して残渣を水と酢酸エチルで分配（分液操作）したところ、活性は両者にあるものの、水層のほうが強いことがわかりました。さらに、その水層をブタノールで分配したところ、ブタノール層がより強い活性を示しました。そのブタノール層を濃縮し、シリカゲル薄層クロマトグラフィーで分離したところ、極性の最も低い画分が強い活性を示しました。

最終的にメタノールから再結晶をして無色の結晶（融点一六九〜一七一度）が得られ、これをＩＳＰ–Ｉと名づけました。培養液四・五リットルからたったの二〇ミリグラムしか得られませんでした。ＩＳＰ–Ｉの化学構造を解析した結果、残念ながら、すでに知られている化合物のミリオシンだとがわかりました（図11–

5)。なお、ミリオシンは同時期にサーモチモシジンという別名でも、単離が報告されていました。これらの論文には抗真菌作用を示すことが報告されていたものの、免疫抑制活性については、まったく報告されていませんでした。

幸運なことに、ISP-Iはシクロスポリンの4倍以上のMLR活性を示すことがわかり、京大・藤多グループ、台糖グループ、吉富グループの共同で、ISP-Iをもとにした免疫抑制剤の開発をめざすことにしました。その熱意を維持させてくれたのは、①シクロスポリンやタクロリムス（第1章参照）などの従来の免疫抑制剤よりも化学構造が簡単なこと、②シクロスポリンやタクロリムスと免疫抑制の作用機構が異なる（11-7節で詳述）といった理由からです。

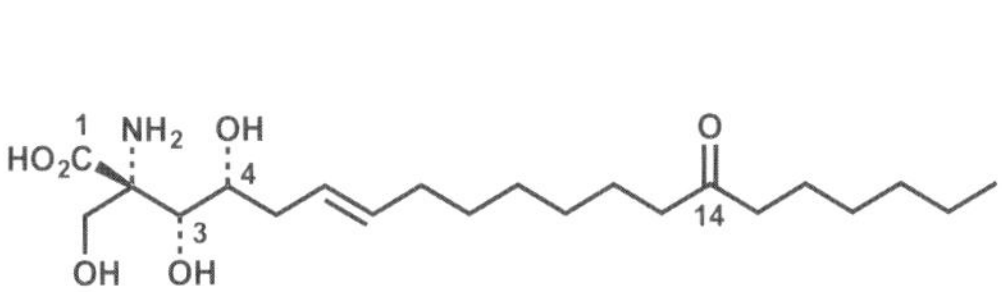

● 図11-5　ISP-Iの化学構造
小さい数字は炭素原子の位置番号を示す.

6　シード化合物からリード化合物を経て候補化合物FTY720へ

医薬品は、まず出発となるシード化合物を見つけ、化学構造に根本的な改良を施したなかからリード化合物を見つけ、さらに精密に分子構造を改良することでようやく臨床試験をする候補化合物を創出します（第2章参照）。冬虫夏草菌の培養液から得られたISP-Iは、免疫抑制剤の有望なシード化合物になるのではないかと思いました。そこで、ISP-Iの化学構造のうち活性の発現に必須な官能基や部分構造を特定するため、ISP-Iを化学変換した誘導体の免疫抑制活性を調べました。

14位のカルボニル基（C＝O）をメチレン（CH_2）に還元すると活性は一〇倍以上増大しました。これは、14位のカルボニル基は活性に必須でないことを意味します。一方、2位のアミノ基をアセチル化すると活性が落ちたため、このアミノ基は必要だとわかりました。6位の二重結合を単結合に変えてもそれほど活性は落ちません。残った3位、4位の2個のヒドロキシ基や1位のカルボキシ基が活性にどう影響するかを考えながら研究を進めていきました（図11－6）。

ただし、多種類の誘導体をつくろうとすると、大量のISP－Iが必要となります。ツクツクボウシタケのISP－I生産量は低かったので、同じISP－Iを生産できる *Mycelia sterilia* を大量に培養しました。このとき、量は少ないもののISP－Iと類似の構造をもつ新しい物質を培養液から得て、ミセステリシン（mycestericin）A～Gと名づけました。天然物化学の研究者にとって、発見した新物質に自身で新しい化合物名をつけるのは嬉しいことです。これらの免疫抑制活性も明らかにしました。

ミセステリシンA～Gの化学構造式（図11－6）と立体構造について見てみましょう。示された化学構造式で、実線の原子は同一平面（紙面）上にあると考えます。点線の置換基は紙面の奥向き（α配置）を示し、太線のそれは手前向き（β配置）を示し、付け根の炭素原子は不斉炭素になります。2位のアミノ基はすべてα配置ですが、3位のヒドロキシ基はα配置のものもβ配置のものもあります。ミセステリシンD～Gは4位のヒドロキシ基が存在しません。また、アルキル側鎖上の置換基もさまざまな構造をしています。

これらは、ISP－Iとほぼ同等か若干弱いながらも一定の活性を示しました。

これらの研究から、3位と4位のヒドロキシ基は活性発現に重要な役割を果たしておらず、不要と結論づけました。最終的に、ISP‐Iの免疫抑制活性に必要な基本構造は、図11‐7に示す単純な化学構造と推定しました。

一方、ISP‐Iは水溶性の塩基性アミノ基と酸性カルボキシ基をもち（アミノ酸構造）、さらに脂溶性のアルキル鎖をもっています。部分的に水と油の性質をもつアミノ酸は水にも有機溶媒にも溶けにくいですが、ISP‐I類はさらに溶けにくいものでした。一般的に、溶けにくい物質は薬にならないといわれ、筆者らは大きな難問の前に立たされたわけです。また、創

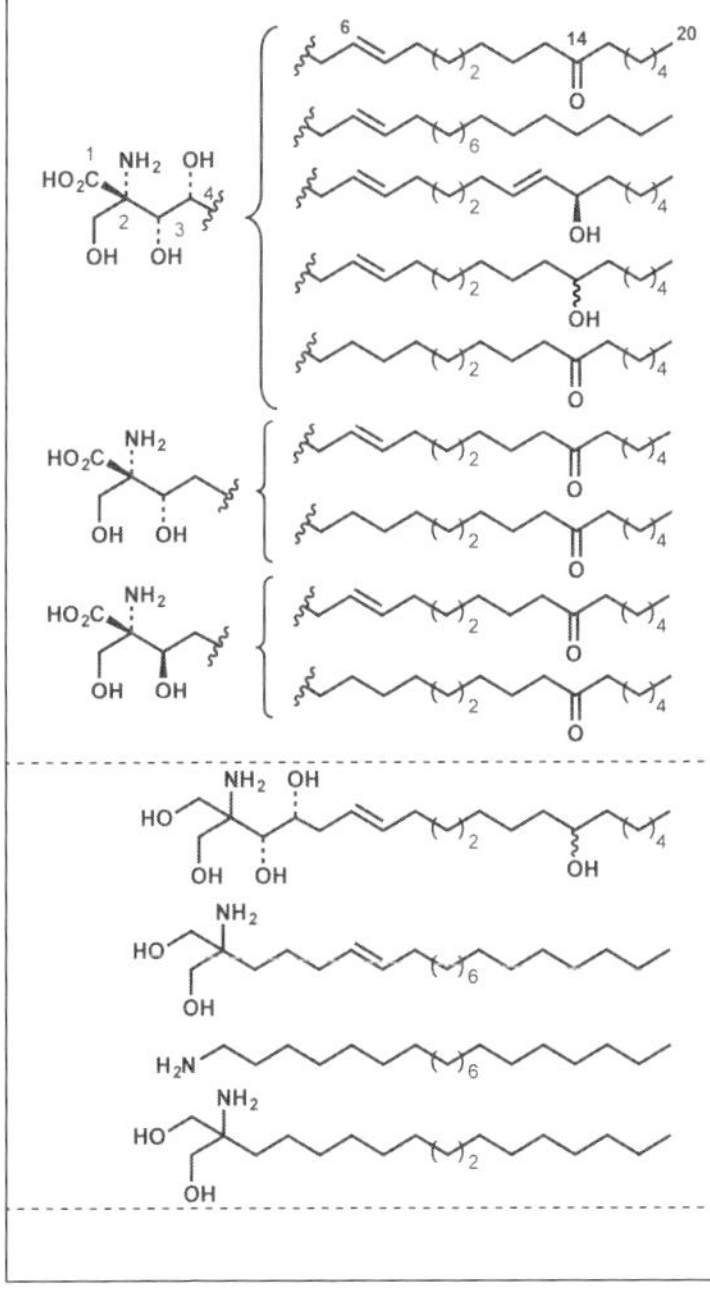

化合物名	免疫抑制活性*
ISP-I（ミリオシン）	8.0
カルボニル還元体	0.70
ミセステリシン A	8.9
ミセステリシン B	2.5
ミセステリシン C	6.2
ミセステリシン D	16
ミセステリシン E	120
ミセステリシン F	13
ミセステリシン G	370
カルボン酸還元体	4.7
ISP-I-36	12
ステアリルアミン	>10000
ISP-I-55	2.9
シクロスポリン A	14

図11－6　ISP-Iおよびその類似化合物の免疫抑制活性と化学構造

＊免疫抑制活性は，MLR試験で評価した．数値はIC_{50}（通常の免疫反応を50％抑制するための化合物濃度）で示した．小さいIC_{50}値であるほど活性が強い．

薬・天然物化学・生化学の研究者たちは、不斉炭素の存在は生物活性発現に重要だといった先入観もありました。

筆者は化学構造で変えられる部分はとにかく変えてみようと提案し、その結果、台糖グループが重大な発見をしました。ISPーIの末端のカルボキシ基をヒドロキシメチル基（CH₂OH）に還元した化合物の免疫抑制活性はISPーIとほぼ同じでしたが、この塩酸塩は水に溶けやすかったのです。水に溶けやすいことは予想していましたが、活性が変わらないという予想外の事実に一同驚くとともに大喜びでした。

さらに、図11ー7で示した単純化に当てはめた化合物（ISPーI－36）を合成したところ、免疫抑制活性はISPーIよりも少し弱くなる程度でした。一方で、さらに構造を単純化させたステアリルアミン（二つのヒドロキシメチル基を除去）は、まったく抑制活性を示しません。これらの結果から、ISPーI－36をリード化合物と設定しました。この化合物は不斉炭素をもたないので、化学合成しやすいと予想できます。さらにアルキル鎖の長さと免疫抑制活性の関係を調べました。ISPーI－36のアルキル側鎖の炭素数は18ですが、活性と毒性との関係を考慮した結果、適正な長さは炭素数14のISPーI－55だとわかりました。

これまで用いてきたMLR試験は、試験管内での評価方法でインビトロ試験といいます。より実際の有効性を評価するためには、実験動物を使ったインビボ試験を行います。

● 図11ー7　免疫抑制活性の発現に必要な基本構造

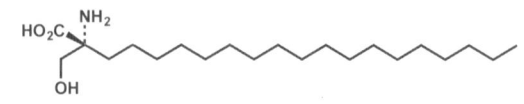

ISP-I-55はインビボ試験（ラット同種皮膚移植）でもよい結果を示しました。

次に、炭素数14のアルキル鎖のなかに芳香環を挿入する検討もしました。その理由は、① ISP-I類縁体でアルキル鎖に不飽和結合を含むほうが、飽和化合物よりも活性が高い、② 芳香環を分子内に含むと紫外吸収を示し、薬物血中濃度を測定しやすい、③ 吉富製薬の研究経験から芳香環の挿入は活性に効果があるとされていた、④ さまざまな誘導体を合成しやすい、⑤ 特許性の向上、などがあげられました。その他にも、生体膜透過に関する影響なども考えられます。

ベンゼン環は炭素数4に相当すると考え、炭素数14のうちのどの位置にベンゼン環を入れると効果的かを検討しました。さまざまな誘導体を合成して評価した結果、末端のヒドロキシ基から四つ目の炭素原子の横にベンゼン環が挿入された化合物の活性が最も高くなりました（図11-8）。毒性も低く経口投与もできることから、この化合物にFTY720というコードネームをつけ、この塩酸塩を免疫疾患治療薬の臨床試験候補化合物としました。

ISP-I（シード化合物）の発見からISP-I-36（リード化合物）を経てFTY720（候補化合物）に至った道筋を図

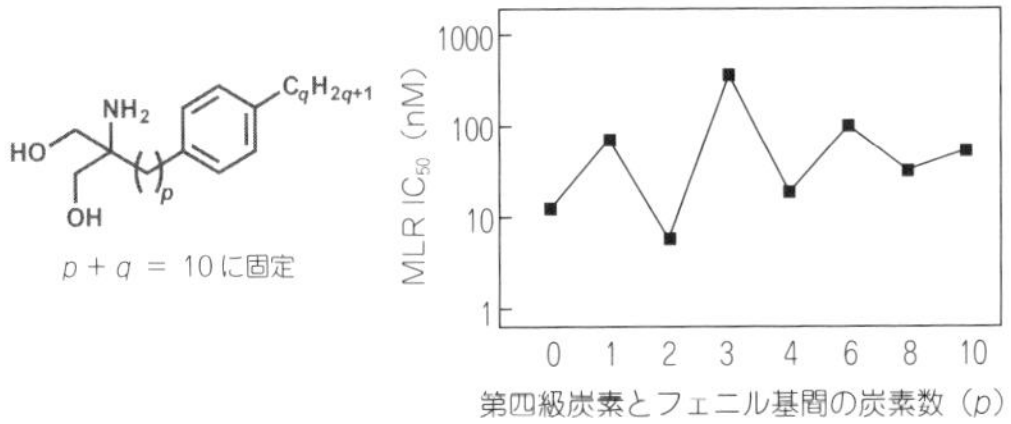

炭素数 p	0	1	2	3	4	6	8	10
MLR IC_{50}（nM）	13	70	6.1	350	19	100	32	54
皮膚移植（生着日数）（3 mg/kg，腹腔内投与）	not tested	9.8	52.0	9.0	13.8	9.8	8.5	毒性

⇧
FTY720

図11-8　アルキル側鎖へのベンゼン環の挿入位置の効果

11–9でおさらいしましょう。なお、FTY720の名前は関係した三つの共同研究チームにちなんでおり、Fは藤多グループ（京都大学薬学部）、Tは台糖、Yは吉富製薬から採っています（図11–10）。

7　シクロスポリンA、ISP-I、FTY720の作用機構のちがい

臓器移植治療を成功させるかどうかは、宿主と臓器供与者（ドナー）間の免疫拒絶反応をいかに抑えるかにかかっています。11–5節で述べたように、移植された臓器は、宿主のリンパ球によって異物と認識され、活性化された細胞傷害性T細胞（CTL）の攻撃や拒絶を受けます。CTLの産生命令は、ヘルパーT細胞において情報伝達物質サイトカインの一種インターロイキン–2（IL–2）によって伝えられます。

シクロスポリンとタクロリムスの両者は、ヘル

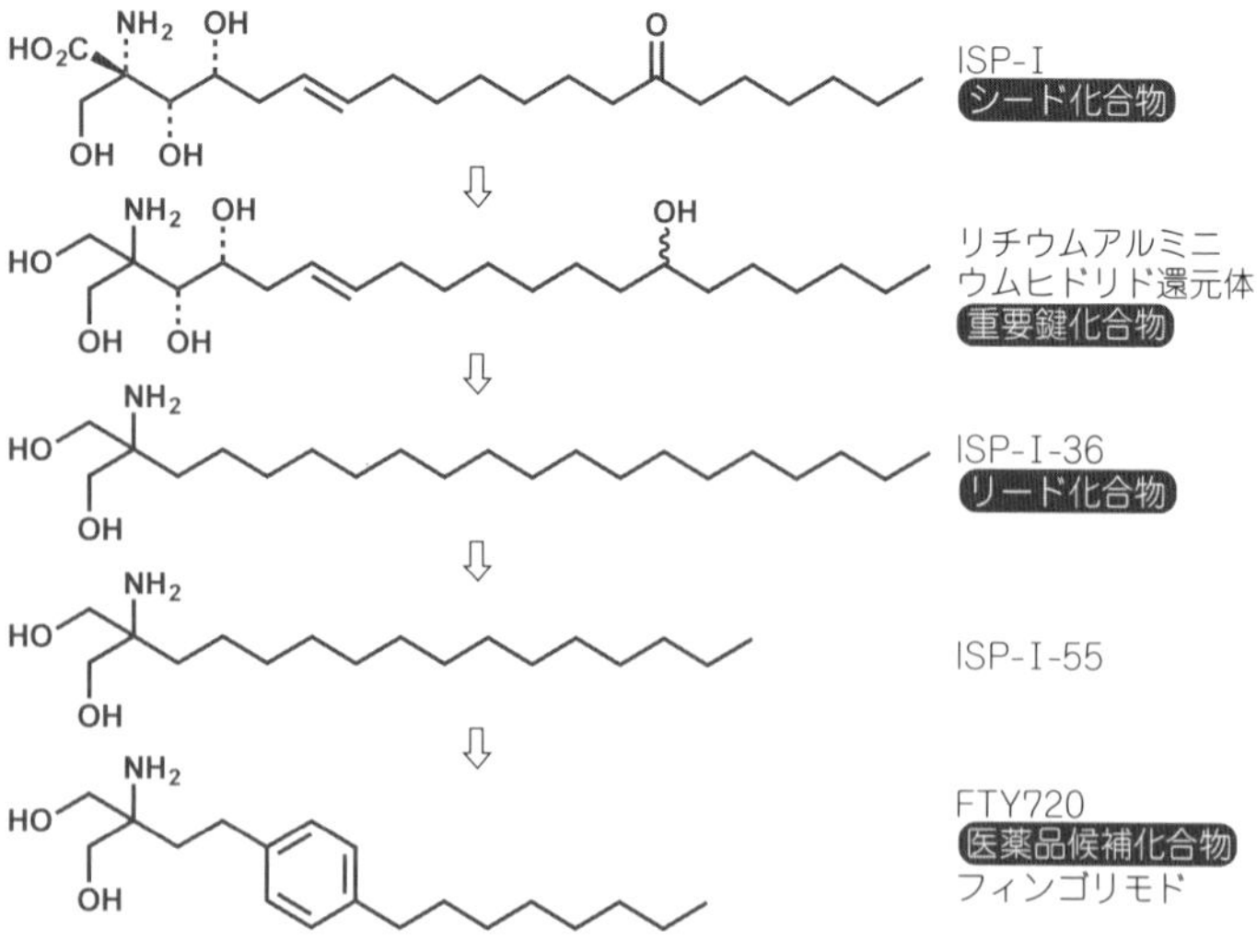

● 図11–9　フィンゴリモドが創製されるまでの化合物の経緯

パーT細胞でＩＬ-２が生合成されることを抑えます。ＩＬ-２が枯渇するので、その結果ＣＴＬの増殖が抑制されます。作用機構が類似するシクロスポリンとタクロリムスは、腎毒性などの副作用もよく似ています。腎移植は臓器移植のなかでも多く実施されていますので、腎毒性のない免疫抑制剤が必要でした。幸い、シード化合物となるＩＳＰ-Ｉはシクロスポリンなどと作用機構が異なりました。

ＩＳＰ-ＩやＦＴＹ720は、長鎖アミノアルコールのスフィンゴシンとよく似た構造です。スフィンゴシンの語源は、ギリシャ語の*Sphinx*（謎）と*Sphingein*（固く縛る）に由来し、その機能の正体は長らくよくわかっていませんでした。スフィンゴシンが脂肪酸や糖、リン酸と結合した誘導体は微生物、植物、動物の組織、とくに細胞膜に広く分布しています。たとえば脂肪酸とのアミドのセラミドは、皮膚の保湿成分として重要な役割を果たしています。

京都大学薬学部のグループ（川嵜敏祐名誉教授、小堤保則名誉教授）が、ＩＳＰ-Ｉはスフィンゴシン生合成の初期段階を阻害することを見つけました。スフィンゴシンはアミノ酸のセリンと脂肪酸誘導体のパルミトイルＣｏＡから、セリン・パルミトイルＣｏＡトランスフェラーゼ

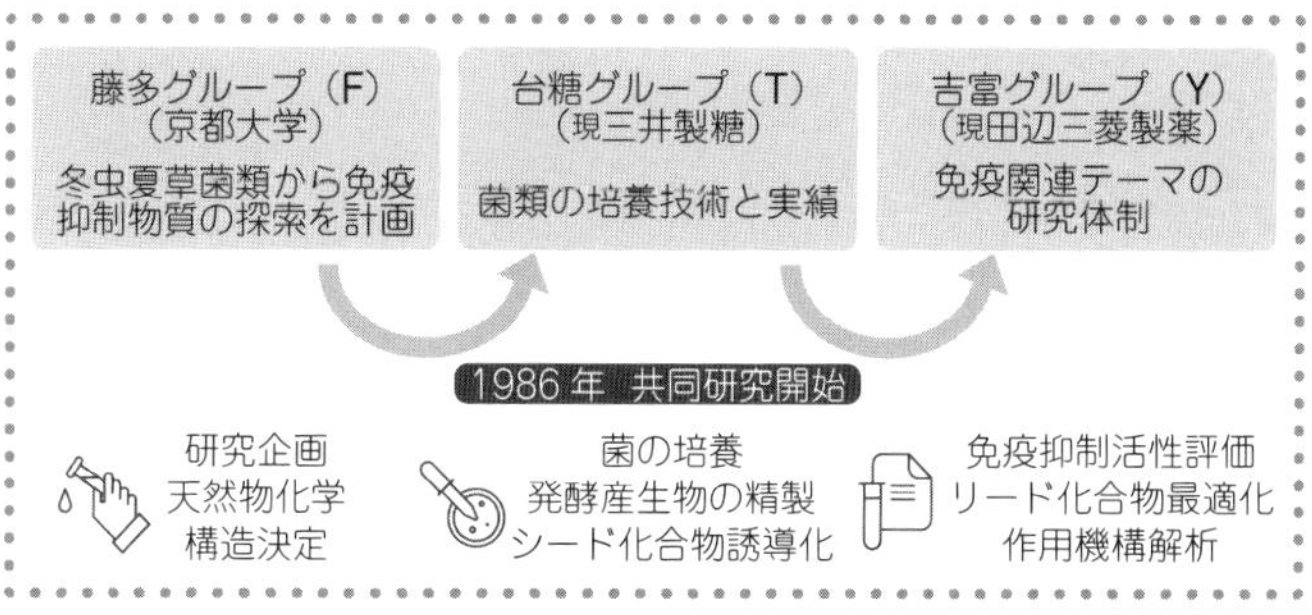

● 図11－10　この研究の共同研究体制

（ＳＰＴ）および還元酵素などの作用により、セラミドが生合成されます。それがセラミダーゼにより加水分解され、スフィンゴシンが産生します（図11－11）。また、スフィンゴシンはセラミド合成酵素によりセラミドを再生します。セラミドは細胞死（アポトーシス）を制御する物質で、免疫とも関係することが知られている物質です。

興味深いことに、ＦＴＹ720の作用機構はＩＳＰ－Ｉとも異なりました。動物にＦＴＹ720を投与すると、末梢血のリンパ球（Ｔ細胞）の数が急速に減少したのです。通常、骨髄や胸腺などの一次リンパ組織で生産されたリンパ球は、血管やリンパ管を介してパイエル板、リンパ節、脾臓などの二次リンパ組織に移行します。対応する抗原に出会わず免疫応答をしない場合、血液中のリンパ球はリンパ節内の高内皮性静脈の血管壁を通り抜けてリンパ節内に移動し、リンパ管から胸管を経てもとの二次リンパ組織に戻

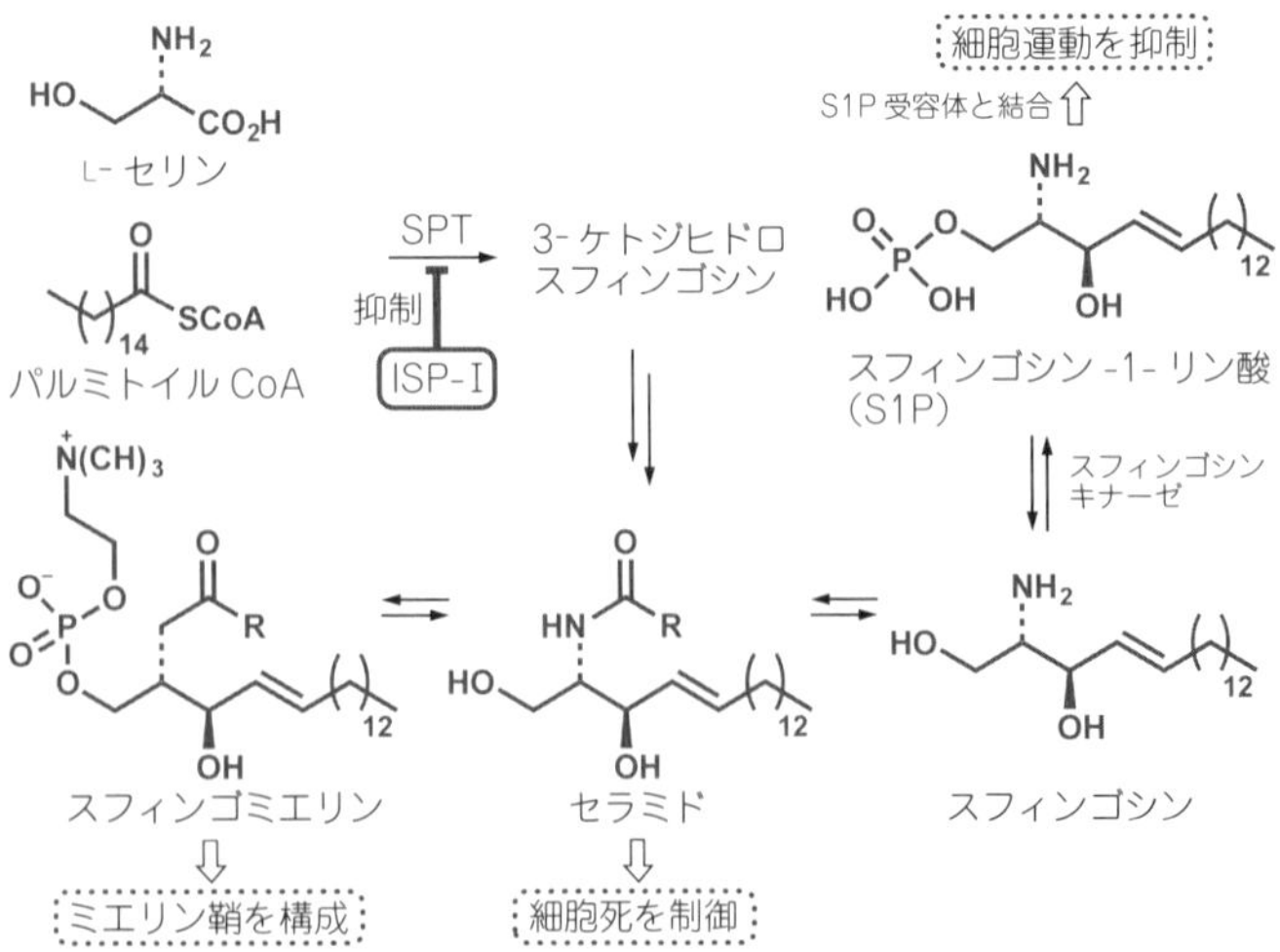

図11－11　スフィンゴシン代謝経路とISP-Ⅰの作用

ります。この過程をリンパ球ホーミング（巣帰り）現象といいます（図11–12）。

対応抗原とリンパ球が出会うと免疫応答反応がはじまり、リンパ球が活性化され、ＣＴＬになります。ＣＴＬは二次リンパ組織から出て血液循環に乗り、免疫反応部位に集積します。ＦＴＹ720を投与した場合、ホーミング現象が誘導されて小腸に隣接したパイエル板などにリンパ球が隔離され、末梢血中のリンパ球数が著しく減少することがわかりました。循環リンパ球が減少する結果として、免疫拒絶反応が抑制されると考えられます。

免疫拒絶反応を自衛戦争にたとえれば、ＣＴＬは病原体や対応抗原といった「侵入軍」を追い払う自衛戦闘機です。シクロスポリンやタクロリムスの作用は戦闘機を生産する命令を抑えます。ＩＳＰ–Ｉは、出た生産命令を無視させて戦闘機を生産しないようにします。ＦＴＹ720の作用は偵察機や戦闘機を戦場から撤収、格納庫に収納してしまい、出撃を封鎖してしまいます。そのような状況では免疫拒絶反応という防御戦争はできなくなります。逆に、侵入軍は宿主に受け入れられ、平和に仲よく暮らすことができます（図11–13）。

病気の治療で、作用点が異なる二つの薬剤を同時に使うと、当然作用が相

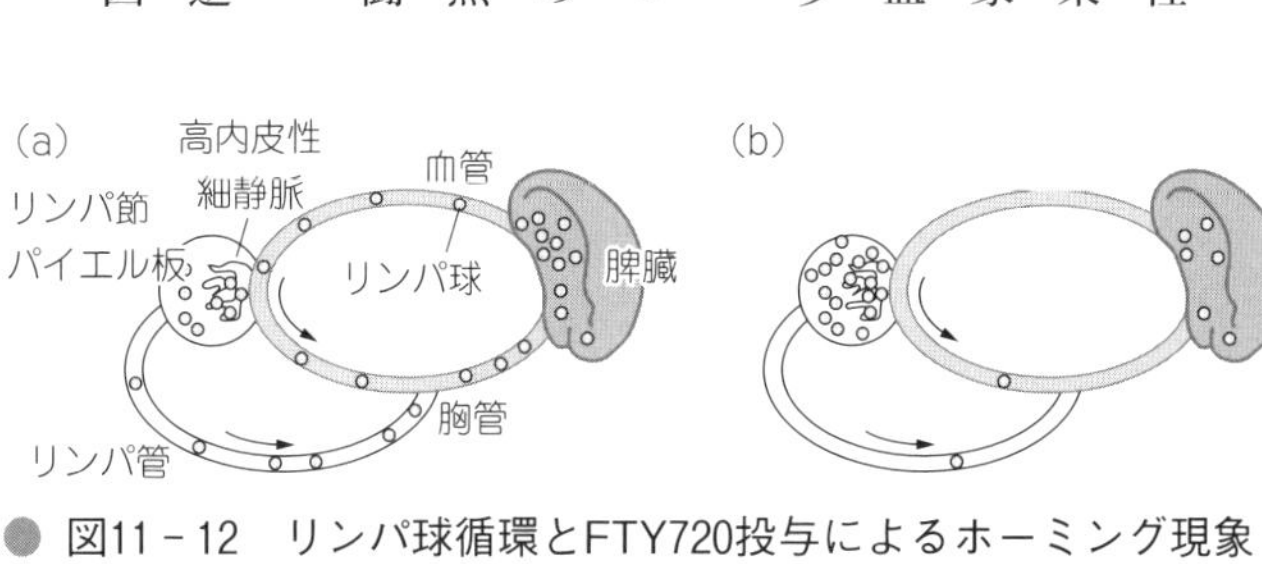

● 図11－12　リンパ球循環とFTY720投与によるホーミング現象
(a) 通常の状態（リンパ球循環），(b) FTY720を投与した場合（リンパ球ホーミング）．

乗的に働くことが予想されます。作用点の異なる医薬品を併用して、同じ治療効果を表すために、薬用量を下げ副作用も減らすことができるならば、患者にとって大きな福音となるでしょう。事実、ＦＴＹ720とシクロスポリンやタクロリムスとの併用は、ラットの同種心移植や皮膚移植において生着日数を大きく延ばし、相乗効果が証明されました。

8　ＦＴＹ720の作用機構の分子論的な理解

ＦＴＹ720とスフィンゴシンとの関係をもう少し詳しく説明しましょう。一九九八年、スフィンゴシン-1-リン酸（Ｓ１Ｐ）と免疫機能の関係が報告されました。スフィンゴシンは体内に存在するリン酸化酵素、スフィンゴシンキナーゼによってリン酸化され、Ｓ１Ｐとなります。Ｔ細胞の膜上のＧタンパク質共役型受容体であるＳ１P_1受容体（Ｓ１Ｐ受容体にはＳ１P_1～Ｓ１P_5の５

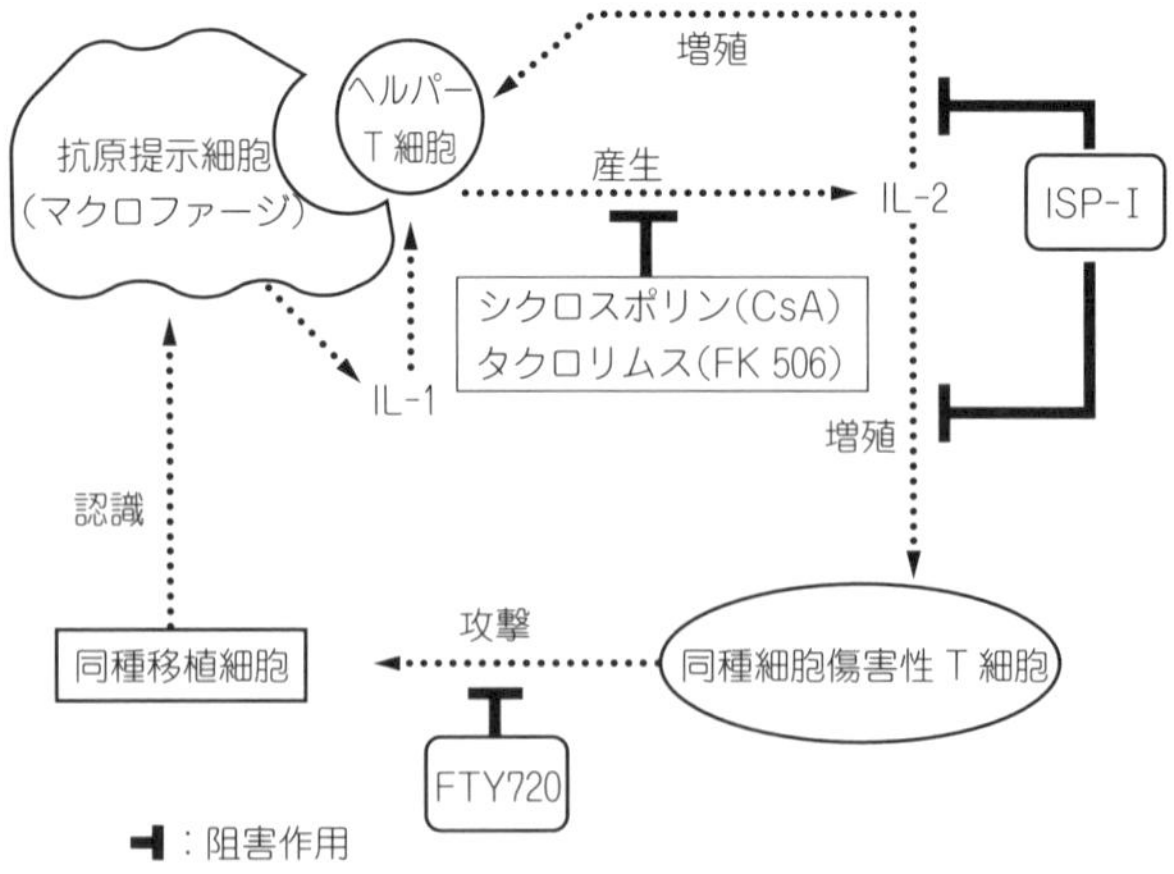

図11－13　シクロスポリンA，タクロリムス，ISP-Ⅰ，FTY720の免疫抑制作用の発現機構のちがい

種のサブタイプが知られています）にS1Pが結合することで、細胞内にシグナル伝達を起こし、免疫抑制作用などを発現します。二〇〇二年、メルク社の研究者はFTY720が$S1P_1$受容体のアゴニスト作用（作動薬）を示すことを報告しました。

スフィンゴシンとよく似た構造をもつFTY720は、スフィンゴシンキナーゼによってリン酸化されFTY-Pに変化します。FTY-Pが$S1P_1$受容体と作用すると、$S1P_1$受容体は細胞表面（膜上）から細胞内部へ引き込まれ（内在化）、内在化した$S1P_1$受容体は分解されます。（図11-14）。細胞表面から$S1P_1$受容体を失ったT細胞は、体内に内在するS1Pの濃度変化を関知できなくなり、リンパ節から血管へのT細胞の移行（ホーミング）が阻害されます（機能的アンタゴニスト）。すなわち、T細胞の体内移動が妨げられるので、免疫反応が抑えられるわけです（図11-15）。

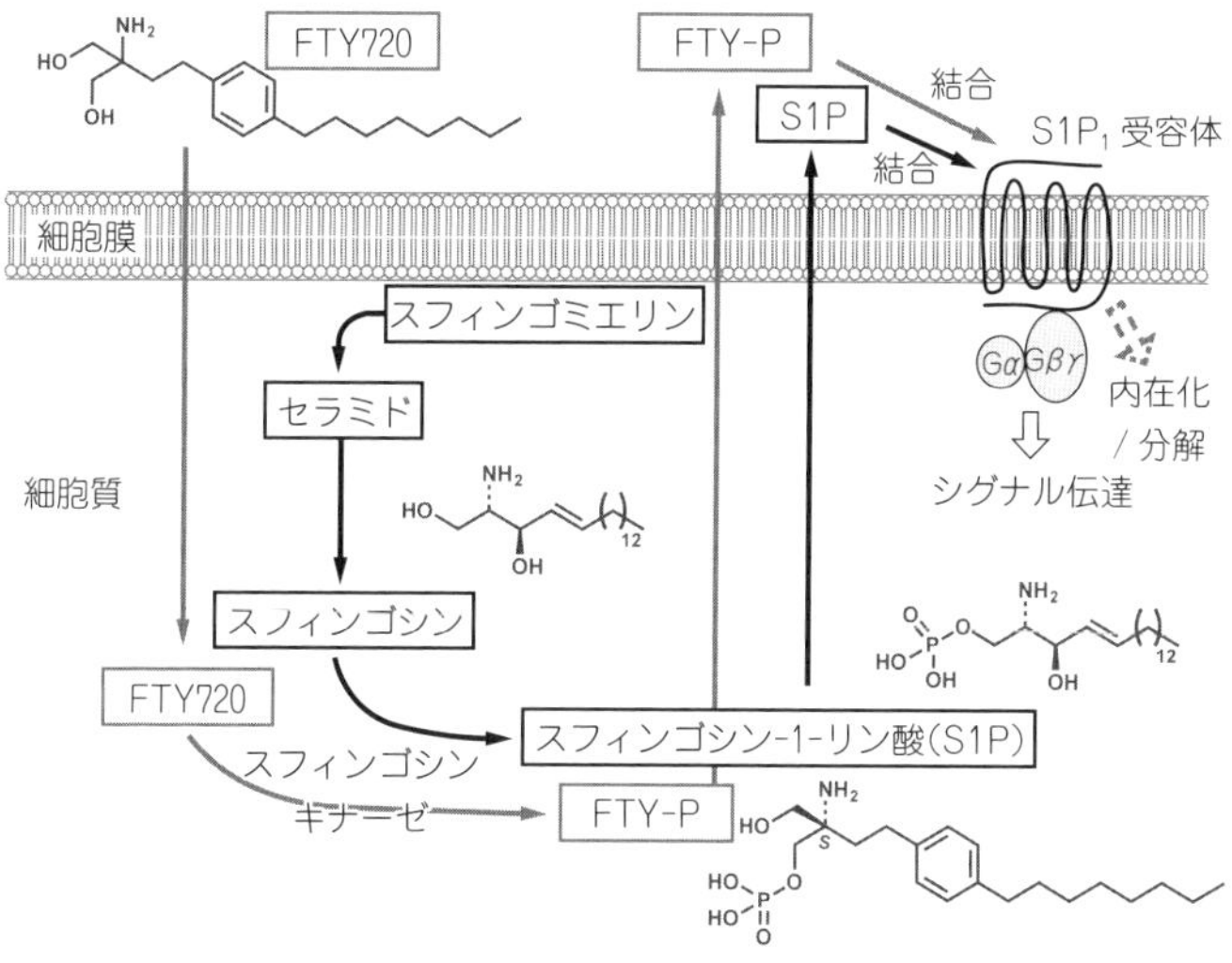

● 図11－14　T細胞中におけるFTY720のスフィンゴシンキナーゼによるリン酸化と$S1P_1$受容体への作用

この作用機構はＦＴＹ720が見つかるまでまったく知られていなかった現象でした。すなわち、ＦＴＹ720があったからこそ、これらの生体内反応を新たに解明できたことになります。化合物が生命現象を解明するツールとなった好例です。

ところで、生体内で実際に免疫抑制活性を示す本体の化合物（代謝活性物）はＦＴＹ-Ｐで、それゆえＦＴＹ720は作用する薬物の前駆体なので、プロドラッグといえます。ＦＴＹ720に不斉炭素はありませんが、末端の二つのヒドロキシ基のどちらかがリン酸化されると、不斉炭素が現れます。研究の結果、リン酸化されて生じるＦＴＹ-ＰはＳ配置をもつことがわかりました。

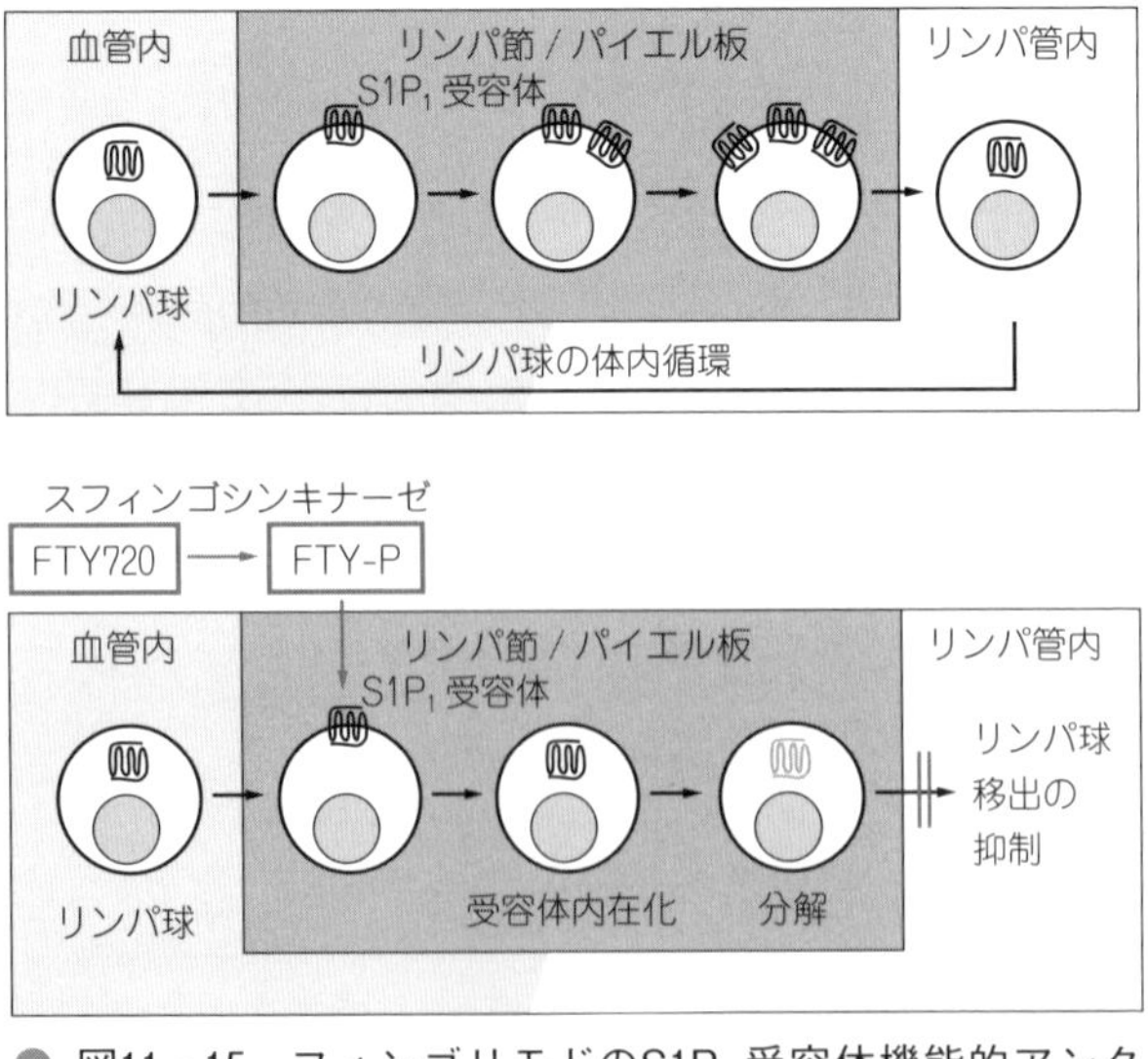

● 図11－15　フィンゴリモドの$S1P_1$受容体機能的アンタゴニスト作用 によるリンパ節からのリンパ球移出の抑制

9　多発性硬化症に対する再発防止薬として

医薬品として臨床開発するに当たり、日本国内では実施が困難だっためスイスのバーゼルを本拠地とするノバルティス社（Novartis International AG）にライセンスアウトしました。当初、FTY720は腎移植の拒絶反応を抑制する薬として開発が進められました。しかし、既存の医薬品を上回る臨床的な有用性を証明することが難しかったため、多発性硬化症の治療薬としての開発に切り替えられました。

多発性硬化症は、脳や脊髄、視神経など、中枢神経の髄鞘が傷つき（脱髄）、四肢の運動機能の低下・消失、視力障害などの多様な神経症状が生じる自己免疫疾患です（図11-16）。多発性硬化症の臨床経過は、再燃寛解型、一次進行型、二次進行型に大別されます。発症初期の多くは再燃寛解型で、再燃と寛解を繰り返しながら慢性型（二次進行型）に移行します。進行に伴い障害が非可逆的となり、予後不良となります。したがって、多発性硬化症治療の目標は、再燃を防ぐことに置かれています。

FTY720の臨床第三相試験（FREEDOMS試験）では、一二七二例の

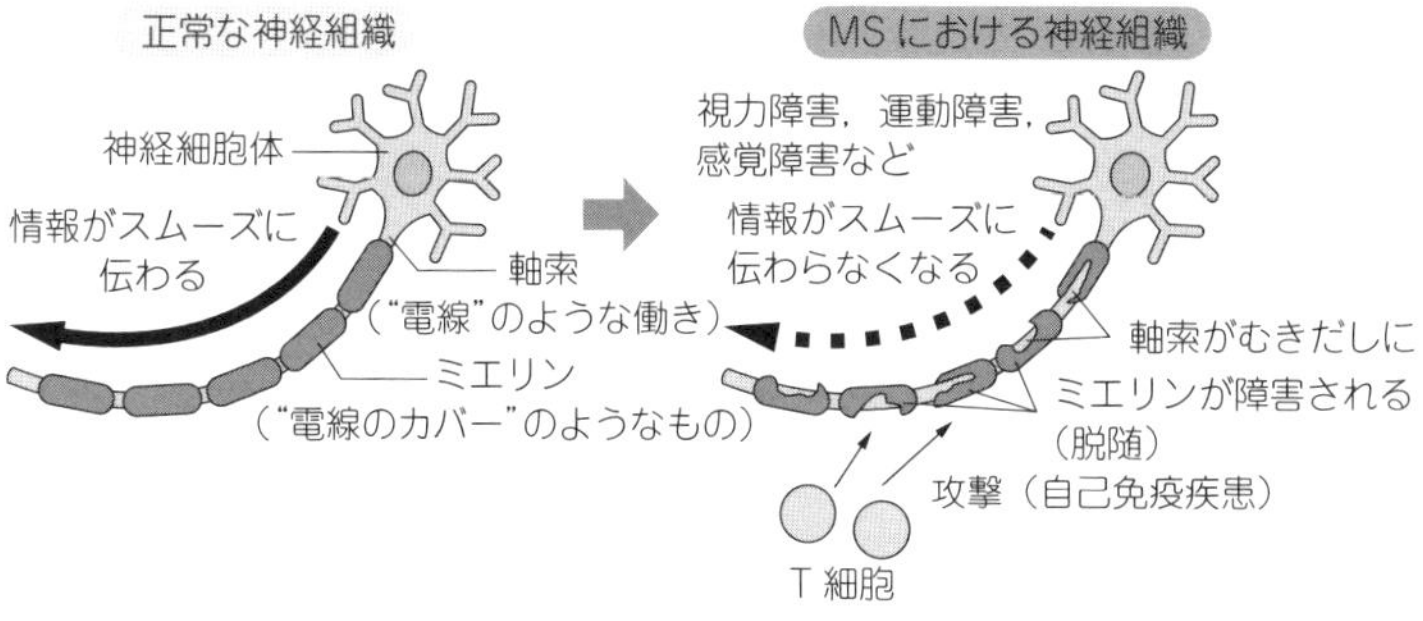

図11－16　神経組織の構造と多発性硬化症

再燃寛解型の患者に対し、一日一回のフィンゴリモド（〇・五ミリグラム）を経口投与すると、年間再燃回数を〇・四〇回（プラセボ群）から〇・一八回に低下させることが示されました。また、多発性硬化症の既存薬だったインターフェロンβ-1a注射剤と直接比較した臨床試験でも、優れた再燃発抑制効果が認められました。

臨床試験の最中の二〇〇六年、有望な医薬品候補としてＦＴＹ720にはフィンゴリモドという一般名がつけられました。シビアな臨床試験をクリアした結果、国内では田辺三菱製薬株式会社が二〇一〇年に厚生労働省に製造承認申請を行いました。その後、二〇一一年に多発性硬化症の再燃・進行抑制を効能・効果とした承認を得て、商品名「イムセラ®／ジレニア® 〇・五ミリグラム カプセル」として発売できました。海外では、二〇一〇年にアメリカおよびロシアで、二〇一一年には欧州、オーストラリア、カナダなどの五〇以上の国と地域で発売されています。

10　さらなる研究――ＦＴＹ720の自己免疫疾患病態動物に対する実験

自己免疫疾患とは、自己がつくった抗体や細胞が自分自身の正常な細胞や組織を攻撃する病気です。外部からの攻撃でなく自分自身のなかで自ら生じた病気ゆえ治療が難しく、自己免疫性溶血性貧血、バセドウ病、悪性貧血、関節リウマチ、全身性エリテマトーデスなどがあります。

免疫抑制剤はこのような自己攻撃を阻害、抑制する効果をもつと考えられます。そこで摂南大学薬学部の河野武幸教授らは自己免疫疾患の重症筋無力症および1型糖尿病の治療薬としての有用性について、モデル動物を使って調べました。

重症筋無力症は筋へ情報を伝えるアセチルコリン受容体が自己抗体によって攻撃され、受容体が減少することにより筋力が低下する疾患です。実験的に作成した重症筋無力症マウスはアセチルコリン受容体を豊富にもつシビレエイの受容体を注射により感作してつくりました。

1型糖尿病の多くは学童期に発症し、膵臓のβ《ベータ》細胞（インスリン生産細胞）が破壊されます。生命維持にはインスリンの補完療法を一生涯続ける必要があります。実験に使ったマウスは、インスリン依存型の糖尿病を自然に発症するモデル動物です。

FTY720の予防投与は、重症筋無力症および1型糖尿病の発症を完全に抑えました。治療投与すると、重症筋無力症マウスはすべての例で寛解しました。そして1型糖尿病では有意な延命効果が観察され、加えて尿に糖が出なくなる個体も見られたのです。

理想的な自己免疫疾患治療薬の作用は、過剰に反応している自己に対する攻撃を抑制し、その記憶による完全寛解の導入（免疫抑制剤不要）だと考えられます。FTY720の病態動物に対する投与実験は、その理想に近づく結果を示したといえるでしょう。今後の臨床への発展に期待したいものです。

11　温故知新

自然界の生物は多種、多様、多彩な物質を産生します。それらの物質に無意味なものはなく、生物の生命維持に役割を果たしていると考えられます。人類はこれら天然物を生薬として病気の治療、未病の治療に利用してきました。

今回、中国古来の生薬・蝉花や未病に有効な冬虫夏草菌と類縁の菌が生産する成分が、新規免疫抑制剤創製のシード化合物となりうることを紹介しました。「温故知新」は常に心懸けるべきだと、改めて感じた次第です。論語為政「子曰く、故《ふる》きを温《たず》ねて新しきを知れば、以って師と為るべし」

この研究は、京都大学薬学部、摂南大学薬学部、吉富製薬株式会社（現田辺三菱製薬株式会社）、台糖株式会社（現三井製糖株式会社）の研究者らの協力により行われたことを特記し、謝意を表したいと思います。

最後になりましたが、筆者の粗原稿について京都大学大学院薬学研究科高須清誠教授により改訂、修正、とくに図に関しては新しく作図していただきました。ここに深く感謝の意を表します。

（文／藤多哲朗）

12 薬が私たちに届くまで——薬をつくる・ちがいを知る・効果的に使う

一生のあいだに「薬」をまったく服用したことがない人は、まずいないだろう。反対に、ある一定の年齢を越えた人たちにとって、薬は毎日欠かせないものだ。その薬の歴史は古い。その昔、人類はケガや病気の治療法を野生動物に学び、傷口を舐めたり、草の葉を食べたりすることで癒してきた。その試行錯誤を気が遠くなるほど繰り返し、人類はケガや病気を治す成分が含まれる植物や動物、鉱物などを見いだしてきたといえる。別の言葉でいえば、ケガや病気の治療のため失敗を繰り返しながら人間の身体の反応を観察してきたわけだ。そうして見いだされた自然界に存在するもの、あるいはその組合せは現在でも伝統医学として使われ、さらに体系化された医学が漢方医学といえよう。

1 化合物から薬へ

近年になって、科学技術の発展が薬の候補となる化合物を自然界から抽出・合成できるようになり、薬は飛躍的に発展しました。しかし一方で、大昔のように試行錯誤をしながら人間の身体の反応を観察して、薬を誕生させることはできません。そこで、薬として医療に使うには一定のルールが必要となり、体系化されてきました。つまり、昔のように気の遠くなるような時間を使わず、短期間で安全で有効な薬を誕生させるルールです。しかし、二〇世紀までの日本のルールは甘く、国内で承認された新薬の七〇％はアメリカ、イギリス、ドイツでは承認されていないといった状況でした。そこで、二一世紀に入り、グローバルスタンダードを満たした試験ルールのもとに薬は承認されるようになりました。

したがって、薬は一定の母集団に対して、国がその効果を保証した物質だといえます。しかし、その効果は一定の集団における平均的なものなので、現実には効く人、効かない人がいることも確かです。

2　新しい物質が薬となるまで

●発見から候補化合物へ

薬となる可能性のある新しい物質を発見したり、化学的につくりだしたりするための基礎研究が必要です。新しい物質の発見には、植物・動物・微生物などから抽出、化学合成、あるいはバイオテクノロジーなどの多様な科学技術を駆使した手法が使われます。そのうえで、薬の候補となるかのスクリーニング試験にかけられます。

これまでは、研究者の経験や類似の病気に対する薬剤の情報などをもとに膨大な種類の候補物質（化合物）を抽出あるいは合成して試験するという手法が一般的でした。しかし、莫大な期間と労力を必要とするわりには、次第に新しい薬の候補が減ってきていました。日本製薬工業協会の統計によると、一九九二年〜一九九六年の五年間に、薬の候補とされた化合物は総計三十二万八百三十二件で、そのうち、薬となったのはわずか五十三件でした（成功率は約六千分の一）。

二一世紀に入るとヒトの全ゲノム配列が明らかになり、その情報を活用する技術が急速に発達し、病気と関連する遺伝子を特定しその遺伝子や、コードされているタンパク質をコントロールできる薬を開発する「ゲノム創薬」が薬の開発手法の主流になりつつあります。それによって、新たな創薬標的の遺伝子が二千から三千個見つかると期待されています。

●候補化合物の有効性と安全性を調べる──非臨床試験

スクリーニング試験で有用な候補となった新規物質の有効性と安全性を、動物や培養細胞を使って研究する期間です（図12−1）。ヒトを対象としないので「非臨床試験（あるいは前臨床試験）」といい、だいたい三〜五年ぐらいを要するといわれています。非臨床試験とは、おもに薬効薬理、薬物動態および安全性（毒性）の三つの試験です。安全性の試験には、動物実験の実施および方法が法令によって義務づけられています。安全性を確かめるため、単回投与毒性試験、反復投与毒性試験、生殖発生毒性試験、がん原性試験、抗原性試験、感作性試験、局所刺激性試験、遺伝毒性試験などたくさんの試験が実施されているわけです。

実験には、マウス、ラット、ハムスター、モルモット、ウサギ、イヌなどの動物種が使われています。一九六〇年前後にサリドマイドという薬によって四肢の全部あるいは一部が短いなどの独特の奇形をもつ新生児が多数生まれた「薬害」の反省から、安全性試験に複数の動物が使われるようになりました。サリドマイドは「安全な」睡眠薬として開発・販売され、日本では一九五八年に「イソミン」の名称で販売がはじまり、一九五九年には胃腸薬「プロバンM」に配合して市販されました。その開発段階での生殖発生毒性試験にはラットだけが使われていたのです。

　後に詳しく調べてみると、ラットの妊娠期間二二日のうち、一二日目にしか催奇形性を示さないことがわかりました（図12‐2）。他の動物で同じ試験をすると、動物によって催奇形性を起こす期間が大きく異なる（ウサギでは妊娠期間三二日のうち九日間）こともわかり、複数の動物種を使うことが義務づけられました。この動物種による差（種差）は、薬理作用を含めて一般的によくあることです。ちなみに、サリドマイドがヒト胎児に催奇形性を起こさせる妊娠時期は二一～三六日目です。また、一般的な遺伝毒性試験（変異原性試験）は大腸菌や各種培養細胞を利用します。

● ヒトを対象にした試験がはじまる——臨床試験

臨床試験は非臨床試験で安全性と有効性が確

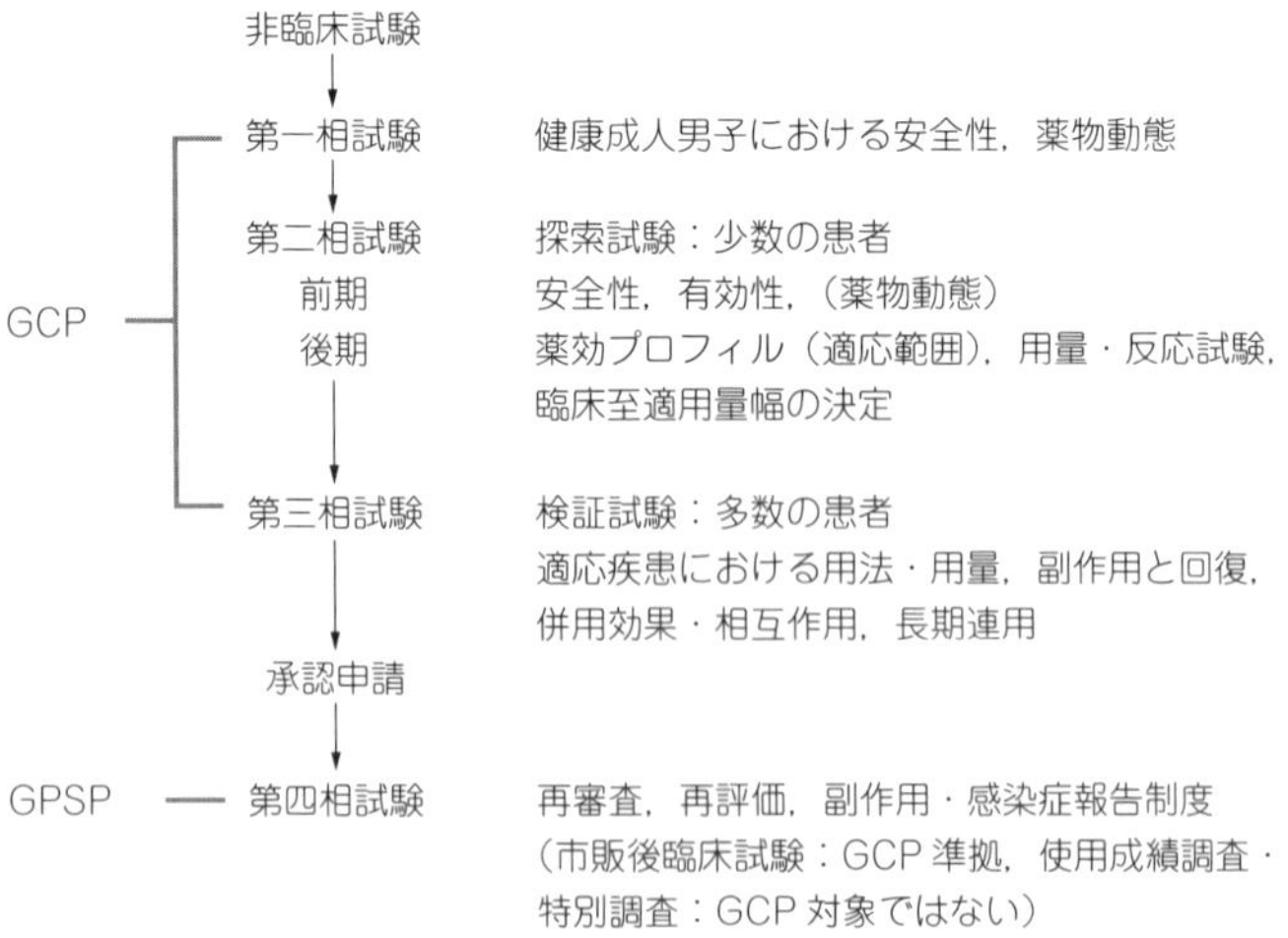

● 図12－1　薬の開発の流れ

GCP（good clinical practice）：基準医薬品の臨床試験の実施の基準に関する省令．GPSP（good post-marketing study practice）：医薬品製造販売後調査・試験の実施の基準．

認された物質に対して、ヒトを対象とした有効性と安全性を確認する試験で、これがいわゆる「治験」です。治験の語源は定かではありませんが、「治療試験」あるいは「治療薬の開発のための試験」の略称ともいわれています。治験は三段階に分かれ、病院などの医療機関で、健康な人や患者さんを対象に同意を得たうえで実施します。（図12-1）。治験はGCP（good clinical practice、臨床試験の実施基準）といわれる厳しい規準に基づいて、三〜七年ぐらいの期間をかけて試験します。

（1）第一相試験（フェーズI）　第一相試験では少数の健康な人を対象に、薬物の体内動態および有害反応（副作

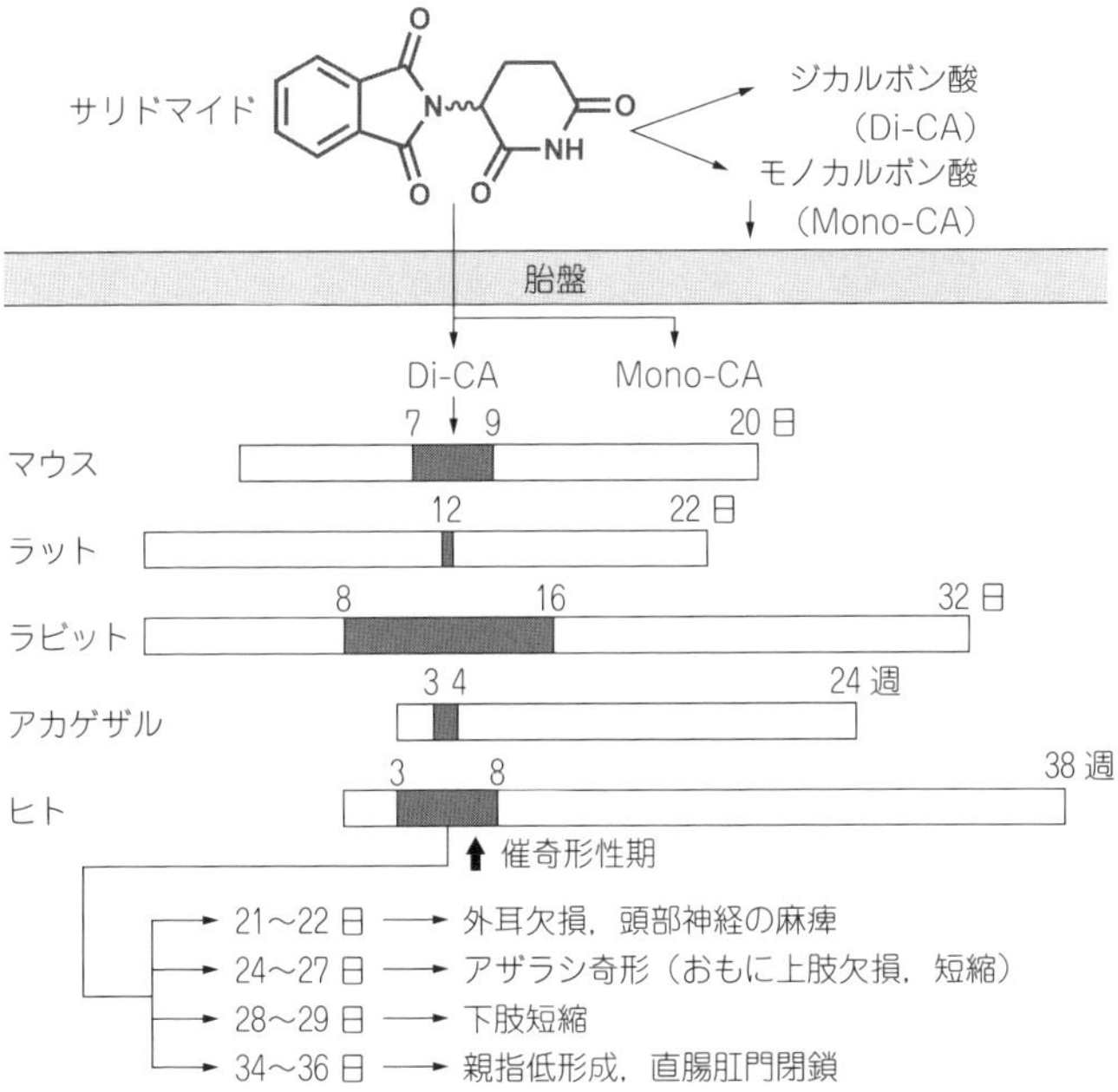

● 図12-2　サリドマイドによる催奇形成と種差
柳沼つとむ，『周産期の治療薬マニュアル』，周産期医学増刊号，**33**，55（2003）．

用）などの安全性を確認します。通常、妊娠などの影響を避けるため、健康な男子が対象となります。しかし、動物で安全だったからといって、ヒトでも安全という確証はありません。そこで、入手可能なすべての情報を考慮して、安全と確信できる少量から段階的に増量していきます。

（2）第二相試験（フェーズⅡ）　第二相試験は探索試験ともいいます。かぎられた少数の患者を対象にして、薬物（治験薬）の安全性と有効性、薬物の体内動態および最適な投与方法と投与期間（用量設定試験）を試験します。治験薬の用量を次第に上げながら評価していきます。

（3）第三相試験（フェーズⅢ）　第三相試験は検証試験ともいいます。多数の患者を対象にし、探索的試験よりも実際の臨床に近い状態で、治験薬の有効・安全性、適応疾患における用法・用量、副作用・他の薬との相互作用などを、既存薬やプラセボ（偽薬ともいい、薬効成分を含まないが外見は治験薬と同じもの）との薬効比較により評価・検証します。試験結果を公正に評価するため、できるかぎりプラセボを使った二重盲検（試験する医師にも受ける患者にも、治験薬かプラセボかを知らせない試験）によるランダム化比較試験が行われます。

第三相試験で有効性、安全性、品質などが確認されたあと、ようやく厚生労働省に承認申請をします。新しい薬として有用で適切だと判断されれば、薬としての「製造承認」を得ることができるわけです。その後、公定価格の「薬価」（薬の値段）がつけられて、はじめて一般の患者さんに使うことができるようになります。

●たくさんの患者に使われる市販後の対応——製造販売後調査・試験

第三相試験は多数の患者を対象とするといっても、せいぜい数百から千人程度での検証試験です。発売されて何万人もの患者さんに使われると、治験の段階では捕らえられなかった副作用や適正な使い方につながる情報が出てくることもあります。そのために、発売後の一定期間は安全性や使用法をチェックする調査・試験があります。これが製造販売後調査・試験で、そのため発売後六～一〇年間ぐらいが、再審査のための期間（再審査期間）となります。これらの試験を、第四相試験（フェーズⅣ）ともいいます。

3　後発医薬品と特許

製薬企業あるいは研究者が新しい物質（化合物）を発見すると、特許を申請します。国際的に特許期間は二〇年と定められていますが、審査期間などの特許権を行使できなかった期間のうち、最大五年間が延長されます。事実、多くの薬の特許期間は、一二三年ぐらいのようです。また、再審査期間も薬の製造・販売企業に独占権が与えられます。これらの期間のなかで最も長い期日が過ぎると、他の製薬企業も同じ成分の薬をつくることができるようになります（図12–3）。このようにしてできた薬が後発医薬品（ジェネリック医薬品）です。それに対し、もともと特許権をもっていた薬を先発医薬品といって区別します。

一方、新有効成分を含む医薬品として承認されたバイオテクノロジー応用医薬品（先行バイオ医薬品）に対し、その特許期間満了後に、同等・同質の品質、安全性および有効性をもつ医薬品を遺伝子組換え技術でつくった場合には「バイオ後続品」（バイオシミラー）とよび、後発医薬品とは区別しています。

4　種のちがい、人種のちがい

サリドマイドによる催奇形性に動物間で差があると述べましたが、薬の効き方にも大きな差があります。ヒトの寿命は八〇年ぐらいですが、ラットやマウスは2年ぐらいと四〇分の一ぐらいしかありません。長生きをする動物は代謝活性速度が遅く省エネモードですが、薬を分解する代謝酵素でも同じです。

ヒトと他の動物（マウス・ラット・ウサギ・イヌ・サルなど）の代謝速度を比較すると、ヒトだけが極端に遅く、他の動物たちの四～五分の一程度しかありません。解毒の最終段階である腎臓からの排泄速度にも種差が存在します。こうしたことから、ヒトにはじめて薬の候補を投与する場合は、前述のように安全性に余裕をもった量から臨床試験をするようになっています。

一方で、この種差を避けるために、「ヒト由来試料」の活用が進んでいます。ヒトの皮膚あるいは血液から樹立された人工多能性幹細胞（iPS細胞）由来の心筋細胞などが、すでに利用されています。iPS細胞技術の利用では「移植」が注目されていますが、疾患特異的

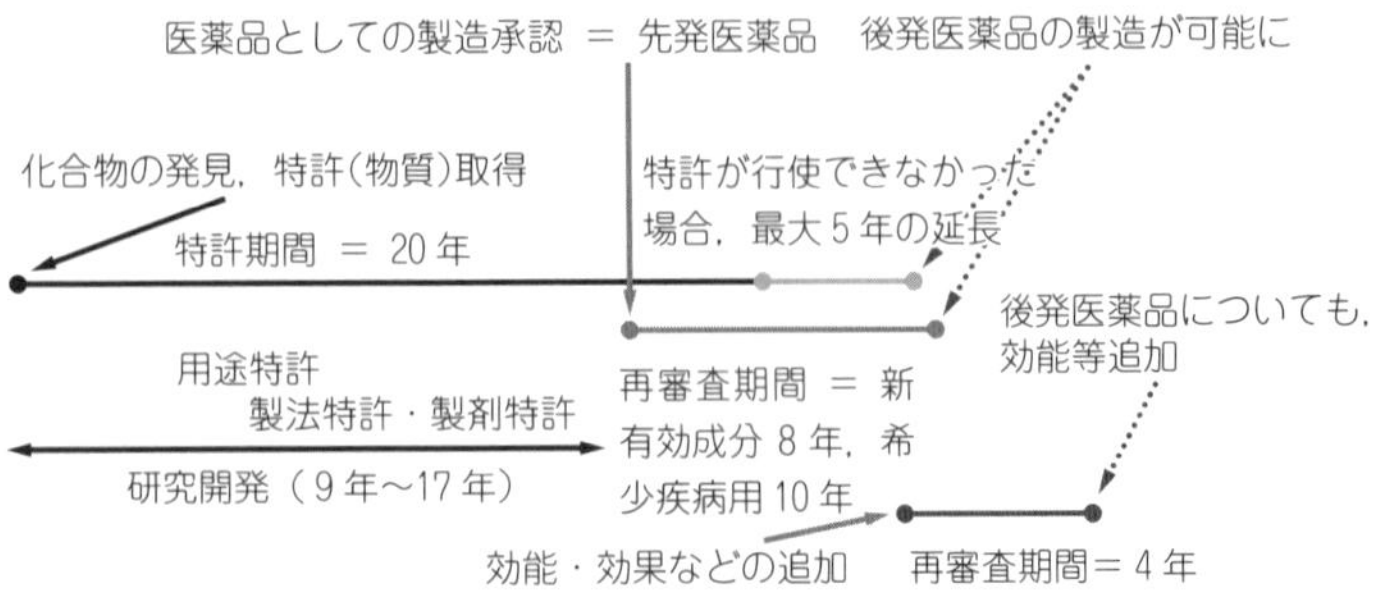

● 図12－3　特許（先発医薬品）と後発医薬品の時間的関係

なiPS細胞を利用した疾患の病態解明や新規治療法（薬）を開発する画期的な方法論が今後ますます発展すると期待されています。そういった面では、京都大学が世界をリードしているのです。

ヒトと動物間のちがいほどではありませんが、遺伝的要因で人種間における薬物動態に差が見られます。もちろん体格のちがいもありますが、ここでいう人種差とは薬物代謝酵素の遺伝子多型（polymorphism）の頻度によるちがいです。

たとえば、シトクロムP450（CYP）2C19の遺伝子をもたない人（欠損者、poor metabolizer）の頻度は日本人では二〇％にもなりますが、欧米人では五％以下です。逆にCYP2D6の欠損者の頻度は日本人では一％ですが、欧米人では七～一〇％になります。そのため、欧米での治験結果をそのまま日本人に使用することができず、少なくとも日本人（当該地域を代表する住民集団）における薬物動態、用量反応および有効性に関する検証試験データが必要になります。この試験が遅れた結果、「この薬は、外国では使えますが、まだ日本では使えません」ということが起こりうるのです。

5　効く人、効かない人

同じ薬でも効き目のある人と効き目のない人がいます。それは個人によって薬の効き方が異なるからです。なぜ薬の効き目に個人差がでてくるのか、それには二つの理由があります。薬に対する生体の感受性（薬力学といいます）の個人差と、薬の吸収・分布・代謝・排泄（薬物動態といいます）の個人差で、後者の影響が強いとされています（図12‒4）。薬力学および薬物動態のいずれの個体差のほとんどの原因は、それらにかかわる遺伝子の変異に基づいています。したがって、薬物動態・薬物感受性関連遺伝子の解析によるテーラーメイド医療（個体差を考慮した個別化医療）の確立が期待されているわけです（図12－5）。

12－6節では、それぞれの人に合わせて薬物を投与する治療、つまり個別化医療について紹介しましょう。

6　個別化医療で薬の効果の向上をめざす

オーダーメイドで洋服をつくることがあるでしょう、そのほうが似合います。ファーストフードチェーン店のサブウェイでは好みに合わせてサンドウィッチもつくります。薬だってそのほうがよいですね。効く人・効かない人、副作用が出る人、たくさんの量が必要な人、それらがわかって上手に薬を使えれば、より効果の高い薬物治療ができます。それが個別化医療です。

● TDMを使った個別化医療

TDM（therapeutic drug monitoring）とは、薬物の血中濃度を測ってそれぞれの患者さんに適した投与量に調節することをいいます（図12－6）。たとえば、臓器移植後に免疫機能を制御して臓器が体に生着する

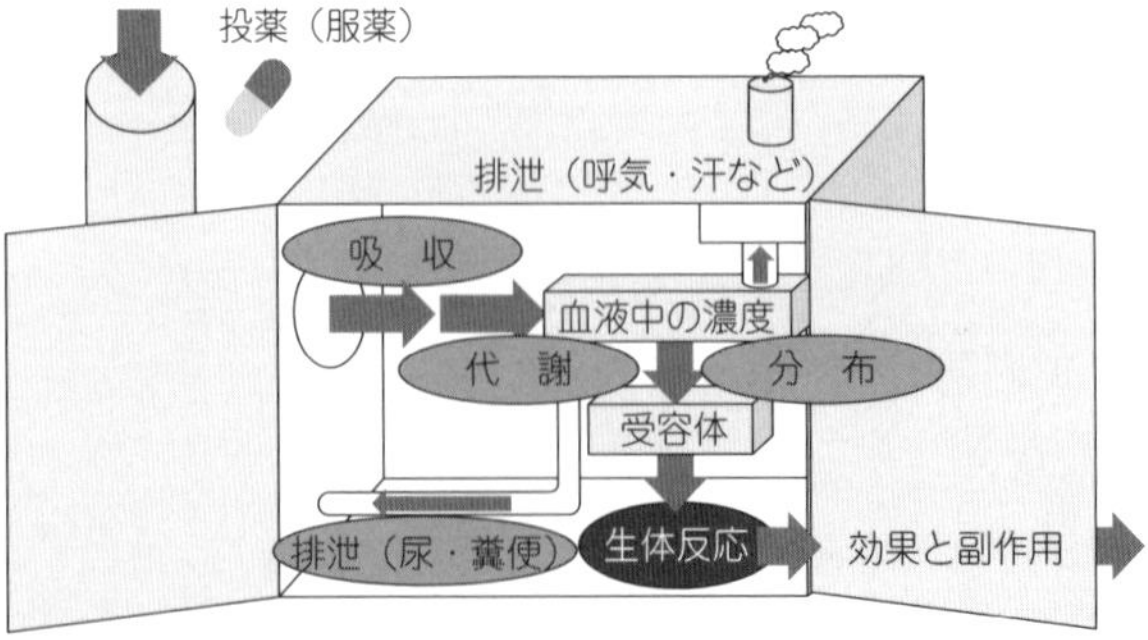

● 図12－4　個体差の原因
生体のなかでの薬物動態を示し，いずれのステップでも遺伝子多型の影響や薬物相互作用が生じる．

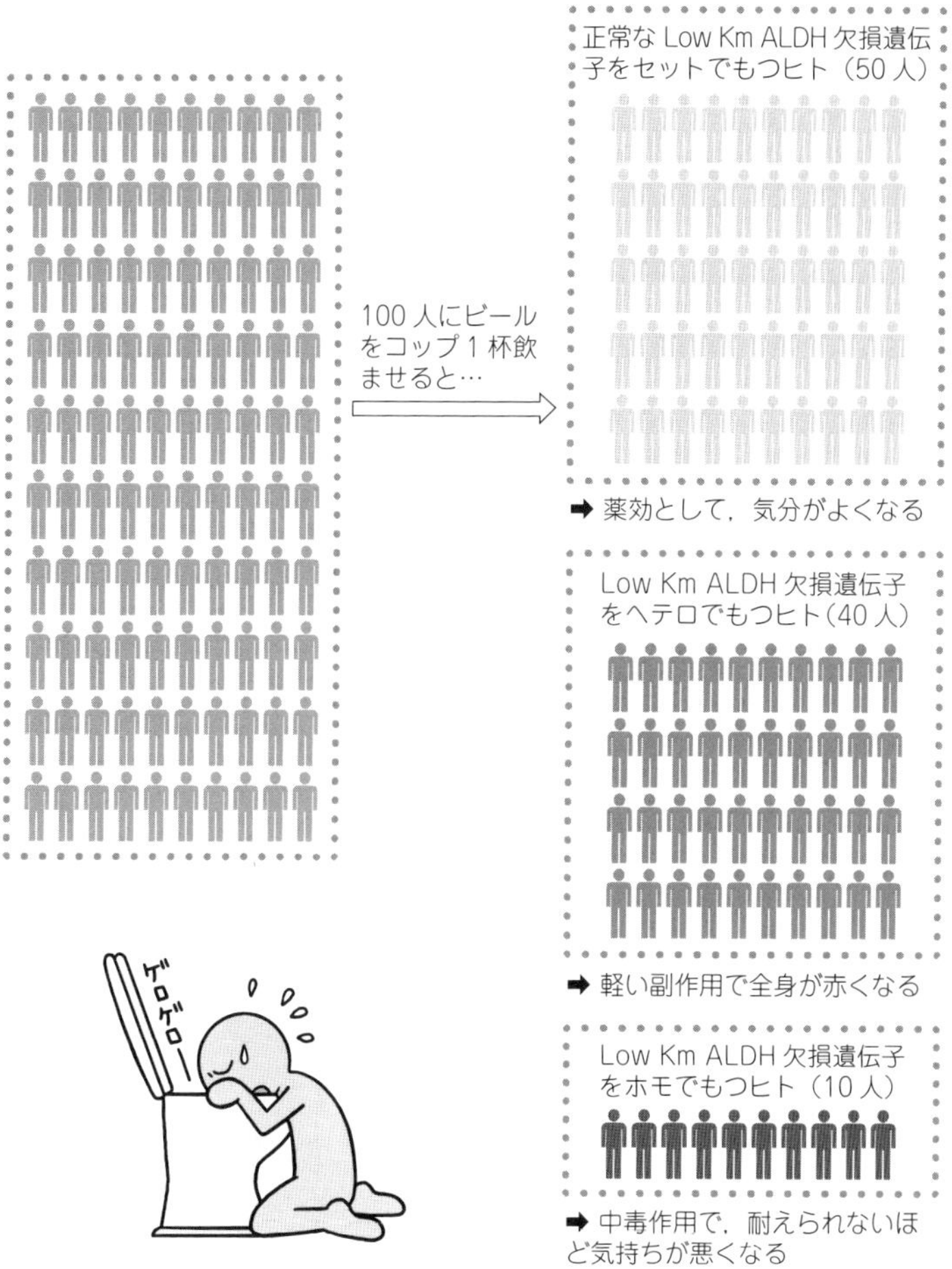

● 図12-5　テーラーメイド医療の模式図

酒は体のなかでアルデヒドに変換され，ALDH（アセトアルデヒド分解酵素）によって無毒化される．この酵素の遺伝子に変異があると酒に弱いヒト，飲めないヒトになる．薬も同様で，あらかじめ代謝酵素（分解酵素）などの遺伝子情報に基づいて投与量を設定すれば，副作用が少なく，効果が最大限得られることになる．

ことを助けるために使う免疫抑制薬タクロリムスという薬があります。きちんと効果をだすために、一ミリグラム飲む人もいれば、一〇ミリグラム近く必要な人もいます。

なぜ一〇倍もちがうのか、それは投与量が同じでも人によって体のなかに入る量がちがうからです。そこで、血中の薬物濃度を測定しながら最適な投与量に調節しています。ＴＤＭは一九八一年より厚生労働省に診療に必要な技術として認められ、現在では五〇種類くらいの薬物がこれを利用して投与量を調節しています。

さらに、インシリコ、つまりコンピュータによるさまざまな解析で血中濃度を予測します。$y = a \cdot x + b$ の a と b を求めるには二つの点（x y）が必要です。すなわち、求める未知数の数だけポイントが必要になります。血中濃度を表すパラメータ（未知数）は数個から、数十個に及びます。したがって、一点の採血で得られるデータからは血中濃度は正確に予想できないのです。それを解決するためにコンピュータが使われています。とくに、母集団薬物動態解析といい多くの人のデータから平均的な血中濃度推移を予想すること、および個人の採血結果も適応しその人の血中濃度を予測するベイジアン解析を実施します。一点の採血だけで一〇個近いパラメータを予想して、投与量を決定しています。このように、血中濃度の測定と薬物動態解析により、ＴＤＭは個別化医療に大きく貢献しているのです。

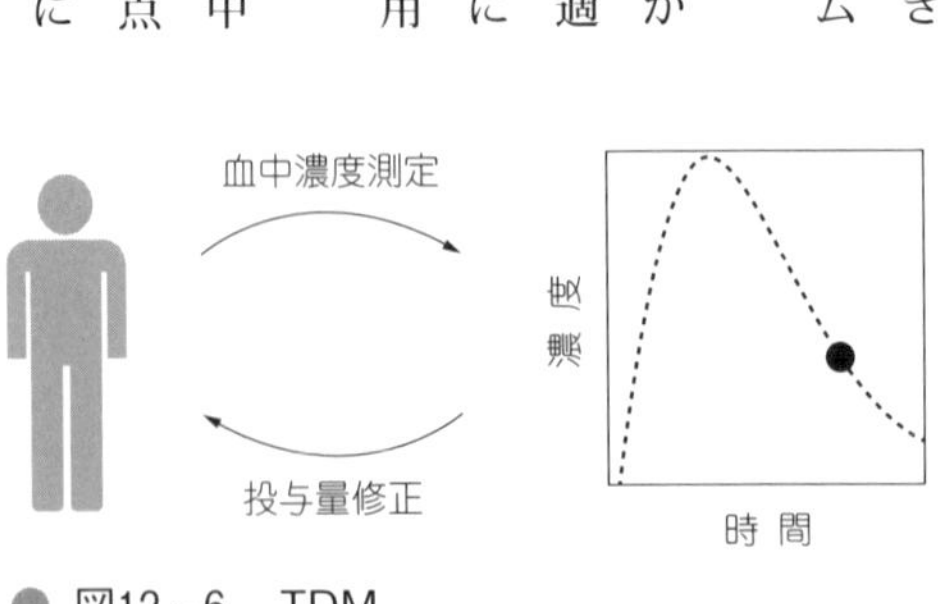

● 図12－6　TDM

血液を採取し，血中の薬物濃度を測定して薬物の投与量を調節する．これがTDM.

●遺伝子解析を使った個別化医療

確かに、TDMは「個別化医療」に貢献してきました。しかし、問題点として、一度投与してみないとわかりません。抗がん剤などは投与して強い副作用が出ることもあり、投与する前から個別化医療の計画が立てられると、より安全です。

遺伝子解析では、薬物を投与しなくても結果がわかります。血液を採って、数時間から数日間で結果が出るので、その結果に基づいて投与量を決めればよいわけです（図12-7）。抗がん剤イリノテカンは、日本ではじめて（現在のところ唯一）遺伝子を調べて薬の投与量を決めることが保険で認められています（詳細は後述）。イリノテカン以外にも、遺伝子の変異が薬の効果や副作用と関連することは数多く知られています。また最近では23andMeのように、人のすべてのゲノム配列を一万円程度で調べられるところもあります。今後はより多くの薬物について、遺伝子情報に基づいた治療計画が立てられていくことでしょう。

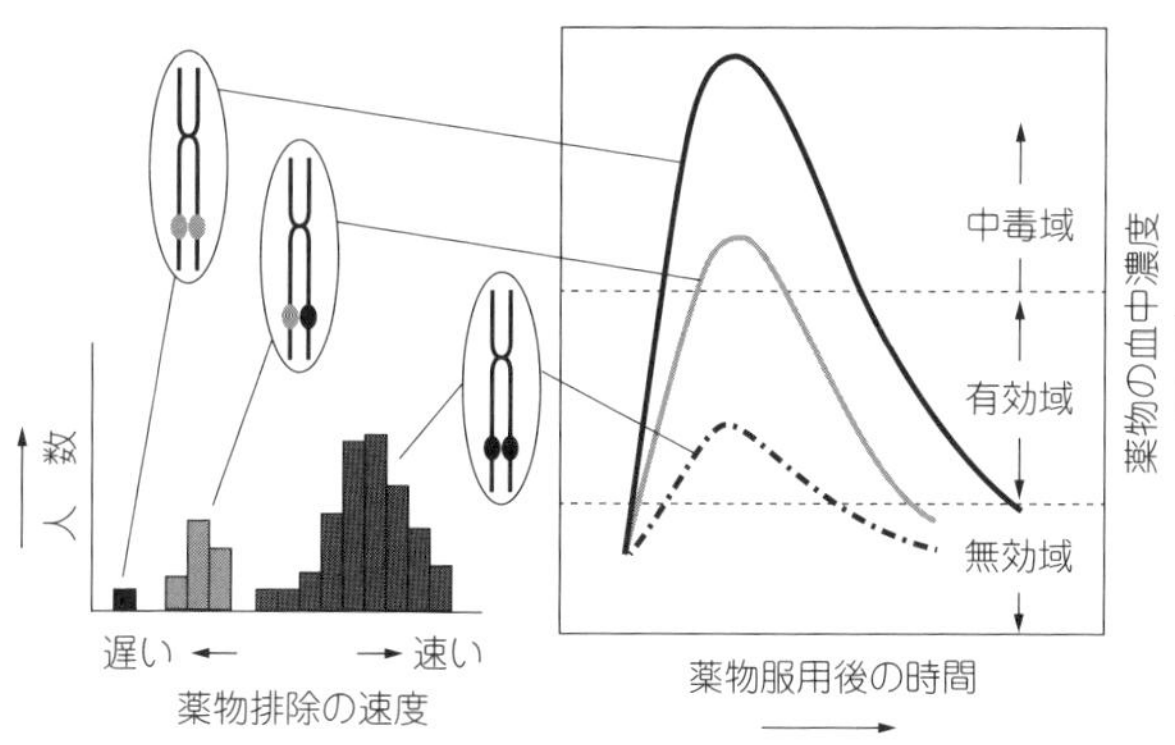

● 図12-7　薬物の作用速度

●がん細胞の遺伝子やタンパク質を見ることで効く薬がわかる

がん細胞の多くは突然変異によって生まれています。すなわち、血液や口腔粘膜で調べる個人の遺伝子とは異なった配列をもつわけです。それががん化の原因となるため、がんの特徴を調べた治療は、効果増大に繋がる最も近道となります。

これまでに一番画期的だったのが、イマチニブ（商品名：グリベック®）という薬の誕生です。慢性骨髄性白血病のうち一部で、二二番染色体と九番染色体間での転座（組換え）が起こり、フィラデルフィア染色体とよばれる特殊な染色体がつくられます（図12–8）。この染色体が、がんの原因となる「bcr-abl」というタンパク質をつくることが一九六〇年ころにわかりました。治療薬の開発までには相当時間がかかり、ようやく二〇〇一年にこの新しい遺伝子の働きを抑える薬としてイマチニブが販売されました。

イマチニブが発売されるまでは、慢性骨髄性白血病の患者さんの約五〇％

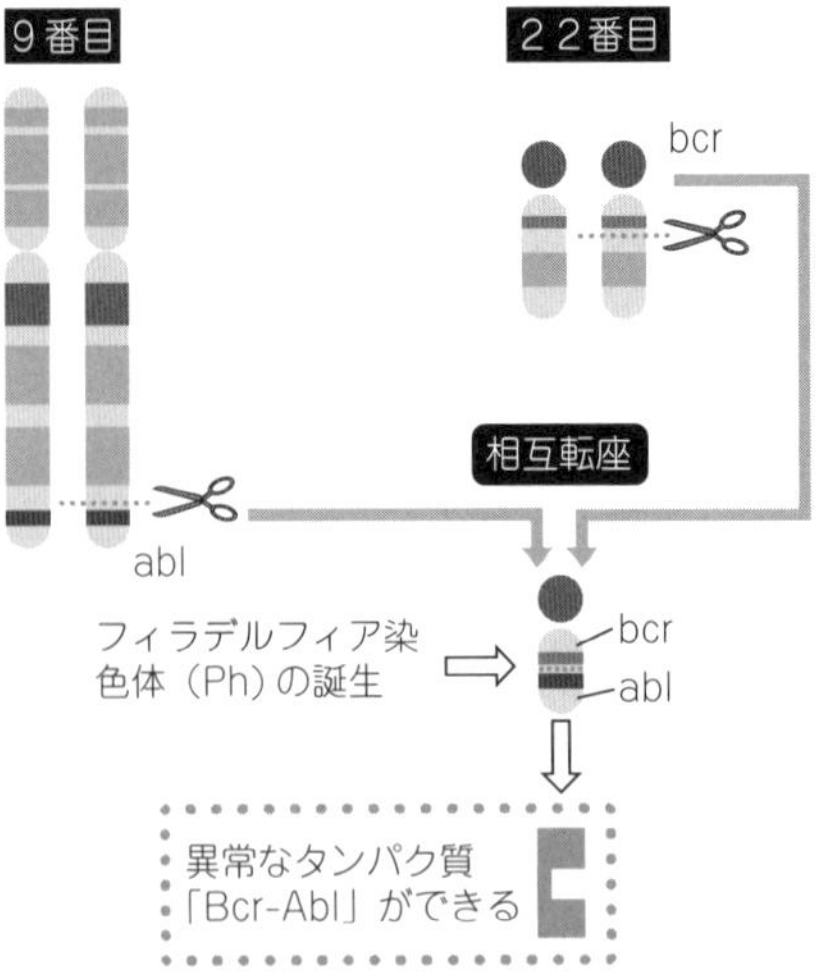

● 図12－8　フィラデルフィア染色体

9番目の染色体と22番目の染色体が入れ替わって *bcr* 遺伝子と *abl* 遺伝子がひとつになり（融合），*bcr–abl* 遺伝子が新しくできあがる．この *bcr–abl* 遺伝子によって Bcr–Abl タンパク質がつくられ，さらにエネルギーを得ることで，白血病細胞を増殖させる．

が三〜五年のあいだに病期が進行し、その結果、生存期間も短いのが現状でした。しかし、この薬が誕生すると、*bcr-abl* 遺伝子が関連する慢性骨髄性白血病では、九割以上の人が五年間以上生きられるようになりました。しかも、がんにだけの特別な遺伝子を抑えるので、副作用も普通の抗がん剤と比べて格段に低くなります。このような真の原因遺伝子はドライバー遺伝子とよばれ、肺がんや悪性黒色腫でも見つかっています。その遺伝子を抑えることで、がんの治療にとても高い効果が出ています。

遺伝子以外にも、がん細胞を染色することでさまざまなタンパク質の発現を調べることも行われています。たとえば、乳がんは三つのタイプを調べます。まずは、乳がん組織を生検でサンプリングするか手術で摘出して、エストロゲン受容体、プロゲステロン受容体、HER2受容体の三つの発現を調べることで、治療戦略を立てます。エストロゲン受容体もしくはプロゲステロン受容体が陽性なら、ホルモン療法をします。HER2陽性ならHER2にくっつく抗体医薬品を投与します。このように、がん細胞の特徴を調べることは、治療選択をするうえで広く活用されています。

がんは「早期発見をすれば治る病気」から、「原因が同定できれば治る病気」になりつつあります。新しい技術を活用したがん化の原因の同定が、効果の高い新薬の開発を加速し、治療成績を向上させています。そこには、多くの大学の研究成果が生かされており、bcr-abl はアメリカフィラデルフィアの研究グループ(このためフィラデルフィア染色体と命名)、肺がんのドライバー遺伝子 *EML4-ALK* は東京大学の間野博行教授のグループ、イリノテカンの副作用予測は名古屋大学の安藤雄一教授のグループの発見です。これ以外にも、国内外の多くの研究者の研究成果が新しい薬、新しい治療法を生みだしています。

次に、この副作用を減らしていくために、どのような研究が進んでいるかを紹介しましょう。

7　新技術を活用した副作用対策

医薬品を使用するに当たり期待する効果のみ発揮されることが理想的ですが、実際には、治療目的で使われる用量でも副作用が同時に生じてしまうことがあります。副作用とは、薬が発揮する作用のうち、治療、診断、予防のために期待される効果（主作用）とは異なる作用や有害な作用のことを指します。薬を使用したことによって生じた有害な反応のことを有害反応ということもありますが、副作用と有害反応は同様の意味として使われることが多いですね。

副作用の例としては、血糖値を下げるために使われる薬によって生じる低血糖、血圧を下げる薬によって低血圧などのように薬の主作用の延長線上として考えられるものや、抗がん剤が造血幹細胞を傷害することによって生じる血球数減少のように薬が目的とは異なる臓器において作用を発揮することによるものなどがあげられます。このように、副作用は薬が効果をもつがゆえに生じるものとしても考えられ、薬の開発過程では主作用が強く発揮され、副作用ができるだけ小さくなるようにすることが強く望まれます。

●副作用の少ない薬の開発

抗がん剤は、悪性腫瘍（がん）を構成する腫瘍細胞の増殖を抑制し、がんの増殖抑制または消失させる目的で使われますが、薬となっている化合物が腫瘍細胞内で発揮するプロセスは腫瘍細胞ではない正常な細胞のなかでも発揮されてしまいます。そのため、抗がん剤が主作用を発揮する際には多くの副作用を伴うことが避けられません。しかし、抗がん剤による副作用がどのように生じて、どのように防ぐことができるかを調べることで、主作用を強く発揮しつつ副作用が小さくなる薬の条件が明らかになってきます。

薬は投与された後に循環血に取り込まれ効果を発揮する臓器へと運ばれることを踏まえると、副作用を制御するには薬の体内動態を制御することが有効と考えられます。体内動態の制御と副作用の小さい医薬品の開発の例として、白金系抗がん剤を紹介しましょう。

白金系抗がん剤は白金を中心金属としてもつ化合物を主薬とする医薬品を指します（図12-9）。一九六〇年代にアメリカで、白金を含む化合物が大腸菌や動物の腫瘍細胞などさまざまな細胞の分裂を抑制することが発見され、これを受けて開発が進められました。白金系抗がん剤としてはじめて開発された医薬品はシスプラチンとよばれる薬です。シスプラチンは、細胞内に取り込まれたあと、白金元素に結合する塩素原子が解離し、この部位で細胞がもつ遺伝物質DNAに結合します。細胞の増殖には正常にDNAが複製される必要がありますが、シスプラチンを取り込んだ細胞のなかではシスプラチンとDNAのあいだで形成された架橋によってDNAの複製が阻害されてしまい、細胞増殖が抑えられ、細胞死が誘導されます。

シスプラチンによる細胞死の誘導は腫瘍細胞だけでなく、正常細胞でも発揮されるため、シスプラチンを多く取り込んでしまう細胞なら

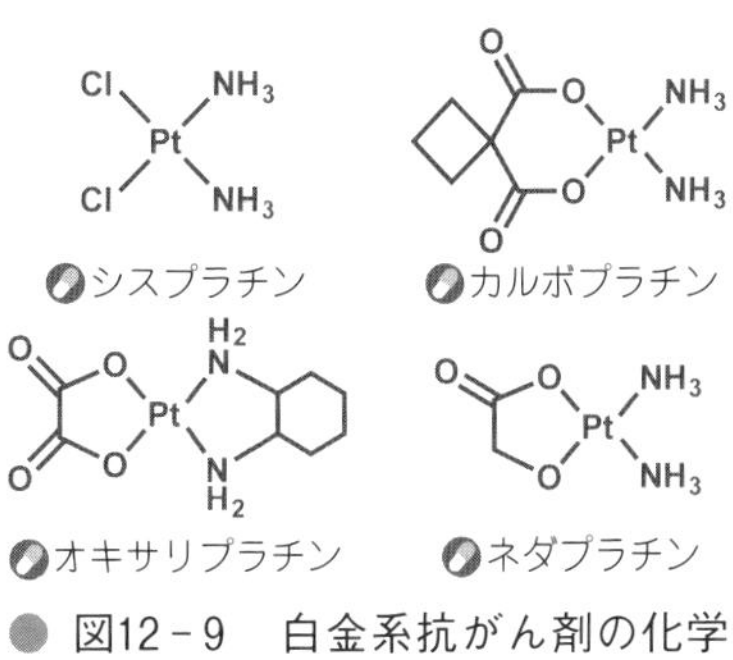
シスプラチン　カルボプラチン　オキサリプラチン　ネダプラチン

図12-9　白金系抗がん剤の化学構造

腫瘍細胞、正常細胞にかかわらず細胞死が誘導されてしまいます。実際に、シスプラチンを使用すると腎障害をはじめとする副作用が高い頻度で現れることが知られています。しかし、シスプラチンの臨床開発が行われる過程において、水分負荷や利尿薬の使用によって抗がん作用を保ちつつ腎毒性を軽減できることが明らかにされたため、腎障害の発生を抑えつつ使用できるようになりました。これは利尿を促すと、シスプラチンが腎臓へ蓄積するのを防げるためと考えられています。

また一方で、シスプラチンによる作用はＤＮＡとの結合によって発揮されること、そして、副作用は細胞内に取り込まれた量（濃度）に関連することが明らかにされたので、腎臓などの臓器に蓄積してしまうという短所を減らしつつ、白金錯体としての抗腫瘍効果を発揮しうる新しい医薬品の開発が進められました。その結果開発された医薬品のひとつに、カルボプラチンという薬があります。

カルボプラチンはシスプラチンと比べて、腎毒性や催吐性といった副作用が小さいため、使用するときに水分負荷や利尿を必要としません。カルボプラチンとシスプラチンは白金を中心元素とする点は同じですが、シスプラチンが塩素原子をもつのに対して、カルボプラチンは白金元素にジカルボン酸を配位しています。カルボプラチンも細胞内に取り込まれると配位子が白金から解離しＤＮＡと架橋を形成しますが、配位子が異なるため体内動態の特性が変化し、腎毒性などの副作用が軽減されたと考えられます。

このように、化合物を構成する部分のなかで体内動態に重要な部分を変化させることで、目的の細胞にだけ届くような薬をつくりだせることがわかっています。また、このようなシスプラチンとカルボプラチンのように、体内動態にちがいが生じる理由として、近年、細胞膜に発現する薬物トランスポーターの役割が明らかにされました。薬物トランスポーターとは、細胞膜に埋め込まれたタンパク質で、薬物を細胞外から細胞内へと効率的に取り込む過程に働きます。

最近の研究から、シスプラチンは腎臓の尿細管に発現するトランスポーターのひとつOCT2（organic cation transporter 2）というタンパク質によって細胞内に取り込まれること、そして、カルボプラチンはOCT2による取り込みが行われないために腎臓に蓄積しにくいことが明らかになりました。また、このOCT2は腎臓などのかぎられた臓器にだけ多く発現していることが知られており、OCT2によるシスプラチンの取込みを阻害する化合物と同時に併用すれば、シスプラチンの効果を高められると考えられています。

● 遺伝子診断で副作用を予防する

さて、ここまで医薬品の化学的特性が体内動態に及ぼす影響と、体内動態を制御することで副作用を回避する方法を紹介しました。一方で、薬を使用する患者さんの体質が薬の体内動態を大きく左右し、同じ薬を同じ量使用しても副作用が生じる人とそうでない人がいることがあります。このような体内動態や薬効が人によって大きく異なることを個体差といいます。個体差は、年齢や性別、体格などによっても生じますが、最近の研究で、DNA上に記録されている遺伝子情報のちがいが薬の体内動態や副作用発現の差となって現れるとわかってきました。

その典型的な例に、イリノテカンという抗がん剤があります。イリノテカンはトポイソメラーゼというDNA複製において重要な役割を担う酵素を阻害することで抗腫瘍効果を示す医薬品です。イリノテカンによるトポイソメラーゼ阻害作用についても腫瘍細胞だけでなく、造血幹細胞や消化管の細胞において発揮されてしまうため、イリノテカンが体内にとどまり続けていると抗腫瘍効果だけでなく血中数減少や下痢という副作用が強く表れることになります。

イリノテカンは肝臓においてグルクロン酸抱合という反応により無毒化されたあと排泄されるのですが、この代謝過程はウリジン2リン酸グルクロン酸転移酵素1A1（UGT1A1）によって媒介されます（図12−10）。このような薬を代謝し無毒化するような酵素の働きに個体差があると、体内動態に大きな影響が出てくると考えられてきました。そこで、イリノテカンの体内動態や薬効の個体差を生みだす原因としてUGT1A1に注目した研究が行われました。

UGT1A1など薬物の代謝にかかわる酵素の多くは肝臓の細胞でつくられますが、これはDNAに記録された遺伝子情報をもとに行われます。UGT1A1をコードする遺伝子情報の個体差と副作用の関係を調べた研究から、UGT1A1の働きが活発な人と弱い

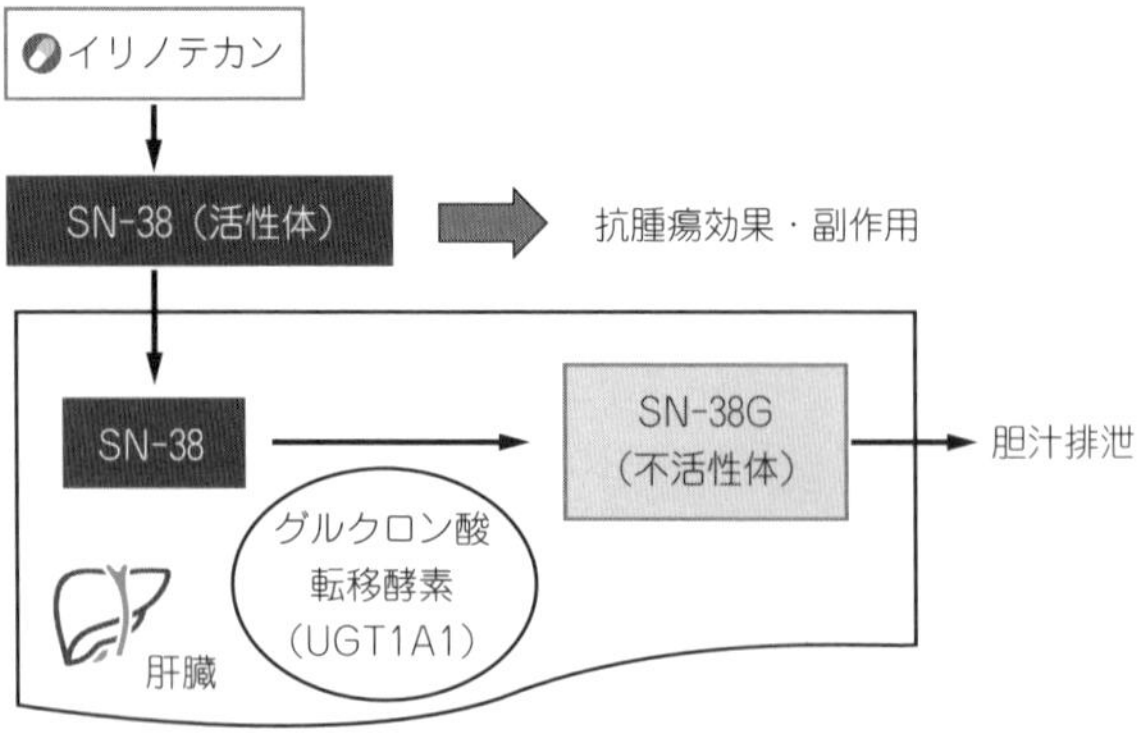

● 図12－10　抗がん薬イリノテカン

抗がん薬イリノテカンは体のなかでSN-38に変換され，抗腫瘍効果・副作用を発現する．肝臓でUGT1A1という分子で不活性化される．このUGT1A1は人によってもっている活性が異なる．それを遺伝子解析により調べて，薬の投与量を調節する．

人が存在すること、そして、UGT1A1の活性が弱くなる2種類の遺伝子の型が発見されました。この遺伝子の型ちがいはDNA上の一塩基が異なることで生じますが、このような一塩基のちがいをSNP（single nucleotide polymorphism）といいます。

UGT1A1の働きが弱くなるSNPをもつ人にイリノテカンが使用されると、イリノテカンが代謝されにくくなり、抗がん作用だけでなく副作用が強く現れることになります。DNAは二本鎖を形成した状態で細胞核内に保存されていますが、DNA鎖の一方だけにUGT1A1の働きが弱くなるSNPをもつ人では、もう一方のDNA鎖をもとにつくられたUGT1A1が働くことによってイリノテカン投与後の体内動態に大きな影響は現れません。

しかし、DNA二本鎖の両方においてUGT1A1の働きが弱いSNPをもっていると、イリノテカンの代謝が遅くなるため投与量を少なくする必要が生じます。遺伝子多型によって酵素の働きが弱い人にイリノテカンを投与する際には、投与量を五〇%から七〇%程度まで減らせばよいとわかっています。そこで現在では、イリノテカンによる治療を受ける場合には、血液中のDNAを採取して遺伝子多型が調べられ、UGT1A1の機能が弱い人では事前に投与量が減らされることになります。

このように、患者さんの遺伝子多型を調べることで副作用が出やすい人が特定できるようになり、副作用を軽減し効果を保つ治療が精度よく行えるようになってきています。イリノテカンとUGT1A1のように、遺伝子多型を薬物治療に役立てるという戦略は、代謝酵素やトランスポーターによって体内動態が制御される薬物全般に応用できると考えられることから、現在でもさまざまな研究が行われており、この分野の今後の発展が期待できます。

●バイオマーカーを活用した副作用の早期発見手法の開発

薬の投与量は投与後に現れた主作用や副作用の強さに応じて調節します。これまでは、目的としていた治療の結果や薬の体内動態を調べることが投与量調節の目安とされてきました。しかし副作用が現れるような段階になると、すでに深刻な状態に陥ってしまっていることが多く、より早く副作用の発現を見つけるための指標開発が求められています。また、薬による副作用はそれぞれの臓器中に取り込まれた薬によって生じますが、臓器中に溜まった薬の量は血中の濃度を測っても予測できないことがあり、より直接的に副作用の兆候を示す指標が有用といえます。このような指標をバイオマーカーといい、血液などに存在するタンパク質などの生体分子を測定します。ここでは、腎障害を例にバイオマーカーについて紹介しましょう。

腎臓は体内で生じた老廃物を尿中に排泄する臓器ですが、その機能はネフロンという単位で行われます。ネフロンは一個の腎臓中に約一〇〇万個存在し、血液を濾しだして尿のもと（原尿）をつくる糸球体と、原尿から必要な栄養素を再吸収したり血液から原尿中に不要な物質を排泄したりする尿細管で構成されます。

糸球体や尿細管の働きはさまざまな薬物によって損なわれることが知られていますが、薬によって一部のネフロンの働きが弱まっても腎臓全体の働きは残りのネフロンによって補われることがわかっています。しかし、このような補償機構が存在するために、腎臓全体の働きが弱まっていることがわかった段階では、多くのネフロンの働きが損なわれていて元の状態に戻りにくくなってしまうこともあります。

こうした理由から、薬物による腎障害を早く発見するためのバイオマーカー開発が進められています。糸球体や尿細管に障害が起こると、傷害部位の周りに存在するさまざまな細胞がそれに反応し、状況に応じたタンパク質を発現したり分泌したりします。とくに、腎臓の尿細管において損傷が生じた場合には、尿細管の細胞に Kidney Injury Molecule-1 や Neutrophil Gelatinase-associated lipocalin というタンパク質がたくさん発現し、その一部が尿中や血中に出現することが最近明らかになりました。そこで、腎障害を引き起こすような薬物を使用する際には、このようなタンパク質の尿中や血中における濃度を調べれば、副作用の発現をいち早く検出できるようになっています。

また、副作用を示すバイオマーカーの出現パターンは薬によって異なるため、薬の開発段階でもバイオマーカーが出現するパターンが明らかになれば、その薬がヒトで使われた際にどのような副作用が生じやすいかを開発段階で予測できると期待されています。

8 飲合せは危険、でも上手に使えば効果増大——薬物間相互作用

「薬の飲合せが悪いと…」とよく耳にするでしょう。これは薬物間相互作用が原因です。薬を二つ以上飲むと、ひとつの薬がもうひとつの薬に影響を与えてしまい、効果（副作用）が増強、減弱されることがあります。薬の吸収を抑えたり、不活性化を抑えたり、反応性を増強させたり、ときには毒性を弱めたりします。薬は世の中に二万種類以上あります。これらの組合せを考えると、ペアだけでも四億通りになります。すべての組合せを考えることは不可能です。そこで、そのメカニズムを詳細に考えることで、さまざまな組合せの相互作用の有無がわかるようになってきました。

● ソリブジン事件

ソリブジン事件は、薬物間相互作用で一八名もの患者さんが亡くなってしまうという重大な事件となった出来事です。一九九三年に新しい抗ウイルス薬ソリブジンが発売されました。この薬は抗がん剤5-FUの代謝（分解）を抑制します（図12-11）。したがって、5-FUと同時に使うと、抗がん剤の副作用は増強されます。このことは販売される前からわかっていました。薬の情報が記載されている「添付文書」という書類にもきちんと載っていました。しかし、この事件は発生してしまいました。なぜ起こってしまったのでしょう？

実は、起こりやすい状況にあったのに、それを予見できなかったのです。抗がん剤治療を受けている患者さんは免疫機能が落ちているため、ウイルスに感染しやすい状態でした。すな

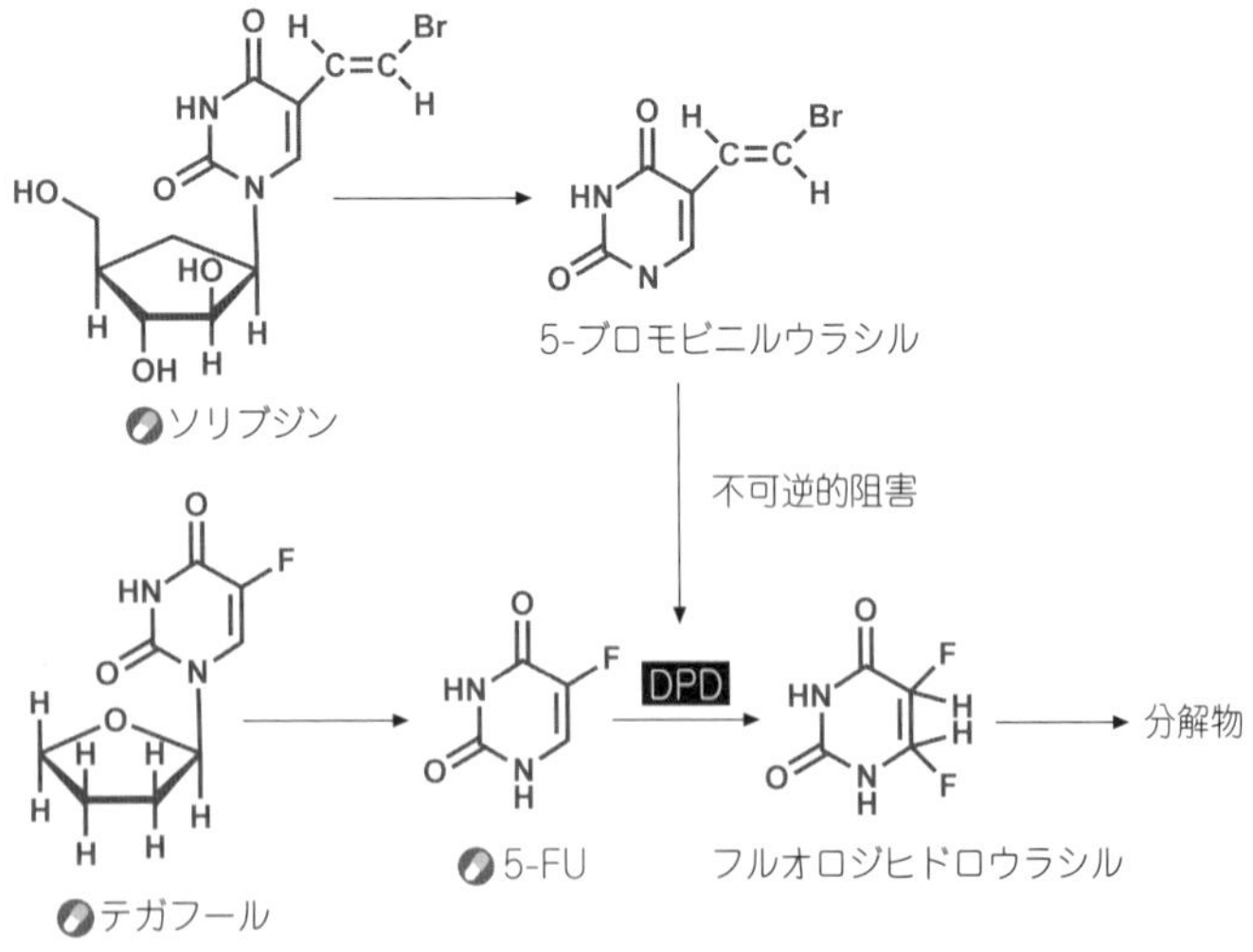

● 図12－11　抗ウイルス薬ソリブジン

抗ウイルス薬ソリブジンが抗がん薬５-FUの代謝（不活性化）を抑制し，抗がん剤による副作用を増強した．

わち、5-FUを使っている人も感染しやすい状態にあり、多くの人がヘルペスウイルスに感染して、帯状疱疹を罹患しました。帯状に赤い発疹が出現し、肌がぴりぴり痛むのです。このとき、患者さんはどうするでしょう？　抗がん剤治療を行っている大病院には行きません。町の皮膚科にかかる人がほとんどです。そこで帯状疱疹と診断され、抗がん剤治療を行っていると知らずに、新しく効く薬が出たとソリブジンが処方されたわけです。

この事件以降、二つのことが大きく変わりました。ひとつ目は添付文書の書式の改訂です。5-FUとソリブジンの相互作用は記載されていましたが、いろいろな記載があるなかで、真ん中のあたりに書かれていました。もちろん医師はすべて理解したうえで処方しなくてはならないわけですが、実際にすべての薬の添付文書をくまなく理解することは不可能です。そこで、重要事項「警告・禁忌・原則禁忌」は添付文書の一番最初にわかりやすく記載されるよう、統一されました（図12-12）。

もうひとつは、「お薬手帳」の普及です。この患者さんが、現在何の薬を使用しているかが一目でわかる手帳です。これにより、いろいろな病院にかかっても、他の病院で何が処方されているかがわかり、相互作用や重複処方などを防ぐことができます。このような、医療安全の取り組み、社会健康医学の考えは、新しい薬をつくることと同様に重要な課題となっています。

9　食品との相互作用

薬と薬の相互作用を危ないと考える人は増えてきましたが、実は食べ物との相性が悪い薬も数多くあります（図12－13）。グレープフルーツジュースがそのひとつです。グレープフルーツジュースの成分が薬の代謝にかかわるCYP3A4という分子の活性を抑えます。高血圧の薬、免疫機能を調節する薬をはじめさまざまな薬の体からの消失を遅延させ、効果・副作用を増強してしまうと考えられています。

ところで、なぜ〝グレープフルーツ〟ではなく〝グレープフルーツジュース〟といわれるのでしょう？これは、グレープフルーツの皮に含まれる成分が影響しているからです。ジュースをつくる際は機械で搾るため、皮の成分も含まれてきます。普通に食べる際は、皮まで食べ

（a）
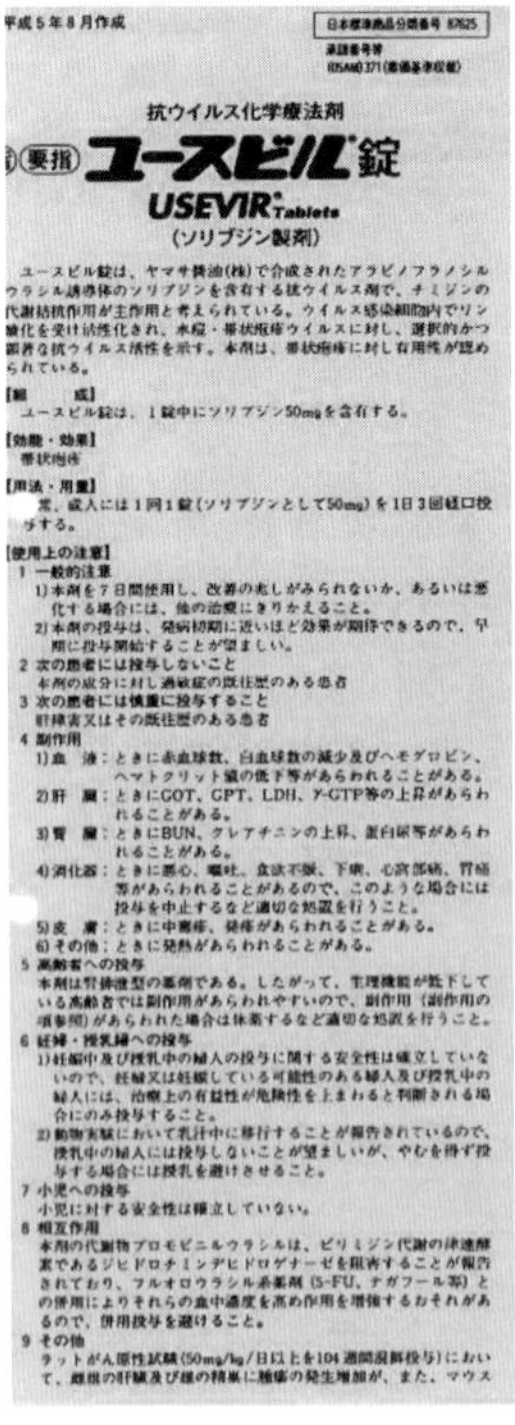
平成5年8月作成

日本標準商品分類番号 87625

承認番号等

抗ウイルス化学療法剤

要指 ユースビル錠

USEVIR® Tablets

（ソリブジン製剤）

ユースビル錠は、ヤマサ醤油(株)で合成されたアラビノフラノシルウラシル誘導体のソリブジンを含有する抗ウイルス剤で、チミジンの代謝拮抗作用が主作用と考えられている。ウイルス感染細胞内でリン酸化を受け活性化され、水痘・帯状疱疹ウイルスに対し、選択的かつ顕著な抗ウイルス活性を示す。本剤は、帯状疱疹に対し有用性が認められている。

【組　成】
ユースビル錠は、1錠中にソリブジン50mgを含有する。

【効能・効果】

帯状疱疹

【用法・用量】

通常、成人には1回1錠（ソリブジンとして50mg）を1日3回経口投与する。


【使用上の注意】
1 一般的注意
1）本剤を7日間使用し、改善の兆しがみられないか、あるいは悪化する場合には、他の治療にきりかえること。
2）本剤の投与は、発病初期に近いほど効果が期待できるので、早期に投与開始することが望ましい。
2 次の患者には投与しないこと
本剤の成分に対し過敏症の既往歴のある患者
3 次の患者には慎重に投与すること
肝障害又はその既往歴のある患者
4 副作用
1）血　液：ときに赤血球数、白血球数の減少及びヘモグロビン、ヘマトクリット値の低下等があらわれることがある。
2）肝　臓：ときにGOT、GPT、LDH、γ-GTP等の上昇があらわれることがある。
3）腎　臓：ときにBUN、クレアチニンの上昇、蛋白尿等があらわれることがある。
4）消化器：ときに悪心、嘔吐、食欲不振、下痢、心窩部痛、胃痛等があらわれることがあるので、このような場合には投与を中止するなど適切な処置を行うこと。
5）皮　膚：ときに中毒疹、発疹があらわれることがある。
6）その他：ときに発熱があらわれることがある。
5 高齢者への投与
本剤は腎排泄型の薬剤である。したがって、生理機能が低下している高齢者では副作用があらわれやすいので、副作用（副作用の項参照）があらわれた場合は休薬するなど適切な処置を行うこと。
6 妊婦・授乳婦への投与
1）妊娠中及び授乳中の婦人の投与に関する安全性は確立していないので、妊婦又は妊娠している可能性のある婦人及び授乳中の婦人には、治療上の有益性が危険性を上まわると判断される場合にのみ投与すること。
2）動物実験において乳汁中に移行することが報告されているので、授乳中の婦人には投与しないことが望ましいが、やむを得ず投与する場合には授乳を避けさせること。
7 小児への投与
小児に対する安全性は確立していない。
8 相互作用
本剤の代謝物ブロモビニルウラシルは、ピリミジン代謝の律速酵素であるジヒドロチミンデヒドロゲナーゼを阻害することが報告されており、フルオロウラシル系薬剤（5-FU、テガフール等）との併用によりそれらの血中濃度を高め作用を増強するおそれがあるので、併用投与を避けること。
9 その他
ラットがん原性試験（50mg/kg/日以上を104週間混餌投与）において、雌雄の肝臓及び雄の精巣に腫瘍の発生増加が、また、マウス

（b）
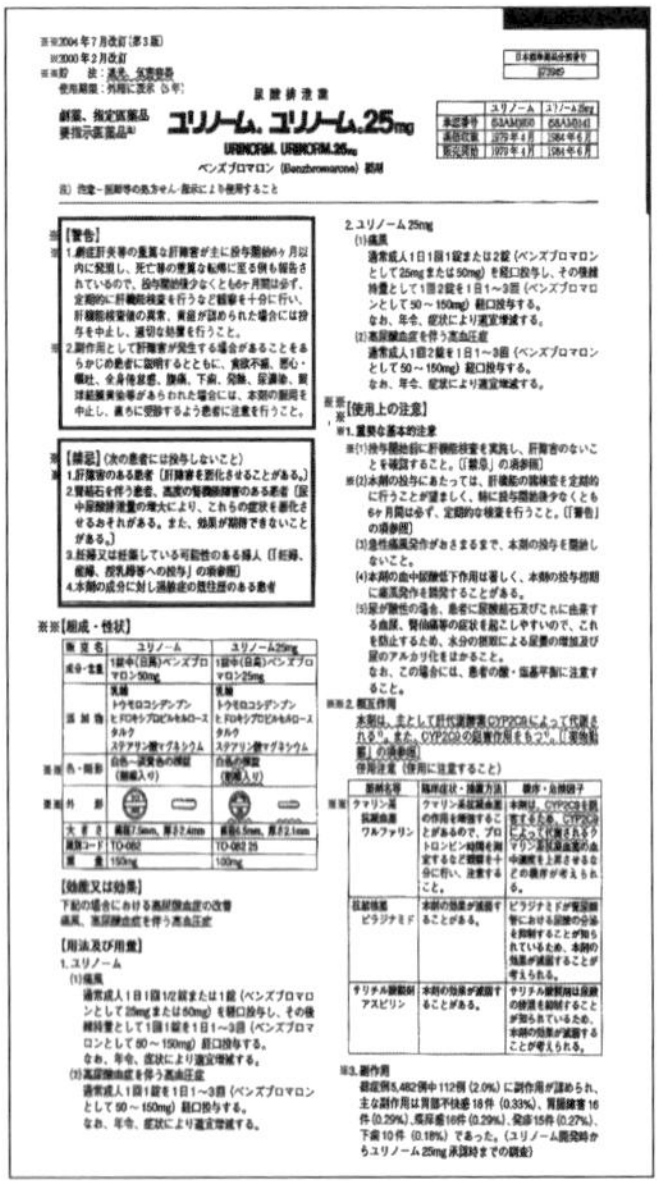
※※2004年7月改訂（第3版）
※2000年2月改訂
※※貯　法：遮光、気密容器
使用期限：外箱に表示（5年）

日本標準商品分類番号 873949

尿酸排泄薬

劇薬、指定医薬品
要指示医薬品注）

ユリノーム、ユリノーム25mg

URINORM, URINORM 25mg

ベンズブロマロン（Benzbromarone）製剤

注）注意－医師等の処方せん・指示により使用すること

	ユリノーム	ユリノーム25mg
承認番号		
薬価収載	1979年4月	1984年6月
販売開始	1979年4月	1984年6月

【警告】
1.劇症肝炎等の重篤な肝障害が主に投与開始6ヶ月以内に発現し、死亡等の重篤な転帰に至る例も報告されているので、投与開始後少なくとも6ヶ月間は必ず、定期的に肝機能検査を行うなど観察を十分に行い、肝機能検査値の異常、黄疸が認められた場合には投与を中止し、適切な処置を行うこと。
2.副作用として肝障害が発生する場合があることをあらかじめ患者に説明するとともに、食欲不振、悪心・嘔吐、全身倦怠感、腹痛、下痢、発熱、尿濃染、眼球結膜黄染等があらわれた場合には、本剤の服用を中止し、直ちに受診するよう患者に注意を行うこと。

【禁忌】（次の患者には投与しないこと）
1.肝障害のある患者〔肝障害を悪化させることがある。〕
2.腎結石を伴う患者、高度の腎機能障害のある患者〔尿中尿酸排泄量の増大により、これらの症状を悪化させるおそれがある。また、効果が期待できないことがある。〕
3.妊婦又は妊娠している可能性のある婦人〔「妊婦、産婦、授乳婦等への投与」の項参照〕
4.本剤の成分に対し過敏症の既往歴のある患者

※※【組成・性状】

販売名	ユリノーム	ユリノーム25mg
成分・含量	1錠中(日局)ベンズブロマロン50mg	1錠中(日局)ベンズブロマロン25mg
添加物	乳糖 トウモロコシデンプン ヒドロキシプロピルセルロース タルク ステアリン酸マグネシウム	乳糖 トウモロコシデンプン ヒドロキシプロピルセルロース タルク ステアリン酸マグネシウム
色・剤形	白色～淡黄色の素錠（割線入り）	白色の素錠（割線入り）
外形		
大きさ	直径7.5mm、厚さ2.4mm	直径6.5mm、厚さ2.1mm
識別コード	TO-082	TO-082 25
重量	150mg	100mg

【効能又は効果】
下記の場合における高尿酸血症の改善
痛風、高尿酸血症を伴う高血圧症

【用法及び用量】
1.ユリノーム
(1)痛風
通常成人1日1回1/2錠または1錠（ベンズブロマロンとして25mgまたは50mg）を経口投与し、その後維持量として1回1錠を1日1～3回（ベンズブロマロンとして50～150mg）経口投与する。

なお、年令、症状により適宜増減する。
(2)高尿酸血症を伴う高血圧症
通常成人1回1錠を1日1～3回（ベンズブロマロンとして50～150mg）経口投与する。

なお、年令、症状により適宜増減する。
2.ユリノーム25mg
(1)痛風
通常成人1日1回1錠または2錠（ベンズブロマロンとして25mgまたは50mg）を経口投与し、その後維持量として1回2錠を1日1～3回（ベンズブロマロンとして50～150mg）経口投与する。

なお、年令、症状により適宜増減する。
(2)高尿酸血症を伴う高血圧症
通常成人1回2錠を1日1～3回（ベンズブロマロンとして50～150mg）経口投与する。

なお、年令、症状により適宜増減する。

※※【使用上の注意】
※1.重要な基本的注意
※(1)投与開始前に肝機能検査を実施し、肝障害のないことを確認すること。〔「禁忌」の項参照〕
※(2)本剤の投与にあたっては、肝機能の諸検査を定期的に行うことが望ましく、特に投与開始後少なくとも6ヶ月間は必ず、定期的な検査を行うこと。〔「警告」の項参照〕
(3)急性痛風発作がおさまるまで、本剤の投与を開始しないこと。
(4)本剤の血中尿酸低下作用は著しく、本剤の投与初期に痛風発作を誘発することがある。
(5)尿が酸性の場合、患者に尿酸結石及びこれに由来する血尿、腎仙痛等の症状を起こしやすいので、これを防止するため、水分の摂取による尿量の増加及び尿のアルカリ化をはかること。
なお、この場合には、患者の酸・塩基平衡に注意すること。
※※2.相互作用
本剤は、主として肝代謝酵素CYP2C9によって代謝される。また、CYP2C9の阻害作用をもつ。〔「薬物動態」の項参照〕
併用注意（併用に注意すること）

薬剤名等	臨床症状・措置方法	機序・危険因子
クマリン系抗凝血薬 ワルファリン	クマリン系抗凝血薬の作用を増強することがあるので、プロトロンビン時間を測定するなど観察を十分に行い、注意すること。	本剤は、CYP2C9を阻害するため、CYP2C9によって代謝されるクマリン系抗凝血薬の血中濃度を上昇させるとの機序が考えられる。
抗結核薬 ピラジナミド	本剤の効果が減弱することがある。	ピラジナミドが腎尿細管における尿酸の分泌を抑制することが知られているため、本剤の効果が減弱することが考えられる。
サリチル酸製剤 アスピリン	本剤の効果が減弱することがある。	サリチル酸製剤は尿酸の排泄を抑制することが知られているため、本剤の効果が減弱することが考えられる。

※3.副作用
総症例5,482例中112例（2.0%）に副作用が認められ、主な副作用は胃部不快感18件（0.33%）、胃腸障害16件（0.29%）、瘙痒感16件（0.29%）、発疹15件（0.27%）、下痢10件（0.18%）であった。（ユリノーム開発時からユリノーム25mg承認時までの調査）

● 図12－12　添付文書いまむかし

（a）昔の添付文書，（b）現在の添付文書．

ません。そのため、〝グレープフルーツジュース〟の場合だけ、相互作用が起こってしまいます。また、グレープフルーツジュースの種類（生産者）によっても影響が異なるといわれています。製法が異なり、皮の成分の混入量が異なるためだと考えられています。ただ、どの〝グレープフルーツジュース〟が相互作用するかははっきりしないため、基本的には〝グレープフルーツジュース〟の摂取は禁止されることが多いです。

他にも、納豆やクロレラも相互作用でよく話題になります。ワルファリンという血液をさらさらにして、血栓を防止する薬がありま す。これは、ビタミンKがかかわる分子の働きを抑えて効果を発揮します。納豆やクロレラはビタミンKをとても多く含む食品です。これらを食べると、ビタミンKが多くなりワ

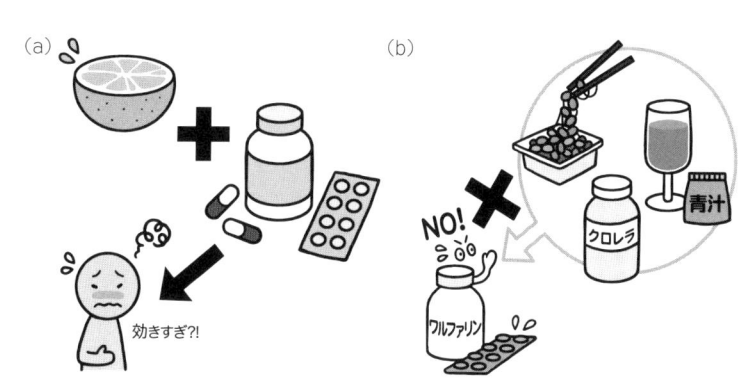

● 図12－13　薬と食品の相互作用

(a) ワルファリンはビタミンKの働きを妨げることにより，血液を固まりにくくする．ところが，納豆やクロレラ，青汁などにはビタミンKが多く含まれているため，ワルファリンの血液を固まりにくくする作用を弱めてしまう．

(b) グレープフルーツジュースには腸管での代謝酵素やトランスポータの働きを抑える物質が含まれているため，免疫抑制剤（シクロスポリンなど），脂質異常症治療薬（シンバスタチンなど），降圧剤（ニソルジピン，フェロジピンなど）などの薬が通常より多く吸収される．さらに，この作用はグレープフルーツジュースを飲んだ日だけではなく，2 ～ 3日続く場合もあるといわれているので注意が必要．

ルファリンの効果を減弱してしまいます。このように、薬の効果を弱めてしまう食材もあるわけです。

10　相互作用を上手に使う薬が誕生

これまで説明してきた相互作用を上手に使うと、体のなかでの薬の動きがコントロールでき、効果的に薬を使うことができます。わざと相互作用が起こる薬を組み合わせた薬を見てみましょう。TS-1という薬は抗がん剤テガフールとその代謝を抑制する薬ギメラシルおよびオテラシルの合剤です。テガフールは体のなかで抗がん剤5-FUに変換されます。5-FUは分解が速いため、これまでは点滴でずっと投与し続ける必要がありました。しかし、ギメラシルおよびオテラシルを組み合わせて使うと、5-FUの分解を抑制して長時間体の中で留まらせ、効果を増強することに成功しました。

5-FUの代謝を抑制するというのは、実は〝ソリブジン事件〟と同じメカニズムなのです。少し不安もよぎりますが、適切に計算された投与量（テガフール：ギメラシル：オテラシル＝一：〇・四：一）で抗がん剤の体のなかでの動きをコントロールする

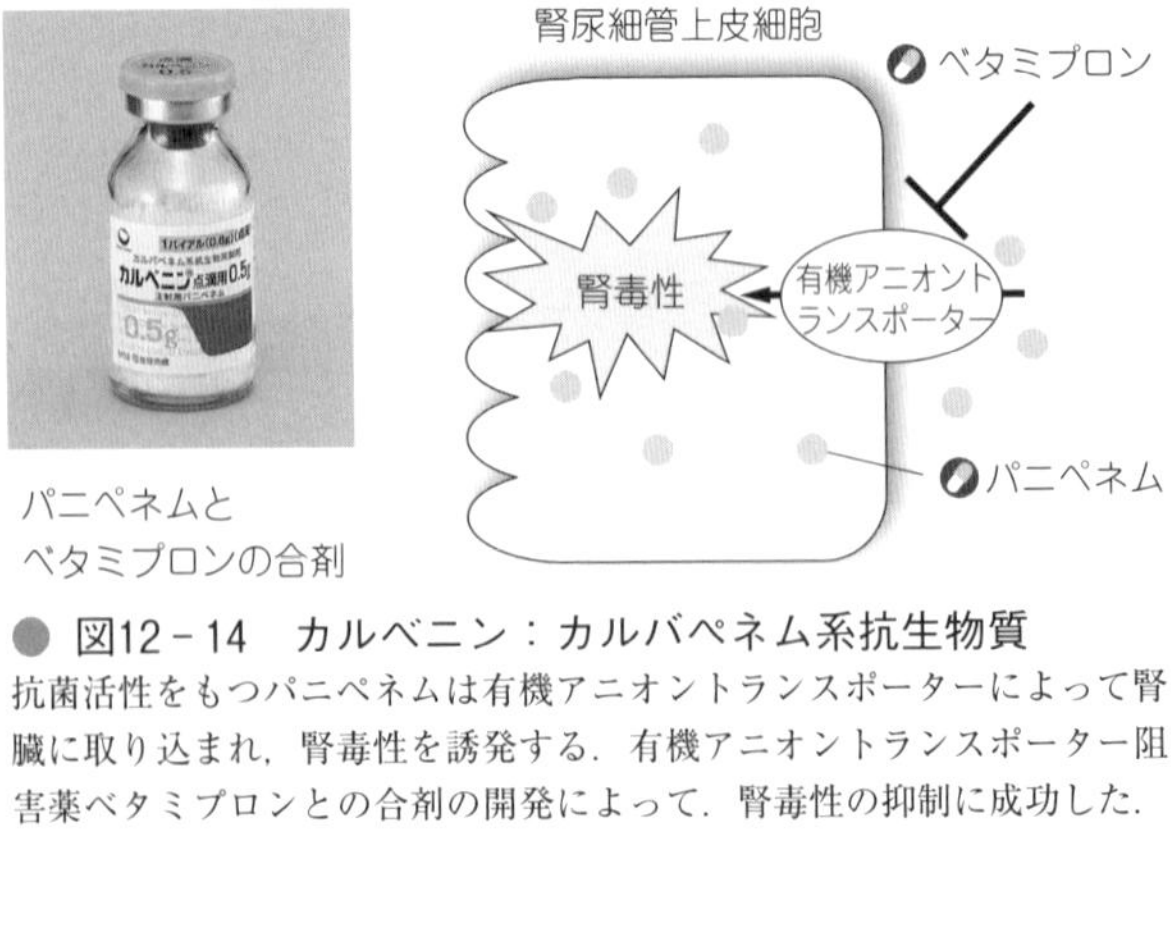

● 図12-14　カルベニン：カルバペネム系抗生物質
抗菌活性をもつパニペネムは有機アニオントランスポーターによって腎臓に取り込まれ，腎毒性を誘発する．有機アニオントランスポーター阻害薬ベタミプロンとの合剤の開発によって，腎毒性の抑制に成功した．

わけです。

同様に、カルベニンという薬があります。これはパニペネムという抗生物質と、パニペネムの腎毒性を予防するベタミプロンという薬の合剤です。パニペネムはさまざまな耐性菌にも効くとても効く薬でしたが、開発段階から腎毒性が問題となっていました。パニペネムは腎臓でOATという有機アニオントランスポーターによって取り込まれ、腎毒性を引き起こすことがわかりました。したがって、このOATを抑えてしまえば、腎臓へ移行せず腎毒性を起こさないだろう、というのがコンセプトです（図12－14）。その薬がベタミプロンです。これらを一緒に投与することで、パニペネムによる腎毒性が抑制され、副作用の少ない薬の開発に成功しました。

11　コンピュータを活用した薬物間相互作用の予測

相互作用により、薬の効果が増強する、もしくは減弱することは最近では容易にわかります。しかし、どのくらい上昇するか、どのくらい投与量を減らしたらよいか、といった定量的な話をできるほど簡単ではありません。それは、ただでさえ人によって薬の反応がバラバラなのに、二つの薬の反応を予測し、さらに互いが与え合う影響までもコントロールするのはたいへん難しいのです。

これにチャレンジする手段がコンピュータを活用したシミュレーションです。それぞれの臓器を箱にたとえて、ある薬物の体のなかでの動きと効果を数値化した式を立てます。同じように、もう一方の薬についても式をつくります。そして、それらが与え合う影響の式をつくり、コンピュータで予想します。さらに、最近ではコンピュータ内で何千人、何万人の患者さんを仮想し、患者さんのバラツキも考えて、どういう反応が起こるかを調べることができるようになりました。

これまでは、実際に人に投与して調べていたことを、仮想臨床試験としてコンピュータを使うわけです。このようにして、研究者たちは、相互作用による副作用発現を防止する手法を開発しているのです。

❖❖❖

薬が患者さんに届くまでには、とても長い時間と多くのお金がかかります。また、世の中に出てからも、薬を上手に使うためにさまざまな工夫が考えられていきます。この過程では、研究者、医療従事者、製薬会社の努力だけでなく、実は患者さんや健康な人の協力が必要です。なぜなら、「薬」だからです。

より良い薬を創り、育て、使うために、この道のりをみんなで歩んでいきましょう。

（文／松原和夫、米澤 淳、中川俊作）

執筆者一覧

松﨑　勝巳（京都大学大学院薬学研究科薬品機能解析学分野教授）第0章、あとがき
中山　和久（京都大学大学院薬学研究科生体情報制御学分野教授）第1章
高須　清誠（京都大学大学院薬学研究科薬品合成化学分野教授）第2章
掛谷　秀昭（京都大学大学院薬学研究科システムケモセラピー［制御分子学］分野教授）第3章
加藤　博章（京都大学大学院薬学研究科構造生物薬学分野教授）第4章
仲西　功（近畿大学薬学部創薬分子設計学研究室教授）第5章
石濱　泰（京都大学大学院薬学研究科製剤機能解析学分野教授）第6章
金子　周司（京都大学大学院薬学研究科生体機能解析学分野教授）第7章
小野　正博（京都大学大学院薬学研究科病態機能分析学分野准教授）第8章
岡村　均（京都大学大学院薬学研究科システムバイオロジー分野教授）第9章
土居　雅夫（京都大学大学院薬学研究科システムバイオロジー分野准教授）第9章
髙倉　喜信（京都大学大学院薬学研究科病態情報薬学分野教授）第10章
藤多　哲朗（京都大学名誉教授）第11章
松原　和夫（京都大学医学部附属病院薬剤部教授）第12章
米澤　淳（京都大学大学院薬学研究科臨床薬学教育分野准教授）第12章
中川　俊作（京都大学医学部附属病院薬剤部助教）第12章

あとがき

平成一八年度から薬剤師になるには六年間学部教育を受けなければならなくなりました。同時に、創薬研究者を養成するための四年制コースが併設されました。この薬学教育制度の大改革を機に、創薬の重要性を広く社会に伝えるべく、京都大学大学院薬学研究科では、それまでほとんどなかった薬学の啓蒙書として『新しい薬をどう創るか――創薬研究の最前線』（講談社ブルーバックス）を出版しました。幸いこの本は好評を得、これまでに二万部を発行しました。

それから十年が経過し、薬学研究もずいぶんと進歩しました。また、平成二三年には、故・藤多哲朗名誉教授の本研究科における研究から「多発性硬化症の再発予防及び身体的障害の進行抑制」を適応とするフィンゴリモドが国内で上市されました。まさに、本研究科が長年積み重ねてきた創薬研究が結実したわけです。こうした状況の変化を踏まえ、前書のアップデートにとどまらず、半分以上を新たに書き起こし、本書を刊行することにしました。

創薬のみならず、薬の使い方にも触れています。もちろん、フィンゴリモドの開発物語も盛り込みました。創薬研究の醍醐味を味わっていただければと思います。

本書の刊行を待たず、藤多哲朗名誉教授が平成二九年元日に天に召されました。藤多先生のご冥福をお祈りし、本書を藤多先生に捧げたいと思います。

最後に本書の刊行をご快諾いただいた株式会社化学同人、および編集の中心になっていただいた栫井文子氏に厚く御礼申し上げます。本書によってより多くの人々に創薬の重要性や楽しさを知ってもらい、薬学を目指す若い方がたが増えることを願ってやみません。

平成二九年三月吉日

著者を代表して
松﨑　勝巳

ミリオシン　*68, 237*
ミルスタイン，C　*206*
向山アルドール反応　*58*
メタボロミクス　*145*
メチル化　*80*
メディシナル化学　*39*
メバスタチン　*25*
メバロチン　*26*
メラトニン受容体　*194*
メラノーマ　*225*
免疫　*28, 234*
　――拒絶反応　*244*
　――細胞　*229*
　――抑制剤　*67, 235*
モジュール　*80*
モノクローナル抗体　*205, 206, 209, 224*
モルヒネ　*36, 66, 152*

や・ら・わ

薬剤師　*5*
薬剤耐性　*45*
薬事関連法規　*5*
薬物学　*5*
薬物間相互作用　*277*
薬物誌　*13*
薬物送達システム　*5, 197*
薬物動態　*4, 70, 264*
薬理学　*5, 151*
薬力学　*263*
薬理評価　*73*
薬価　*260*
薬効バイオマーカー　*148*
ヤナギ　*14*
有害事象　*157*
有機化学　*36*
有機化合物　*36*
誘導体　*240*
楊枝　*14*
四次構造　*90*
ラセミ体　*52*
ラセミックスイッチ　*53*
ラパマイシン　*67*
ラメルテオン　*194*
ランゲルハンス島　*9, 11*
ランダムスクリーニング　*124, 167*
リガンド　*112*
立体構造　*83*
リード化合物　*3, 40, 73, 123, 239*
リドカイン　*161*
リピオドール　*210*
リピドミクス　*145*
リピトール　*69*
リピンスキーの法則　*70*
リプル　*212*
リポソーム　*211, 214*
リポプレックス　*224, 225, 228*
リメタゾン　*212*
リュープリン　*202*
リュープロレリン酢酸塩　*4, 202*
リン酸化　*147*
臨床開発　*251*
臨床試験　*4, 21*
リンパ球　*229*
リンパ節　*246*
レトロウイルス　*222, 223*
レボフロキサシン　*48*
レンチウイルス　*223*
ロバスタチン　*26*
渡辺淳一　*27*
ワトソン・クリック型塩基対　*226*
ワルファリン　*281*

不斉炭素　48, 240
ブドウ糖　8, 177
不眠症　195
プラスミド DNA　223
ブラック　46
プラバスタチン　26, 67
フーリエ変換　95
プリカーサーイオン　141
ブレオマイシン　67
フレミング，A　2, 44, 65
フレミングの左手の法則　136
プロスタグランジン　16, 212
プロセス化学　39
フロセミド　162
プロダクトイオン　141
プロテオミクス　73, 145
プロテオーム　143, 147
プロドラッグ　250
分解能　96, 97
分子シャペロン　73
分子進化　92
分子標的薬　147
分子プローブ　73
分子マーカー　138
分配係数　70
分布　199, 263
平均寿命　1
βアミロイド　179, 180
1, 3-β-グルカン　77
β細胞　9
β-シート　88
β-ラクタム　45
ペガプタニブ　228
ペグ　215
ベクター　223
ペニシリン　44, 66
ペプチド結合　86, 142
ヘモグロビン　91
ヘルパーTリンパ球　30
ヘロイン　153
変異酵母株　75
放射性化合物　175, 176
放射性元素　168
放射線　176
放出制御　201
放線菌　81
ホスファターゼ　147
ホスホジエステラーゼ　21
細見-櫻井反応　58
勃起不全　21
ホーミング現象　247
ホメオスタシス　8, 23, 216
ポリアニオン　225
ポリエチレングリコール　211, 215
ポリカチオン　225
ポリクローナル抗体　205
ポリプレックス　224, 225
ポリペプチド　86
翻訳後修飾　147

ま

マイクロカプセル　202
マイクロフロー反応　61
マクジェン　228
膜タンパク質　106
膜透過性　70
膜輸送タンパク質　159
マスアナライザー　139
マススペクトロメトリー　138
マテリア・メディカ　13
マルチオミクス　149
MALDI 法　140
慢性骨髄性白血病　69
ミコール酸　81
ミサイル療法　203, 205, 206
光延反応　58
ミトコンドリア　75
ミノキシジル　4

ドネペジル　50
トポイソメラーゼ　273
ドラッグデザイン　40
ドラッグデリバリーシステム　5, 197
ドラッグライク　70
トランスレーショナルリサーチ　192
トルブタミド　161

な

内因性物質　46
内在性オピオイド　155
長井長義　230
ナトリウムチャネル　166
ナノテクノロジー　212
ナロキソン　153
ニコランジル　162
二次構造　88
ニトログリセリン　17, 18, 20
ニフェジピン　161
ニューキノロン系抗菌薬　48
ネオカルチノスタチン　210
根岸英一　57
根岸カップリング　57
熱ショックタンパク質　75
脳梗塞　23, 189
能動的ターゲティング　209, 226
野口英世　27
ノーベル，A　18
ノーベル生理学医学賞　2, 11, 16, 20
野依良治　53

は

バイアグラ　20
パイエル板　247
バイオ医薬品　197, 215, 216, 222
バイオインフォマティクス　61
バイオ後続品　261
バイオコンジュケーション　218
バイオテクノロジー　198, 216
バイオプローブ　75
バイオマーカー　276
ハイスループットスクリーニング　50, 71, 125
排泄　199, 263
ハイテクノロジー　197
ハイブリドーマ　206
破壊前回析測定　105
博士号　6
はかり　135
パクルス　212
バーチャルスクリーニング　126
パッチクランプ法　170
ハラヴェン　68
ハリコンドリンB　68
パルミチン酸デキサメタゾン　212
バンコマイシン　67
非ウイルスベクター　224
ビオチン・アビジンシステム　75
飛行時間型　140
ヒスタミン　1, 3, 46, 113
ヒストン脱アセチル化酵素　78
微生物　64
脾臓　246
ヒト・インスリン　217
病気　8
標的指向化　201
標的分子　176
微粒子キャリアー　210
非臨床試験　257
ファーマコゲノミクス　144
ファーマコホア　65, 120, 129
フィードバックループ　187
フィラデルフィア染色体　268
フィンゴリモド　3, 68, 229
フォールディング　75
複合培養法　81
副作用　259, 270
不斉合成　53

性腺刺激ホルモン放出ホルモン誘導体 202
生体イメージング 174
生体高分子 64
生体の恒常性 8
生体リズム 185, 191, 195
生理活性 112, 224
セオネラミド 68, 76
脊髄後角 156
赤血球 214
セラミド 245
セレンディピティ 21, 48, 82
全ゲノム関連解析 188
全合成 59
染色体 268
セントラルドグマ 221, 226
臓器移植 29, 31, 244
創薬 3, 39, 82
　医薬品—— 230
薗頭カップリング 58
ソリブジン事件 278

た

第一相試験 259
代謝 199, 263
耐性 157
大腸がん 190
体内動態 134, 199
体内時計 186
タウイメージング 181, 182
タウタンパク質 179
ダウノソーム 211
ダウノルビシン 211
タキソール 2
タクロリムス 31, 67, 239, 244
ターゲティング 201, 202, 227
脱共役 157
種化合物 110, 123
多波長異常分散 104
多発性硬化症 229
タムスロシン塩酸塩 4
炭素原子 35
タンデム質量分析 141
タンパク質 83
　——データバンク 107
　——データベース 143
単離・同定 66
置換基 38
治験 259
中性脂肪 9, 23
超音波画像 174
鎮痛薬 153
沈殿剤 98
DNA 解析技術 80
DNA メチル化酵素 78
低分子薬物 224
テオフィリン 190
テガフール 282
テトロドトキシン 163
デノボデザイン 130
テーラーメイド医療 5, 264
T リンパ球 29
テルフェナジン 164
電位依存性ナトリウムチャネル 163
電気泳動 137
電磁波 96
電子密度図 95
電磁力 136
天然物 2, 110, 123
天然有機化合物 43
天秤 135
冬虫夏草 68, 230
糖尿病 9, 10
動脈硬化 23
ドキソルビシン 211
時計遺伝子 186, 187
特許 243, 261
利根川進 204

コレステロール　22, 23
混合リンパ球反応　237
コントロールドリリース　201
コンパクチン　25
コンビナトリアル合成　61

さ

細菌　81
サイクリック GMP　19
サイトカイン　216, 228, 244
細胞死　73
細胞傷害性 T 細胞　237
細胞膜ステロール　76
サブユニット　91
サリシン　14
サリチル酸　14
サリドマイド　53, 257
サルバルサン　204
三次元構造　84, 126
三次構造　89
シアリダーゼ　116
ジェネリック医薬品　261
志賀潔　204
C 型慢性肝炎　215
時間分解蛍光　71
時間薬物治療学　189
磁気共鳴画像　174
シクロスポリン　67, 235, 244
視交叉上核　194
自己免疫疾患　229, 252
四重極型　140
シスプラチン　271
次世代シーケンサー　80, 146
G タンパク質　248
　——共役型受容体　106, 248
実務実習　5
質量分析　137
シード化合物　40, 123, 239
ジノスタチンスチマラー　210
シメチジン　46
シャペロン　75
重原子多重同形置換法　101
重症筋無力症　253
受動的ターゲティング　209, 210, 215
主要組織適合抗原　29
受容体　85, 112, 159, 220, 248
純粋培養　81
生薬　12, 229
触媒的不斉合成　53
徐放化　4
シルデナフィル　20, 21
心筋梗塞　23, 189
シンクロトロン放射光施設　102
神経因性疼痛　165
腎障害　277
神農本草経　12
振幅　100
人名反応　56
新薬誕生　73
膵臓　9
水素結合　70, 88
睡眠薬　189
杉本八郎　50
スクリーニング　25, 40, 71, 256
　化学遺伝学——　75
鈴木章　57
鈴木カップリング　57
スタチン　22
スチレン・無水マレイン酸共重合体　210
ステルスリポソーム　211, 218
ストレプトマイシン　67
スフィンゴシン　245
スプリング 8　102
スペクトロスコピー　137
スマンクス　210
生活習慣病　23, 192, 195
生合成遺伝子クラスター　78

カプサイシン　166
ガマの油　28
カルベニン　283
カルボプラチン　272
加齢性黄斑変性症　228
がん　176
　——細胞　268
官能基　38
漢方　2, 12, 64, 255
気管支喘息　190
基質特異性　113
岸義人　60
北里柴三郎　204
キナーゼ　147
機能イメージング　175
機能的アンタゴニスト　249
キノロン環　48
基本構造　241
キャリアー　202
吸収　199, 263
休眠遺伝子　79
狭心症　17
鏡像異性体　52
共培養　81
共用試験　5
拒絶反応　29
キラーTリンパ球　30
グアニル酸シクラーゼ　19
薬の起源　65
熊田–玉尾カップリング　58
グライコミクス　145
グリニャール反応　57
グリベック　69
グリベラ　221
グリーンケミストリー　61
グルコース　8, 177
グレープフルーツジュース　280
クロイソカイメン　68
クロマチン構造　80
クロマトグラフィー　137
クロロキン　48
クローン選択説　204
蛍光イメージング　175, 183
経口医薬品　70
経口血糖降下薬　10
蛍光偏光　71
形態イメージング　175
血管拡張作用　17, 18
血管内皮細胞成長因子　228
血管平滑筋　19
結晶化　97
血糖値　8
ゲノム　80, 137, 143
　——創薬　145, 158, 198, 257
ゲフィチニブ　147
ケミカルエピジェネティクス　78
ケミカルゲノミクス　75
ケミカルジェネティクス　73
ケミカルバイオロジー　63
ケーラー，G・J・F　206
検出器　139
降圧薬　189
光学プローブ　169
抗がん剤　67, 147, 190, 200, 209, 270
高血圧　23, 189
高脂血症　23, 69
抗真菌作用　77
合成医薬品　37
抗生物質　1, 2, 66
合成ルート　42
酵素　56, 85, 112, 159
構造解析　66
構造活性相関　73, 120
構造の単純化　43
抗体　203, 205, 207
候補化合物　256
個別化医療　144, 264
コーリー　60

アルナイラム社　*227*
α-ヘリックス　*88*
アルブミン　*214*
アンタゴニスト　*154*
アンチセンス DNA　*227*
アンフォテリシン B　*212*
ESI 法　*140*
イオン源　*139*
イオンチャネル　*151*
イオン電流　*169*
位相　*100*
1 型糖尿病　*253*
一次構造　*86*
一酸化窒素　*19*
遺伝子　*80, 198*
　——医薬品　*198, 221*
　——組換え　*11, 217*
　——治療　*198, 220, 221*
イヌリン　*214*
EPR 効果　*209, 215*
イブプロフェン　*17*
イブリツモマブ　*207*
イベルメクチン　*67*
イマチニブ　*268*
イメージング　*174*
医薬品　*65*
　——合成　*37*
イリノテカン　*273*
インシリコスクリーニング　*126*
インスリン　*9, 11*
インターフェロン　*216, 217*
インターロイキン　*30, 217*
インドメタシン　*17*
インヒドロ　*72, 242*
インビボ　*72, 242*
陰陽五行説　*232*
ウェーラー　*36*
運搬体　*209*
H_2ブロッカー　*1*
X 線結晶構造解析　*94*
X 線自由電子レーザー　*104*
X 線造影　*174*
X 連鎖重症複合免疫不全症　*224*
NO　*19*
エバーメクチン　*80*
エピジェネティクス　*78*
ABC トランスポーター　*106*
エポラクタエン　*73*
エリスロポエチン　*217*
エリスロマイシン　*67*
エリブリン　*60*
エールリッヒ，P　*203, 204*
エレクトロスプレーイオン化法　*140*
エンケファリン　*154*
遠藤章　*25*
エンドサイトーシス　*225*
エンドルフィン　*154*
オピオイド受容体　*155*
オフロキサシン　*48*
オミクス科学　*143, 145, 149*
オメプラゾール　*162*

か

会合　*90*
開発候補品　*40*
カイメン　*68*
海洋無脊椎動物　*64*
化学遺伝学スクリーニング　*75*
化学遺伝子　*73*
化学コミュニケーション　*81*
化学修飾　*2*
鍵と鍵穴　*111, 112*
核医学　*176, 183*
核酸　*64, 222, 227*
核内受容体　*159*
化合物ライブラリー　*49, 71*
家族性高カイロミクロン血症　*221*
カチオン性高分子　*225*

索　引

英文字

ADA　*219, 222*
ADME　*41*
AMD　*228*
CADD　*47*
cGMP　*19*
COX　*17*
DDS　*5, 197*
ETB　*73*
FBDD　*133*
[^{18}F]FDG　*177*
FK506　*31*
FRET　*71*
FTY720　*229*
G-CSF　*217*
GPCR　*106*
GWAS　*144*
HMG-CoA 還元酵素　*24*
Hsp60　*75*
HTS　*50, 125, 167*
IL-2　*30*
ISP-I　*236*
LH-RH 誘導体　*202*
M-CSF　*217*
MRI　*174*
PDB　*107*
PDE　*21*
PEG　*211, 215, 218, 228*
　——修飾インターフェロン　*218*
PER2 遺伝子　*187*
PET　*175*
QOL　*1*
SACLA　*104*
SAHA　*81*
SBDD　*47, 115, 122*
SCID-X1　*224*
siRNA　*227*
SMANCS　*210*
SNALP　*227*
SPECT　*175*
TDM　*264*
VEGF　*228*

あ

iPS 細胞　*146, 262*
アゴニスト作用　*249*
5-アザシチジン　*81*
アスパラギナーゼ　*220*
アスピリン　*13, 15, 37, 66*
アセチル化　*80*
アセチルコリン　*50*
アセチルサリチル酸　*15*
アセトアニリド　*37*
アダジェン　*220*
アデノウイルス　*223*
アデノシンデアミナーゼ　*219, 222*
アデノ随伴ウイルス　*223*
アプタマー　*228*
アポトーシス　*73*
アミノ酸　*86*
アミロイドイメージング　*181, 182*
アミロイドーシス　*227*
アムビゾーム　*212*
アラキドン酸　*16*
アリセプト　*69*
アリポジーン・チパルボベック　*221*
RNA 干渉　*226, 227*
アルキベマイシン A　*81*
アルツハイマー型認知症　*69, 179*
アルテミシニン　*68*
アルドステロン　*192*

●編　者●
京都大学大学院薬学研究科
創造的な薬学の“創”と“療”の拠点を構築し，薬学の学修・研究を通じて，創薬研究者と先端医療を担う人材を育成することによって，人類の健康と社会の発展に貢献することを理念とする．

http://www.pharm.kyoto-u.ac.jp

くすりをつくる研究者の仕事
——薬のタネ探しから私たちに届くまで

2017年3月30日　第1刷　発行

編　者　京都大学大学院薬学研究科
発行者　曽根良介
発行所　(株)化学同人

検印廃止

〒600-8074　京都市下京区仏光寺通柳馬場西入ル
編集部　TEL 075-352-3711　FAX 075-352-0371
営業部　TEL 075-352-3373　FAX 075-351-8301
振　替　01010-7-5702
E-mail　webmaster@kagakudojin.co.jp
URL　http://www.kagakudojin.co.jp

印刷・製本　(株)太洋社

ISBN978-4-7598-1931-1